公共事务与国家治理研究丛书

机会平等、制度绩效与统筹城乡医保

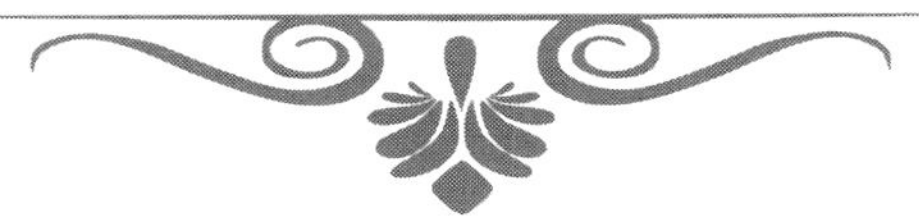

顾 海　马 超　孙 军◎著

南京大学出版社

该著作为国家自然科学基金面上项目
“统筹城乡医疗保障制度对城乡居民健康及医疗利用的影响研究
——基于自然实验框架下的分析”（71373120）的成果

目　录

第二部分 理论基础与研究回顾

第三部分 统筹城乡医保模式分类及效应评估分析框架构建

第四部分 机会平等与统筹城乡医保

第五部分　制度绩效与统筹城乡医保

图目录

表目录

总　序

我国社会基本医疗保险制度经历了从无到有、覆盖范围不断扩大、筹资与保障待遇不断提高、统筹范围和结构不断调整与优化的过程。自 2007 年 10 月作为“国家统筹城乡综合改革试验区”的重庆率先进行了城乡居民合作医疗试点之后，广东、浙江、江苏、四川和天津的部分县(市、区)也开始结合当地的经济和社会发展实际，积极探索统筹城乡医疗保障制度的模式和实现路径。天津、重庆、青海、宁夏、新疆生产建设兵团和广东等省市已基本实现省级城乡医保统筹，其示范效应带动全国更大范围对该制度进行探索。自 2016 年《国务院关于整合城乡居民基本医疗保险制度的意见》(国发[2016]3 号，以下简称《意见》)发布以来，各地均结合实际制定出台推进城乡居民基本医疗保险制度的政策。统筹城乡医保制度试图通过打破户籍限制，将城乡居民纳入同一种体系，从而真正解决医疗领域的城乡二元分割问题，助力缓解城乡间长期存在的发展不平衡不充分的矛盾，实现社会公平。然而我国城乡医保统筹仍处于探索推进阶段，缺乏相应的理论框架，对如何促进城乡平等，如何构建一个实质公平的医疗保障体系等问题还存在一些争论。

机会平等在当代政策制定时，扮演极其重要的角色。正如 2005 年世界银行年度发展报告《公平与发展》提出的“患何不均”问题，并明确给出了答案——世界需要追求的是机会的平等。然而，在医疗卫生领域，究竟什么才是公平？我国医疗不公平现状如何？如何保障城乡居民医疗服务利用上的实质公平，而不是结果上或形式上的城乡平等？该用怎样的理论框架去指导这样的公平化进程？探明我国医疗不公平之后，城乡医保统筹路径该如何选择？这条统筹之路是否可行？这些重要问题亟待我们思考。本书基于该逻辑，以机会平等为切入点，借助约翰·罗默(John Roemer)的机会平等理论，将其融入健康经济学分析框架中，提出城乡医保统筹是否缓解了机会不平等，统筹城乡医保下机会平等是否促进了人们健康改善等问题。并结合中国城乡医保统筹实践，探究机会平等、制度绩效与统筹城乡医保的关系。

本书主要结论：

机会平等方面：① 城乡医疗资源分布不均和城乡收入差距过大，是造成机会不平等的重要原因，城乡医保统筹将会极大地缓解城乡居民医疗服务利用的机会不平等；② 同为开展城乡医保统筹地区，“实质公平式”模式相比于“二元分层基金分立”模式更好地促进了城乡居民医疗利用的机会平等；③ 实施城乡医保统筹的地区相比于未实施地区，显著地促进了城乡居民医疗服务利用和健康水平上的机会平等；④ 统筹相比于未统筹带来的公平促进效应，要远大于“实质公平式”模式与“二元分层基金分立”模式差异带来的公平促进效应。

制度绩效方面：① 结合《意见》提出的“六统一”要求，即统一覆盖范围、筹资政策、保障待遇、医保目录、定点管理与基金管理，整体上定性判断统筹有助于提高原城居保和新农合所有人群的经济绩效与健康绩效。依据统筹城乡医保政策实践的入户调查数据，借助自然实验分析框架，运用双重差分模型，实证结果表明，“二元分层基金统一”模式有利于改善城乡居民的就医行为，促进医疗服务利用，缓解疾病经济负担，提高患者健康水平，较好地实现统筹政策初衷。② 再者结合各地在统筹实践中普遍采取“筹资就低不就高”、“待遇就高不就低”、“目录就宽不就窄”等措施，以期统筹政策更加有利于原新农合参合人员健康福祉改善。结合实证研究发现，统筹的确在部分指标上更加有助于农村居民享有统筹制度带来的积极成果。

基于上述分析结果，本书提出我国城乡医保统筹路径：首先由形式不平等、实质也不平等的医保制度转向形式平等的制度，即消除户籍壁垒、平整竞技场；然后再由形式平等的医保制度转为形式上不平等（倾向弱势群体），实质上促进公平的医保制度。即由“待统筹”模式转为“二元分层基金分立”模式（又称“平整竞技场式”模式）或“二元分层基金统一”模式；接着转为“实质公平式”模式。

南京大学卫生政策与管理研究中心承担了多项国家和省部级课题，致力于将相关研究成果陆续出版，继《中国城镇化进程中统筹城乡医疗保障制度研究：模式选择与效应评估》、《中国药品价格形成机制研究》之后，现拟出版《机会平等、制度绩效与统筹城乡医保》一书，本书聚焦中国统筹城乡医保背景下城乡居民的经济绩效与健康绩效，从机会平等与制度绩效视角评估统筹城乡医保政策效应。希望我们的研究能为当下中国深化医药卫生体制改革增添一份学术思考，为制定和完善相关政策建言献策，为增进人民健康福利多一份贡献。本书可能存在一些纰漏与不足，欢迎各位读者批评指正！

顾 海

2019 年 4 月

第一部分

绪　论

第一章　我国城乡医疗服务差异

发展是整个人类社会永恒的主题。当今社会，各国都注重经济发展，特别对于发展中国家，经济发展为其在教育与医疗等方面的投资提供资金支持，是实现社会不断发展的基础。长期以来，我国处于城乡二元结构的状态，这不仅体现在经济发展水平上，还体现在教育、医疗服务和社会保障等方面。

本章围绕城乡居民从健康需求到健康引致产生的医疗保健需求，并结合城乡居民经济水平考察其对医疗产品与服务的消费能力，再对医疗服务利用展开分析，在此基础上从供给侧审视医疗保障供给的匹配程度与服务水平，最后落脚到实践中比较城乡医疗保障体系的制度绩效。

一、城乡居民健康状况比较

世界卫生组织在衡量一个国家或人群的整体健康或医疗保健状况时，常常会使用人口平均预期寿命、死亡率和患病率等指标。借鉴国际通用指标，结合我国城乡发展的历史背景与现状，下文拟从平均预期寿命、婴儿死亡率和孕产妇死亡率、两周患病率和慢性病患病率等方面衡量我国城乡居民健康水平及其变化。

（一）城乡居民平均预期寿命

人口平均预期寿命能够有效衡量一个社会的经济发展水平和居民健康状况。胡英(2010)利用人口普查和人口调查数据，估算出了我国城乡居民的人口平均预期寿命。[①] 如表 1-1-1 所示，从 1982 年到 2009 年，城镇居民和乡村居民的平均预期寿命均有所提高。城镇居民平均预期寿命从 1982 年的 71.06 岁增加到 2009 年的 77.33 岁，增加 6.27 年；乡村居民平均预期寿命从 67.05 岁增加到 72.29 岁，增加 5.24 年。

伴随着经济增长，我国居民平均预期寿命有了很大提高，但城乡居民在平均预期寿命上依然存在着差异。在 1982 年、2000 年、2005 年和 2009 年，城乡居民平均预期寿命的差距分别为 4.01 年、5.66 年、5.29 年和 5.04 年。2009 年乡村居民在该指标上仍未达到城镇居民 2000 年的水平。但也应看到，城乡居民平均预期寿命差距经历了一个先增后减的过程，预期寿命差距正在不断缩小。当按城乡分性别来看平均预期寿命的数据时，能够得出相似结论。

表 1-1-1　城乡居民平均预期寿命比较

年份	城镇			乡村		
	合计	男	女	合计	男	女
1982	71.06	69.36	72.86	67.05	65.69	68.42
2000	75.21	72.95	77.30	69.55	68.00	71.40
2005	76.36	73.90	78.62	71.07	69.07	73.34
2009	77.33	74.75	79.68	72.29	69.92	74.90

注：资料来源于胡英 2010 年论文《中国分城镇乡村人口平均预期寿命探析》，《人口与发展》，2010 年第 2 期。

（二）城乡婴儿和孕产妇死亡率

1991—2016 年的统计数据显示我国婴儿和孕产妇死亡率整体均呈现出不断下降的趋势。1991 年，我国婴儿死亡率达到 50.2‰，其中，城市为 17.3‰，农村为 58‰，农村约为城市的 3.35 倍。1991 年，我国每十万孕产妇死亡人数约为 80 人。其中，农村孕产妇的死亡率为十万分之 100，城市地区约为十万分之 46。农村地区

---

① 注：虽然《中国统计年鉴》、《中国卫生和计划生育统计年鉴》有关于人口预期寿命的统计数据，但分类标准只包括了地区、年龄、性别等，没有按城镇、乡村进行分类统计。

孕产妇死亡率约为城市的2倍,农村地区同样表现出更高的孕产妇死亡率。从城市和农村婴儿和孕产妇死亡率下降幅度和速度表现来看,农村地区表现更加优异。截至2016年,农村地区的婴儿死亡率下降到9‰,城市地区下降到4.2‰,年均下降速度分别为7.7%和5.8%,农村地区下降更快。2016年,农村孕产妇的死亡率下降到十万分之20,城市孕产妇的死亡率下降到十万分之19.5。虽然在孕产妇死亡率方面,城乡差距几乎为零,但在婴儿死亡率上城乡差距仍存在较大差距。

随着经济水平不断提高,社会保障体系逐步建立并不断完善,以及医疗技术不断进步,纵向比较来看,城乡婴儿和孕产妇死亡率均有大幅下降,其中农村地区表现更加突出。横向比较来看,目前我国城乡孕产妇的死亡率已经比较接近,但农村地区婴儿死亡率仍然是城市地区的2倍左右。

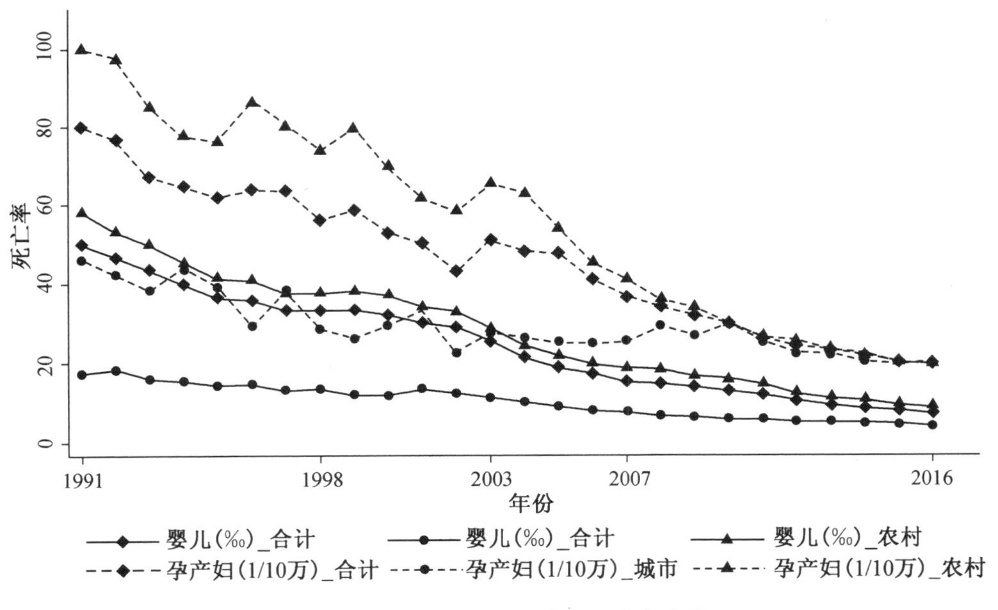

图 1-1-1　城乡婴儿和孕产妇死亡率比较

注:运算基础数据来源于《中国卫生和计划生育统计年鉴》。

(三) 城乡两周和慢性病患病率

来自国家五次卫生服务调查数据分析结果显示,城乡两周患病率整体均呈现出上升趋势,其中城市高于农村,城市两周患病率增速高于农村地区。慢性病患病率方面，城乡总体呈现先下降再上升的趋势，1993 年第一次国家卫生服务调查数据显示我国城市慢性病患病率是农村的近两倍。自 2003 年以后，城乡慢性病患病率均表现出快速增长态势，农村地区更为严重。截至 2013 年，农村地区慢性病患病率逐渐接近城市地区。城乡慢性病发生率同步增加可能与全国人口老龄化程度不断加深的背景相关，而农村地区增速更快的原因可归因于国家更加主动投身于基层地区的基本医疗卫生服务，如更多地为百姓免费体检等政策，以及农村居民健康意识不断得以提高，更加积极主动地参与到健康预防与管理，发现大量潜在未被识别的农村慢性病人群。

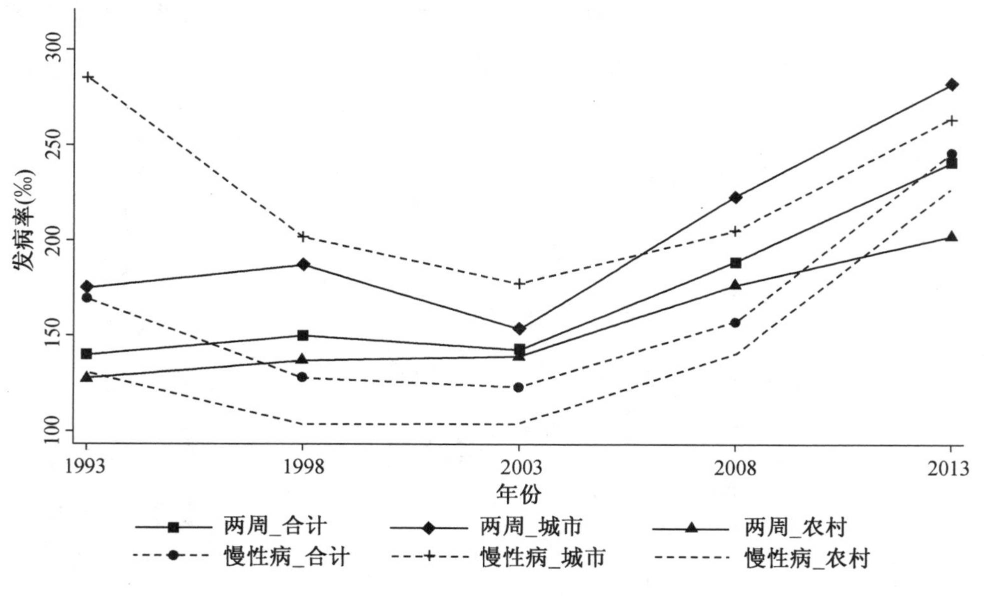

图 1-1-2 城乡两周与慢性病患病率比较

注：资料来源于历年国家卫生服务调查。

综合上述关于城乡居民健康状况的分析，纵向来看，健康积极效应表现为城乡人均预期寿命不断提高，婴儿死亡率和孕产妇死亡率不断下降；健康消极效应体现在城乡居民两周患病率与慢性病患病率近年来均快速增加。横向比较来看，一方面城乡部分健康指标差距在不断缩小；但另一方面在有些健康指标上，城乡仍旧存在较大差距。

二、城乡居民经济水平比较

由于中华人民共和国成立后曾实行重工业发展战略，以及随之产生的户籍制度等的影响，城乡经济社会发展差距不容乐观。统筹城乡发展战略的实施以期一定程度上缓解城乡发展不平衡的矛盾。进一步，城乡居民收入水平又会制约其对医疗保健等的消费，因此有必要对城乡居民经济基础以及相关消费水平和能力进行分析。

（一）城乡居民人均可支配收入

图 1-1-3 显示，整体上，城乡居民人均可支配收入均呈现出不断增加的趋势。按收入分组来看，城镇高收入户和中等偏上收入户人均可支配收入增长速度更加快速。农村高收入户与城镇中等收入户无论从净增加额还是增长速度或趋势上，均较为接近。值得关注的是，农村低收入户自 2000 年以来人均可支配收入增长幅度上微乎其微，消费水平始终处于最低水平，相对购买力和医疗经济负担可承受能力越来越弱。

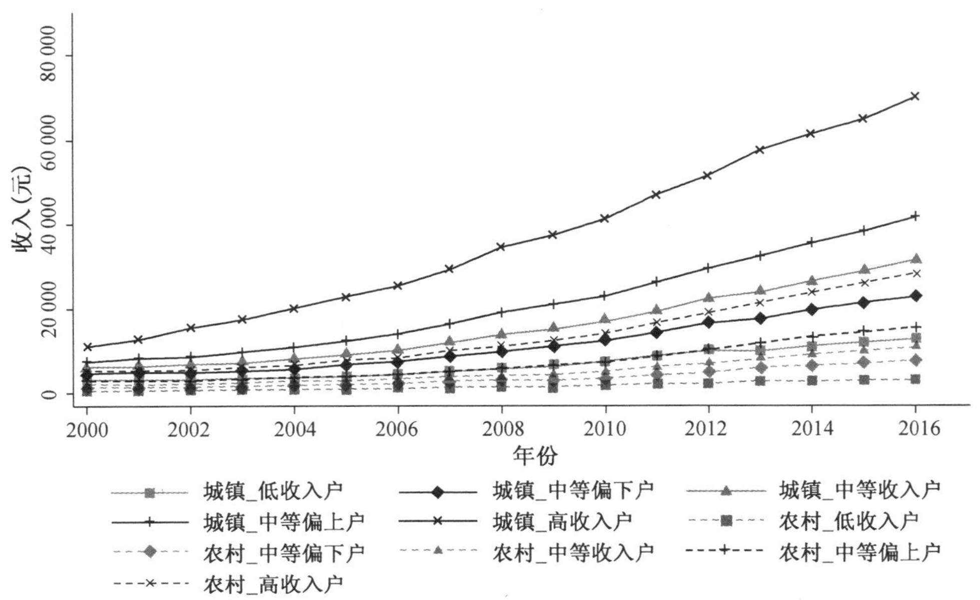

图 1-1-3 城乡按收入分组人均可支配收入差异

注：运算基础数据来源于《中国统计年鉴》。2012 年及以前数据来源于国家统计局城镇住户调查。2013 年及以后数据来源于国家统计局开展的城乡一体化住户收支与生活状况调查。

城乡比较视角下，一方面，城乡间高收入组人均可支配收入倍数从 2000 年约 2.2 倍缓慢增加至 2008 年的 3 倍左右后又逐渐回落至 2.5 倍左右；低收入组基本围绕 4 倍上下波动；另一方面，从城乡各自内部贫富差距来看，城镇内部高收入组是低收入组的倍数从 2000 年的 3.6 倍快速增加到 2004 年的 5.5 倍左右后保持相对稳定。农村内部高收入组相对于低收入组的收入差距也越来越大，从 2000 年的约 6.5 倍增加到 2016 年的约 9.5 倍。无论从收入倍数静态数值上还是动态增长速度上均处于高位，突出表明农村内部收入差距越来越严重。

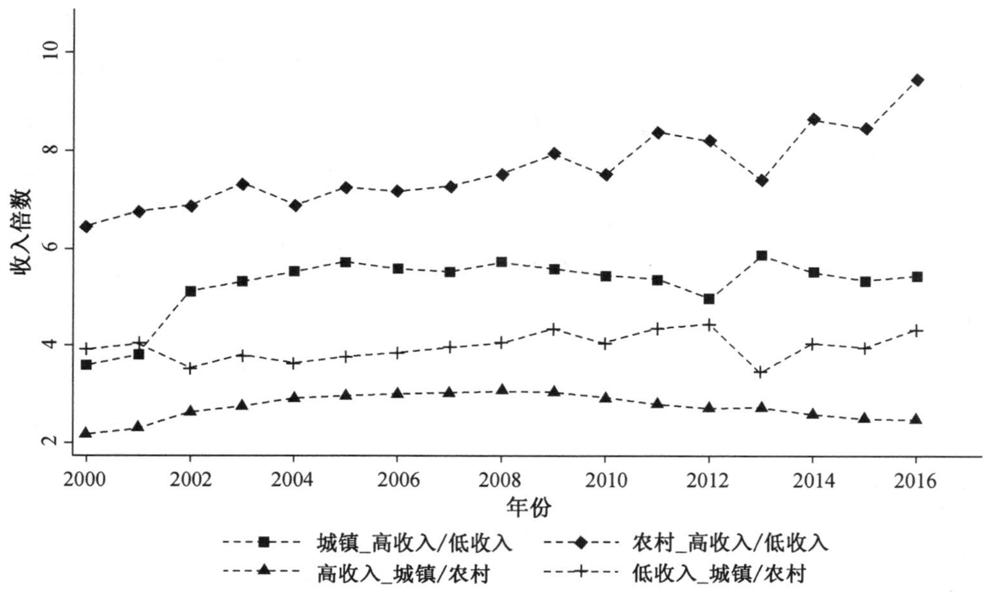

图 1-1-4　城乡之间及其内部人均可支配收入差距

注：运算基础数据来源于《中国统计年鉴》。

（二）城乡居民家庭人均医疗保健消费现金支出

从医疗保健支出角度审视城乡居民家庭之间及其各自内部不同收入组现金消费支出发现，一方面，从城乡间差异来看，城镇最高收入户与农村高收入户支出比较表明，虽然净支出差额上不断增加，从 2002 年的 731 元增加到 2012 年的1 214 元；但相对比例上则不断下降，从 2002 年的 4.6 倍下降到 2012 年的 2.6 倍。城镇困难户与农村低收入户的医疗保健现金消费支出显示，净支出差额呈现出先上升后下降趋势，从 2002 年的 93 元先增加到 2010 年的 170 元，后又回落至 96 元。相对比例上，整体稳步下降，从 2002 年的 2.6 倍下降到 2012 年的 1.3 倍。

另一方面，城乡各自内部现金消费支出显示，城镇高收入户与困难户医疗保健现金支出净额上差距越来越大，且呈现出快速扩大趋势，从 2002 年的 782 元增长到 2012 年的 1 485 元，增加近一倍，反映城镇内部消费能力差距不断加大。相对比例上，则从 2002 年的 6.2 倍下降到 2012 年的 4.2 倍。农村高收入与低收入医疗保健消费现金支出净额上差距从 2002 年的 144 元增长到 2012 年的 366 元，增加一倍多，虽然农村内部的医疗保健净增加额的 222 元相对于城镇内部的 703 元较低，但消费增长速度上高于城镇。相对比例上，则从 2002 年的 3.5 倍下降到 2012 年的 2.0 倍，与城镇相对比例下降幅度相当。

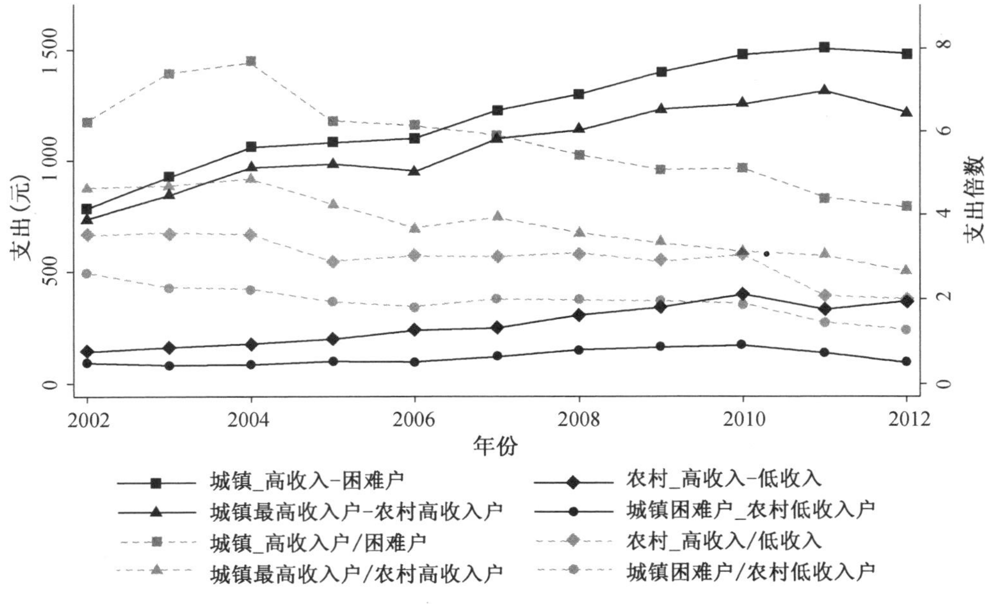

图 1-1-5　城乡收入组间和组内家庭人均消费现金支出差异

注：运算基础数据来源于《国家统计局》网站，2013 年前农村居民收支数据来源于独立开展的农村住户抽样调查。

(三)城乡人均医疗保健支出占消费现金支出比例

对城乡居民家庭人均医疗保健消费能力分析发现,农村低收入组医疗保健现金支出占总消费现金支出比例整体上表现出快速上升趋势,从2002年的8.5%占比上升到2012年的11.4%。与此相反,城镇最高10%收入组的人均医疗保健占比则下降快速,从2002年的7.2%下降到2012年的5.2%。城镇较高10%收入组表现与最高收入组相近。有趣的是,对比城镇困难的5%收入组与农村高收入组发现,医疗保健占消费现金支出比例基本相当,在7%上下保持相对稳定。由此表明,农村居民无论在医疗保健消费水平上,还是消费能力上均处于相对弱势。

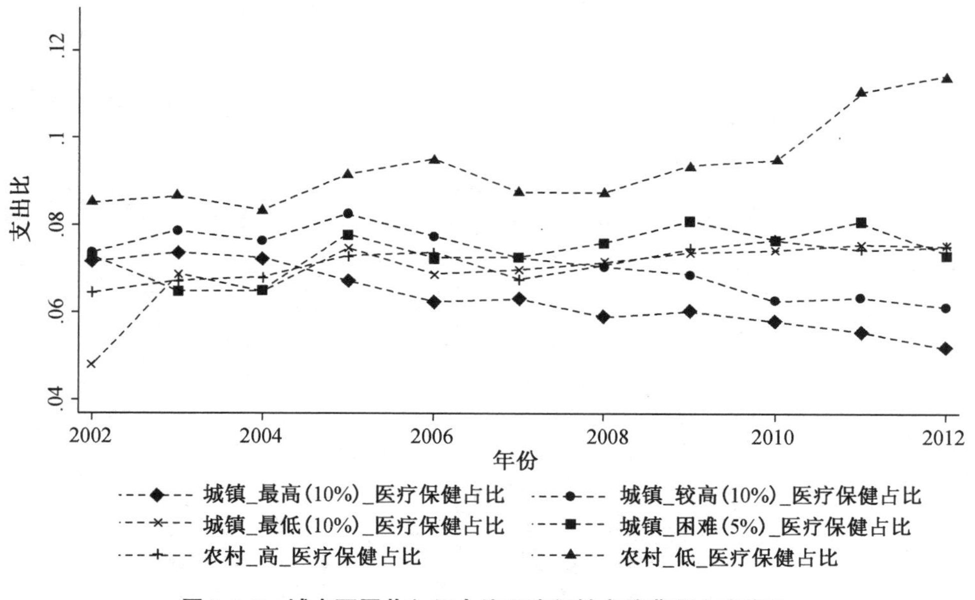

图1-1-6 城乡不同收入组人均医疗保健占消费现金支出比

注:运算基础数据来源于《国家统计局》网站,2013年前农村居民收支数据来源于独立开展的农村住户抽样调查。

三、城乡医疗服务利用比较

分别从表征居民看病就医的过程和结果上考察城乡医疗服务利用差异。其中,用城乡居民患病就诊概率衡量就医判断与决策过程,用医疗保健消费支出这一综合指标测度就医综合效果。

（一）城乡居民患病就诊概率

表 1-1-2 显示了国家五次卫生服务调查的结果。从 1993 年到 2013 年，城市和农村居民的两周就诊率经历了一个先降低后上升的过程。2003 年之后农村居民的两周就诊率赶超了城市居民，到了 2013 年，二者存在 8.0%的差距。在医疗服务中，住院常常意味着大额的医疗支出。相对于就诊率，住院率更加受到家庭经济条件的约束。城市居民的住院率也经历先减后增的过程，而农村居民的住院率在 2003 年之前表现出缓慢提高的过程。2003 年到 2013 年期间，城市居民和农村居民住院率都经历了快速增长，在 10 年之内，都提高 5%左右，但住院率上城镇一直高于农村。

表 1-1-2 城乡患病就诊率差异

年份	城市			农村		
	两周就诊率	两周患病率	住院率	两周就诊率	两周患病率	住院率
1993	19.9	17.5	5.0	16.0	12.8	3.1
1998	16.2	18.7	4.8	16.5	13.7	3.1
2003	11.8	15.3	4.2	13.9	14.0	3.4
2008	12.7	22.2	7.1	15.2	17.7	6.8
2013	28.2	28.2	9.1	20.2	20.2	9.0

注：数据来源于历年国家卫生服务调查。

（二）医疗保健消费支出

在描述医疗服务利用时，不仅可以选取就诊率和住院率等指标，还可以选择医疗保健支出等指标。如在人均医疗保健支出方面，城镇居民明显高于农村居民。具体来看，绝对差距方面，城乡之间差距仍在继续扩大，从 1990 年的 120 元增长到 2014 年的 2146 元。相对差距方面，城乡间差距表现出波动式下降，从 1990 年的 4.1 倍降低至 2014 年的 2.5 倍。

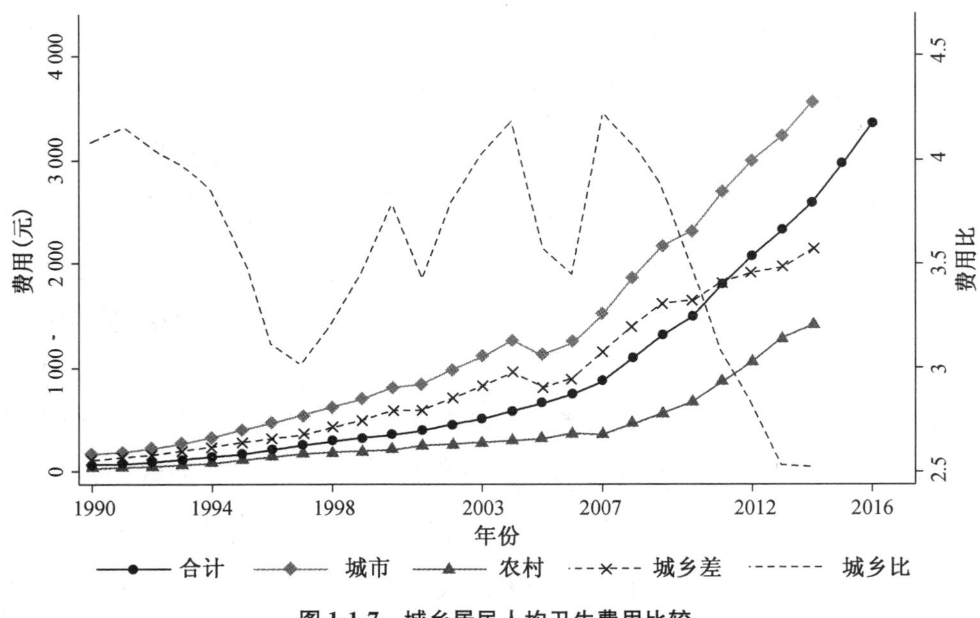

图 1-1-7 城乡居民人均卫生费用比较

注:资料来源于《中国卫生和计划生育统计年鉴》以及有关计算。

四、城乡医疗服务供给比较

从医疗服务供给的角度来看,我国医疗服务资源在城乡间分布不均,城市居民的医疗可及性优于农村居民。城乡医疗服务的供给可以用每千人口卫生技术人员数和每千人口医疗机构床位数等指标来衡量。

(一) 每千人口卫生技术人员数

从 1949 年到 2016 年,城乡每千人口卫生技术人员数呈现出波动上升趋势,尤其自 2003 年起增速突然加快。城乡差与城乡比代表的城乡之间每千人口卫生技术人员数绝对差额与相对比例上均表现出与城乡人员数量上的相似变化趋势。具体来看,城乡绝对数量差距方面,从 1950 年的 1.14 个增长到 1980 年的 6.22 个,后又快速下降到 2003 年的 2.62 个,接着又再次快速增加到 2016 年的 6.34 个。相对差距方面,从 1950 年的 2.56 倍增加到 1975 年的 4.9 倍,接着又下降到 2003 年的 2.2 倍左右,后再次增长到 2016 年的 2.55 倍。城乡人均医疗卫生人力资源差距自2003年以后逐渐加大。

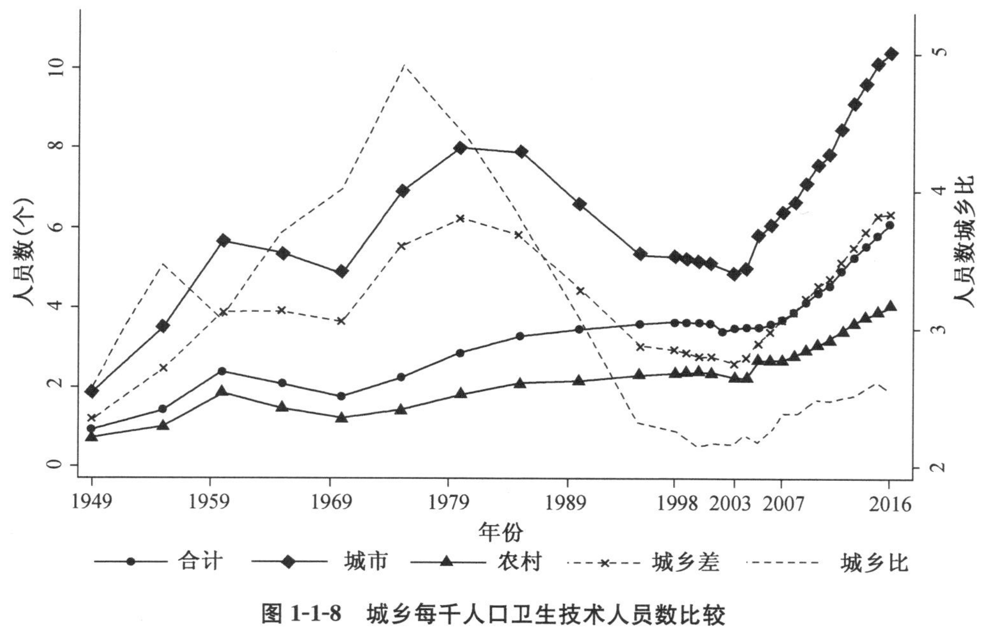

图1-1-8 城乡每千人口卫生技术人员数比较

注:数据来源于《中国卫生和计划生育统计年鉴》以及有关计算。城市包括直辖市区和地级市辖区,农村包括县及县级市。

(二)卫生总费用与财政投入

卫生总费用构成上的变化趋势分别表现出波动态势,其中政府卫生支出占卫生总费用比例大体呈现出"U"型结构,从1978年占比32.16%增加到1986年的38.96%,接着快速下降至2000年的15.47%最低值,而后又逐渐增加至2011年的30.66%,随后保持相对稳定。个人卫生支出占卫生总费用比例则呈现出倒"U"型,图形走势几乎与政府占比趋势相反,最高点出现在2001年,个人占比高达近60%,之后快速下降至约29%。社会支出占比变动幅度相对小些,最高点即起始点,占比47%左右,最低点出现在2001年,数值占比近24%,之后逐渐上升到约41%。1987年之后,社会占比一直高于政府占比。

此外,图形中卫生总费用占GDP百分比整体呈现上升趋势,从1978年的3.02%增加到2016年的6.22%。政府卫生支出占财政支出比例从1990年的

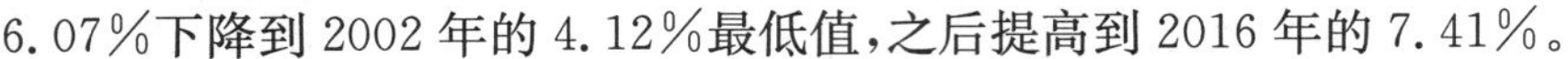
6.07%下降到2002年的4.12%最低值，之后提高到2016年的7.41%。

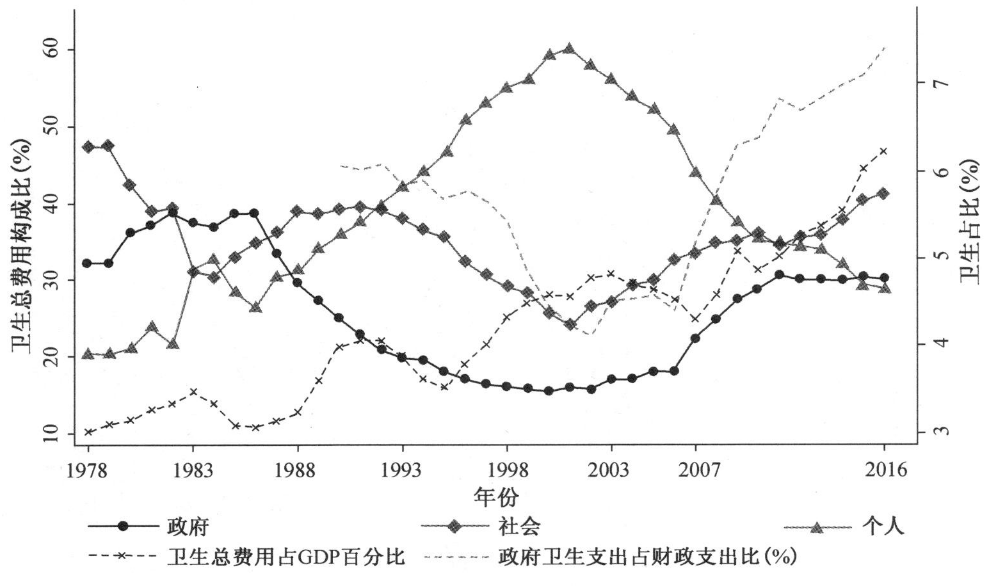

图1-1-9 卫生总费用构成与财政投入情况

注：数据来源于《中国卫生和计划生育统计年鉴》以及有关计算。2001年起卫生总费用不含高等医学教育经费，2006年起包括城乡医疗救助经费。

（三）每千人口医疗卫生机构床位数

整体来看，每千人口医疗机构床位数与每千人口卫生技术人员数变化趋势相近，表现为先上升后下降再上升的过程，2003年以后增速显著提高。城市每千人口床位数从1950年的0.85张增加到2016年的8.41张。相应的，农村从0.05张增加到3.91张。然而，乡镇卫生院每千农村人口床位数从1980年的0.95张仅增加到2016年的1.27张。

从城乡床位数绝对差距来看，大体上变化走势近似于城市每千人口床位数变化。从1950年的0.8张增加到1970年的3.3张，接着下降至2张左右，最后再次增长到4.5张左右。相对差距方面，整体呈现逐渐下降趋势，从1950年城市每千人口医疗机构床位数是农村地区的17倍降低至2016年的约2倍。城乡床位数变化趋势表明，城乡医疗资源供给能力差距会进一步扩大。

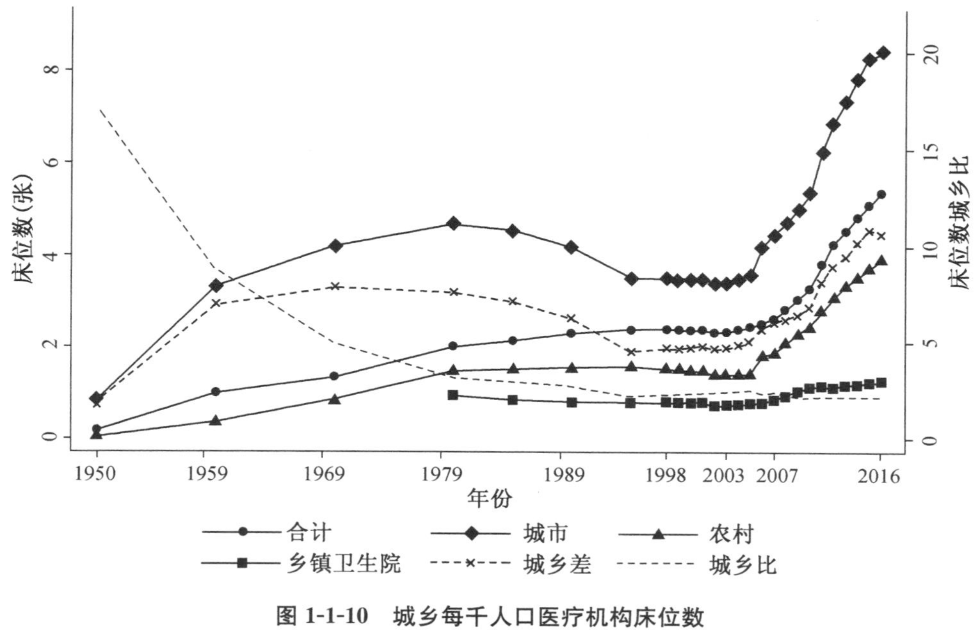

图 1-1-10　城乡每千人口医疗机构床位数

注：数据来源于《中国卫生和计划生育统计年鉴》以及有关计算。2010 年与之前数据口径为“每千人口医院和卫生院床位数(市和县)”；2011 年及之后数据为“每千人口医疗卫生机构床位数(城市和农村)”。

上述指标衡量了医疗服务的可及性。这些数据表明城市居民的医疗可及性优于农村居民。当考虑到以下两点：① 相对于城市居民的集中居住，农村居民居住分散，农村地区的人口密度小。当农村居民和城市居民享有相同的医疗服务可及性时，农村每千人口卫生技术人员数和每千人口医疗机构床位数应该大于城市。② 平均来说，城市地区医疗技术水平要高于农村地区，当农村居民和城市居民享有相同的医疗服务可及性时，农村每千人卫生技术人员与床位数也应当大于城市。城市居民与农村居民在部分医疗服务的可及性指标上的差异将进一步扩大。

五、城乡医疗保障水平比较

结合城乡居民在享有医疗保健等卫生服务事前事中事后全过程所体现出的筹资水平、医疗服务使用成本以及与之紧密相关的间接效应，全面考察城乡医保保障待遇水平。具体从 1998 年决定建立的城镇职工基本医疗保险制度(以下简称职工医保），到 2003 年建立的新型农村合作医疗制度（以下简称新农合），再到 2007 年开展试点的城镇居民基本医疗保险制度（以下简称城居保），无论从筹资政策还是保障待遇上均存在较大差异。

（一）社会基本医疗保险筹资与保障待遇

自 1998 年国务院决定建立职工医保制度以来，其参保人数逐年增加，到 2016 年达到 2.95 亿人，人均筹资和消费水平亦是不断提升，分别由 2007 年的 1 228.73 元和 861.08 元增长到 2016 年的 3 478.90 元和 2 806.05 元，年人均增速分别为 12.26%和 14.03%。

表 1-1-3 职工医保筹资与保障待遇概况

年份	参保人数（亿人）	基金收入（亿元）	基金支出（亿元）	人均筹资（元）	人均消费（元）
2007	1.80	2 214.20	1 551.70	1 228.73	861.08
2008	2.00	2 885.50	2 019.70	1 443.07	1 010.07
2009	2.19	3 420.30	2 630.10	1 559.12	1 198.91
2010	2.37	3 955.40	3 271.60	1 666.51	1 378.40
2011	2.52	4 945.00	4 018.30	1 960.19	1 592.85
2012	2.65	6 061.90	4 868.50	2 288.75	1 838.17
2013	2.74	7 061.60	5 829.90	2 573.18	2 124.36
2014	2.83	8 037.90	6 696.60	2 840.65	2 366.62
2015	2.89	9 083.50	7 531.50	3 143.83	2 606.68
2016	2.95	10 273.70	8 286.70	3 478.90	2 806.05

注：数据来源于《中国卫生和计划生育统计年鉴》，人均筹资和人均消费系计算得出。

自 2007 年国务院决定建立城居保以来，其参保人数、基金收支以及人均筹资与消费水平均不断得以提高，参保人数自 2011 年的 2.21 亿人增长到 2016 年的 4.49 亿人，人均筹资从 268.67 元上升至 626.50 元，年人均筹资增速高达 18.45%，年人均消费增速更是高达 24.24%。

表 1-1-4　城居保筹资与保障待遇概况

年份	参保人数（亿人）	基金收入（亿元）	基金支出（亿元）	人均筹资（元）	人均消费（元）
2011	2.21	594.20	413.10	268.67	186.79
2012	2.72	876.80	675.10	322.88	248.60
2013	2.96	1 186.60	971.10	400.48	327.75
2014	3.15	1 649.30	1 437.00	524.40	456.90
2015	3.77	2 109.40	1 780.60	559.69	472.45
2016	4.49	2 810.50	2 480.40	626.50	552.92

注：数据来源于《中国卫生和计划生育统计年鉴》，人均筹资和人均消费系计算得出。

自 2003 年国务院决定建立新农合以来，无论从参合人数和参合率上，还是从筹资与医疗支出水平上，除因各地不断推进整合城乡居民基本医疗保险制度（以下简称城乡居民医保）的意见发布促使原新农合参合人员转变为城乡居民医保带来的参保人数下降外，整体上均实现同步上升趋势。最高参合人数在 2010 年达到最高值的 8.36 亿人，最高参合率更是达到 99%以上，人均筹资和消费水平均稳步提升。人均筹资自 2004 年的 26.37 元增加到 2016 年的 559 元，年均增速 8.3%；相应的人均消费自 2005 年的 34.5 元提高到 2016 年的 495.87 元，年均增速 9.1%，高于年人均筹资增速。

表 1-1-5　新农合筹资与保障待遇概况

年份	参合人数（亿人）	参合率（%）	基金支出（亿元）	人均筹资（元）	人均消费（元）
2004	0.80	75.20	0.76	26.37	无
2005	1.79	75.66	61.75	42.10	34.50
2006	4.10	80.66	155.81	52.10	38.00
2007	7.26	86.20	346.63	58.90	47.75
2008	8.15	91.53	662.31	96.30	81.27
2009	8.33	94.19	922.92	113.36	110.79
2010	8.36	96.00	1 187.84	156.57	142.09

（续表）

年份	参合人数（亿人）	参合率（%）	基金支出（亿元）	人均筹资（元）	人均消费（元）
2011	8.32	97.48	1 710.19	246.21	205.55
2012	8.05	98.26	2 408.00	308.50	299.13
2013	8.02	98.70	2 909.20	370.59	362.74
2014	7.36	98.90	2 890.40	410.89	392.72
2015	6.70	98.80	2 933.41	490.30	437.82
2016	2.75	99.36	1 363.64	559.00	495.87

注:数据来源于《中国卫生和计划生育统计年鉴》,部分地区实行城乡统筹的居民医疗保险制度,人均消费系计算得出。

（二）城乡居民医疗支出占消费性支出比例

通过医疗消费支出占总消费支出比例衡量医保制度对城乡居民经济负担的影响,分别从城镇与农村居民人均可支配收入、居民人均消费支出及其包含的食品烟酒和医疗保健支出绝对数与相对数考察制度经济绩效。如图 1-1-11 所示,城乡居民人均消费支出均呈现出不同程度的上升趋势。其中,城镇在总消费支出上增长速度较快。医疗保健人均消费占总消费支出比例整体表现出增加趋势,农村占比基本处于不断增加倾向,而城镇医疗保健支出占比则表现出波浪式上涨态势,2005 年达到最高点 7.57%,之后不断下降至 2013 年的局部低值 6.15%,而后再次上升至 2017 年的 7.27%。2009 年后,农村居民医疗保健支出占比高于城镇,2017 年最大值高达 9.67%。综合分析可知,一方面,城乡消费支出均快速增长,但城镇增幅更高,表明城乡居民消费能力不断得到提高。另一方面,医疗保健支出占比上,农村占比越来越高,城镇则相对变化不大,反映农村居民医疗经济负担持续不断加大。

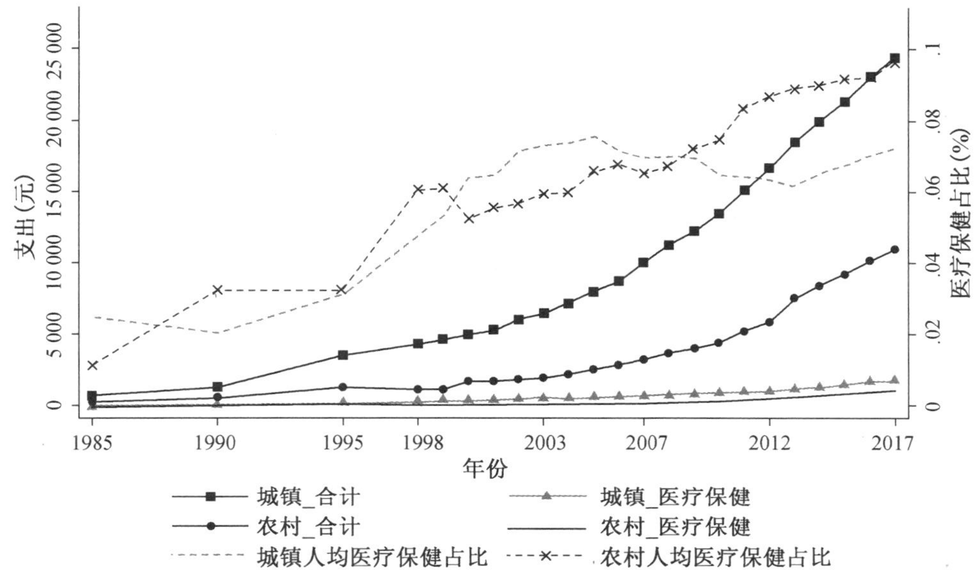

图 1-1-11　城乡居民人均消费支出比较

注:运算基础数据来源于《中国卫生和计划生育统计年鉴》、《国家统计局》等。从 2013 年起,国家统计局开展了城乡一体化住户收支与生活状况调查,2013 年及以后数据来源于此项调查。与 2013 年前的分城镇和农村住户调查的调查范围、调查方法和指标口径有所不同。

(三) 城乡居民医疗支出对消费性支出间接影响

医疗支出是否会影响城乡居民其他消费支出？通过比较医疗保健、食品烟酒、居住以及教育文化娱乐等支出占总消费支出比例发现,各类指标城乡间变化趋势大体相近。其中医疗保健支出占比在 2009 年之前大体表现出交替上升趋势,但自 2009 年之后,农村医疗保健消费支出占比一直高于城镇 2.5%左右。城乡食品支出占比变化保持同步趋势,从 1990 年的占比 50%以上逐渐减少至 2017 年的 30%左右。居住方面,农村住房经济负担近年来达到 20%左右,且稳步增加。图 1-1-12 中,城镇居民支出占比在 2013 年之前一直低于农村,可能由于统计口径变化使 2013 年数字有个较大跃升,超出农村占比。城乡教育文化娱乐消费支出占比也逐渐趋于一致,但 2013 年之前城镇占比一直高于农村。

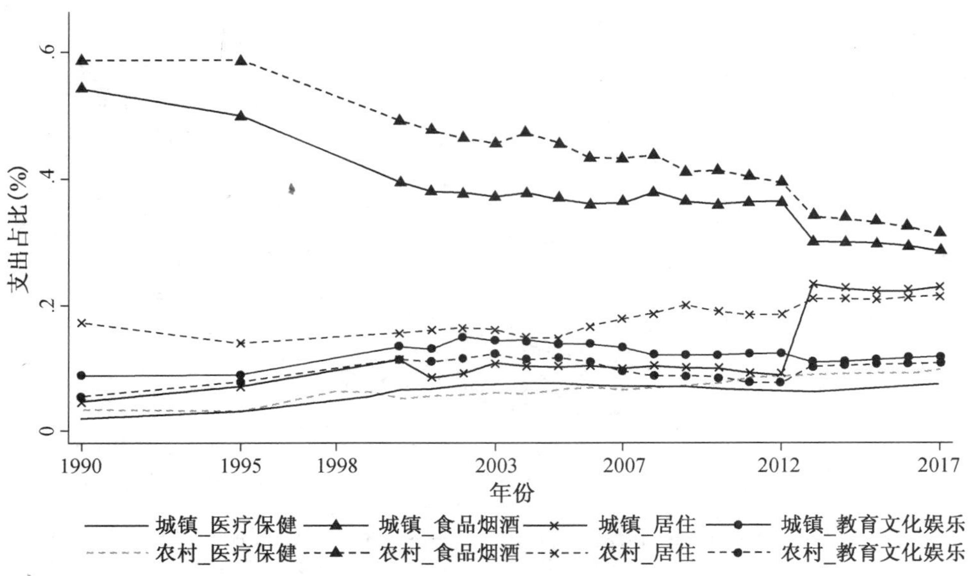

图 1-1-12 城乡居民医疗支出对消费性支出间接影响

注:运算基础数据来源于城市和农村住户调查(1990、1995、2000、2005—2013 年)与国家统计局城乡一体化住户收支与生活状况调查(2013 年之后)。

第二章　统筹城乡医疗保障制度的必要性

整合城乡医疗保障制度，建立统一的城乡居民基本医疗保险制度，这里提及的“整合”即之前学者常使用的“统筹”。“城乡医保统筹”作为当前形势要求下的产物，通过打破户籍限制，将城乡居民纳入同一种体系，让农村居民在医疗保险与医疗资源利用上，可以与城镇居民享有同样的机会，从而真正解决医疗领域的城乡二元分割问题，助力实现社会公正。

一、城乡医保发展历程

我国医疗保障制度的建立始于20世纪50年代初，主要由劳保医疗（企业职工）、公费医疗（机关事业单位）和合作医疗（农村居民）组成。改革开放后，劳保医疗由于企业改制基本失去了作用，合作医疗开始瓦解，公费医疗负担过重。因此，在20世纪80年代，我国对医疗保障制度进行了新一轮的改革与重建：如1998年进行职工医保改革，2003年进行新农合试点，2007年建立城居保。由此，我国基本医疗保险覆盖率已超过95%，全民医保体系已经形成，[①]并形成了补充医疗保险、基本医疗保险和医疗救助“三横成一体”，职工医保、城居保和新农合“三纵成一网”，这样一个“三横三纵”的医疗保障制度体系（如图1-2-1）。

① 温家宝在2012年夏季沃达斯论坛上的致辞。

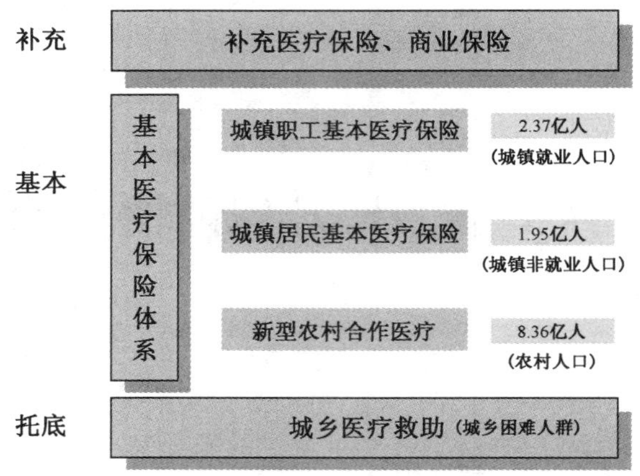

图 1-2-1 我国医疗保障制度

资料来源：顾海和李佳佳，2013。

尽管我国已经基本实现医疗保险的全覆盖，但是城乡分割曾是医保制度的典型特征，表现在：① 制度分设，以就业和户籍区分覆盖人群。② 管理分割，职工医保和城居保基本由人社部门主管，而新农合往往由当地卫生部门主管，并分别设立专门的保险基金经办机构。③ 待遇有别，职工医保大大高于新农合与城居保，城居保也明显高于新农合。此外，城镇地区医疗资源配给优于农村地区。

农村居民与城镇居民所享受的医保待遇差距过大，仍遭到各方诟病。学者们普遍认为，新农合保障水平较低，现行的保障制度并没有显著降低自付医疗费用（Lei and Lin，2009；Wagstaff et al.，2009）；基金难以发挥其在抵御灾难性卫生支出方面的作用，因病致贫现象也没有得到有效控制（Yip and Hsiao，2009；程令国和张晔，2012）。对于这种城乡分割的医疗保障制度，部分学者称之为"一个国家两种制度"、"碎片化"的制度体系（胡琳琳和胡鞍钢，2003；郑秉文，2009）。

因此，"城乡医保统筹"的制度建设成为当前形势下的迫切要求。在政策层面上，2009 年新医改首次以政府文件方式写到"探索建立城乡一体化的基本医疗保障管理制度"。2011 年 7 月 1 日起正式实行的《中华人民共和国社会保险法》第八章明确规定：包括医疗保险在内的多项社会保险基金要逐步实行省级统筹。2012 年"中国社会保障 30 人论坛年会"上，人力资源和社会保障部胡晓义副部长正式提出"我国要在政策、制度和体制层面加快推进社会保障城乡统筹"。2012 年的《"十二五”期间深化医药卫生体制改革规划暨实施方案》，提出“加快建立统筹城乡的基本医保管理体制”，“有条件的地区探索建立城乡统筹的居民基本医疗保险制度”的指示。党的十八大提出坚持“全覆盖、保基本、多层次和可持续”方针，以增强公平性、适应流动性和保证可持续性为重点，推进统筹城乡社会保障体系建设，全面建成覆盖城乡居民的社会保障体系。同时，人社部制定的《社会保障“十二五”规划纲要》也指出，“十二五”时期将加快建立健全覆盖城乡居民的社会保障体系，整合城乡社会保障制度和经办管理资源，加快城乡统筹，稳步推进保障制度和管理服务一体化建设，逐步提高保障标准，缩小城乡、区域和群体之间的差距，提高社会保险统筹层次，建立有效的社会保险关系转移接续制度，力争到“十二五”期末，形成基本完备的社会保障制度、比较健全的管理服务体系，并稳步提高保障水平，基本解决历史遗留问题。这无疑是对医疗保险制度统筹发展趋势的肯定，统筹城乡医疗保险制度是提高医疗保障效率和促进城乡医疗公平的必然选择。

实践层面上，城乡医保统筹制度改革也得到广泛推广，自 2007 年 10 月作为“国家统筹城乡综合改革试验区”的重庆率先进行了城乡居民合作医疗的试点之后，广东、浙江、江苏、四川和天津的部分县（市、区）也开始结合当地的经济和社会发展实际，积极探索城乡居民医疗保障制度的统筹途径和模式。此前，天津、重庆、青海、宁夏、新疆生产建设兵团和广东等省市，已基本实现了省级城乡医保统筹，其示范效应带动全国更大范围对该制度进行探索。

表 1-2-1 我国基本医疗保险制度比较

	城居保	新农合	城乡居民医保	职工医保
政策依据	《国务院关于开展城镇居民基本医疗保险试点的指导意见》（国发[2007]2 号）	国务院办公厅转发卫生部等部门关于建立新型农村合作医疗制度意见的通知（国办发[2003]3 号）	《国务院关于整合城乡居民基本医疗保险制度的意见》（国发[2016]3 号）	《国务院关于建立城镇职工基本医疗保险制度的决定》（国发[1998]44 号）
覆盖对象	不属于职工医保覆盖范围的城镇居民	农民以家庭为单位自愿参加新农合	所有应参加城居保或新农合人员	城镇所有用人单位

（续表）

	城居保	新农合	城乡居民医保	职工医保
政府补贴	对试点城市的参保居民，政府每年给予补助	各级财政对新农合均有补助，且逐年提高；中央财政对新增部分按照地区和一定比例进行补助	各级财政对城乡居民医保均有补助，且逐年提高；中央财政对新增部分按照地区和一定比例进行补助	主要由用人单位和职工共同缴纳
起付线	设置起付线	由地区决定	设置起付线	统筹基金设有起付线
报销比例	不同级别医疗机构报销比例不同	不同级别医疗机构报销比例不同	不同级别医疗机构报销比例不同	不同级别医疗机构报销比例不同
偿付范围	基金重点用于参保居民的住院和门诊大病医疗支出	大病统筹兼顾小病理赔	支付参保人员的住院和门诊医药费用	统筹基金支付参保人员的住院费用，个人账户支付患者的门诊医药费用
组织经办	由试点城市劳动保障部门会同发展改革、财政和卫生等部门制定	由农村合作医疗管理委员会及其经办机构进行管理	鼓励创新服务模式，推进管办分开；以政府购买服务方式委托商业保险机构等社会力量参与基本医保经办服务	劳动保障部负责指导和检查。财政、卫生和药品监督管理等有关部门要积极参与
统筹层次	基本实现市级统筹	一般以县（市）为单位进行统筹，条件不具备的地方以乡（镇）为单位进行统筹，逐步向县（市）统筹过渡	原则上实行市（地）级统筹，鼓励有条件的地区实行省级统筹	地级以上行政区为统筹单位，县（市）也可作为统筹单位

二、统筹城乡医保主旨

自十六届三中全会提出“统筹城乡发展”以来，虽然统筹城乡医疗保障制度的呼声与提法接连见于党和政府的政策文件、《中华人民共和国社会保险法》等法律法规以及各种媒体报道与文献资料，但是究竟应当如何开展这项工作一直没有定论。统筹城乡医疗保障制度的基本原则、政策框架、实施方案和配套措施等核心内容，尚未深入涉及。加之我国医疗保障制度统筹层次较低，一些地区往往缺乏通盘性的规划，即从当地情况出发贸然开始试点改革，有些地区甚至处于“赶鸭子上架”的被动状态。要想推动我国统筹城乡医疗保障制度的有序进行，必须通盘考虑其现存问题与未来走向，从长远规划，于近期着手，确立统筹的基本原则，搭建政策框架，设计实施方案，完善配套措施。

表 1-2-2　统筹城乡医保制度相关政策文件

时间	发文单位	文件	相关规定
2011 年 7 月	全国人民代表大会常务委员会	《中华人民共和国社会保险法》	包括医疗保险在内的多项社会保险基金要逐步实现省级统筹
2012 年 3 月	国务院	《十二五期间深化医药卫生体制改革规划暨实施方案》	加快建立统筹城乡的基本医保管理体制，有条件的地区探索建立城乡统筹的居民基本医疗保险制度
2012 年 6 月	人社部、发改委、民政部、财政部、卫生部和社保基金会	《社会保障“十二五”规划纲要》	明确提出要“更加注重统筹城乡发展”、“根据经济社会发展情况，逐步提高各项社会保障水平，缩小城乡、区域和群体之间的社会保障待遇差距”
2012 年 11 月	中共十八大报告	《坚定不移沿着中国特色社会主义道路前进，为全面建成小康社会而奋斗》	提出整合城乡居民基本医保制度的要求，十八届三中全会又做了重申
2016 年 1 月	国务院	《国务院关于整合城乡居民基本医疗保险制度的意见》	在总结城居保和新农合运行情况以及地方探索实践经验的基础上，就整合城乡居民医保制度提出意见
2016 年 1 月	人力资源和社会保障部	关于做好贯彻落实《国务院关于整合城乡居民基本医疗保险制度的意见》工作的通知	各地按照《意见》明确总体要求和基本原则，科学制定总体规划和实施方案，2016 年 6 月底前出台具体方案并同步做好实施准备工作，力争 2017 年启动实施
2018 年 7 月	国家医疗保障局会同财政部、人社部与卫健委	《关于做好 2018 年城乡居民基本医疗保险工作的通知》	国家层面首次从统筹城乡的角度，对城乡居民医保年度重点工作进行统一部署

城乡医保统筹制度主旨在于:试图通过打破户籍限制,将城乡居民纳入同一种体系,实现享有城乡医保制度福利效应的机会均等,并充分考虑弱势群体不利环境,缩小城乡不同人群医疗消费能力的相对差距,从而真正解决医疗领域的城乡二元分割问题,实现社会公正。统筹城乡医保制度的意义在于:能够降低医疗保险基金风险,减少城乡间重复参保问题,减少国家财政损失,同时降低管理成本,提高医保经办效率,并且有利于劳动者自由流动,促进社会经济发展,加快城镇化进程。我国城乡医保统筹仍处于探索推进阶段,缺乏相应的理论框架,对如何促进城乡平等、如何构建一个实质公平的医疗保障体系等问题还存在一些争论。

第三章　国外医疗保障制度比较

不同国家医疗保障体系从建立到健全，无不与其政治体制、经济发展、文化价值导向、社会变革以及医改历史等息息相关。唯有加强宏观层面顶层设计、做好中观层面公共治理与创新微观层面运行机制，方可使医保改革科学有序。虽然，不同国家或地区拥有不同实践情况，医疗保障制度体系各有特色，但医保核心内涵以及医改主要目标等存在共性，如扩大医保覆盖面、控制医疗费用快速增长以及提高保障待遇等与公民健康权紧密相关的制度核心内容，值得相互学习借鉴。

具体到医保制度来看，首先，从卫生筹资模式来看，主要划分为三种：一是以税收为主要来源，即“贝弗里奇模式”；二是以社会医疗保险为主要来源的模式，即“俾斯麦模式”；三是以商业健康保险为主要来源的模式。其次，从卫生服务供给模式来看，又主要分为三种：一是政府直接提供；二是政府购买服务；三是市场提供服务。综合以上分别按照筹资渠道和医疗服务供给方式，医疗保险制度主要可以划分为三类：第一类是国家医疗服务模式（National Health Services，NHS），指政府依托税收等工具筹集医保基金，医疗服务供给主要依靠公立医院进行。第二类是社会医疗保险模式（Social Health Insurance，SHI），指由政府、社会与个人共同出资构成非营利性医保基金，医疗服务体系中，公立医院和非营利性私立医院作为主体，共同参与提供多样化的医疗产品与服务。第三类是混合型医疗保险模式，私人商业医疗保险成为主要参与者，如雇主为雇员购买的营利性商业医疗保险或个体自由选择参加不同医疗保险，医疗服务主要由数量众多的私立医院提供。

通过对不同模式下典型国家医疗保障制度进行分析，并以问题为导向对其所采取的相关政策及实施效果予以梳理，结合我国国情及不同地区统筹城乡医疗保障制度的相关实践，通过对国外不同医疗保障制度模式进行比较分析，为我国医疗保障制度改革提供参考。

一、国家医疗服务模式

国家医疗保险也是我们所熟悉的全民医保模式，又称“贝弗里奇模式”。1942 年英国《社会保险与联合服务》中首次提到该概念，虽然目前我国也常提及全民医保，但该模式与我们所提倡的全民医保不同之处主要在于：① 该保险模式覆盖全体国民，与个人收入无关，本国的全体公民可以享受到包括预防保健、疾病诊治和护理等免费医疗服务，国民福利待遇较为公平。② 政府能够直接控制医疗服务并对患者和医疗机构、医疗人员进行支付，因此实行国家医疗保险的政府部门可以直接参与服务的计划分配和管理。③ 政府税收是该类保险筹资的主要来源，公民在纳税之后，通过资金的再分配，以国家财政预算的方式分配给各级医疗机构，所以以全民医保作为其基本医疗保险模式的国家往往是通过政府直接组建医疗机构。在世界范围内西欧的英国以及北欧国家大都采取这种医保模式（范雅婷，2008）。

这种形式的优点主要在于：① 政府根据资金的分配来控制医疗费用，能够有效地使卫生资源得到充分利用，减少卫生资源的浪费。② 给全体公民提供免费医疗服务，能够大大提高医疗保险的公平性和福利性。但是这种形式的医疗保险也存在一定的不足，如医疗服务的计划性太高容易导致政府的医疗支出成倍增长、待诊时间过长以及医疗质量不高等问题。

（一）英国

（1）医保制度的起源

英国医疗保障制度的建立与其经济社会的发展密切相关。英国是一个西欧国家，总人口 6 094 万，其中 90%居住在城市。英国是最早进入工业化的国家，工业革命之后，英国国内生产总值位居世界前列，人口不断增加，资金基础雄厚，英国人民对医疗服务的需求也越来越大。当时英国社会的医疗机构无法满足公共的医疗需求，随着英国各项社会事业迅速发展，出现了以慈善捐款为基础的自愿医院。自愿医院不断发展，在英国医疗服务中所占比重也越来越大，逐步成为英国传统社会中最重要的部门，同时也出现了一部分给特定阶层与特定疾病的患者提供医疗服务的专科医院。

为了满足人民日益增长的医疗需求，1834年《新济贫法》的出现标志着英国公共医院的建立，各地医院由地方政府主管其财政支出，由地方税收承担医院的各项费用（李文慧，2018）。随着医疗技术的进步，医疗成本的不断上涨，英国的自愿医院与专科医院濒临破产，由免费治疗逐渐转变成向患者收费，甚至有些私营专科医院由于资金问题开始拒绝为病人治疗。英国的医疗体系存在着严重的地区和阶级之间的不平等。英国的医生地区分布不再取决于医疗需求而取决于生活条件，很多医生更愿意生活在经济发达的城市，导致英国的医生资源严重不均衡。

（2）医保制度的发展

富裕阶级和极少数人能够获取所需的医疗资源，大多数人难以获得医疗服务利用的机会，医疗覆盖面窄使得英国的医疗卫生改革迫在眉睫。英国开始建立医疗保险制度，希望以此解决医疗服务需求高和供给不足的局面。1911年英国建立了国民健康保险制度。该制度主要针对无法获得医疗服务的工人阶级。虽然该制度在一定程度上能够解决工人阶级的医疗问题，但是大量非劳动群体依然被排斥在医疗保险之外无法得到医疗服务，而且参保人群只能获得有限的医疗服务，医疗服务类型并未得到显著改善。

为了再次提高医疗服务的覆盖面和健全医疗保障的范围，1946年英国颁布《国民健康服务法》，法律规定无论劳动者还是非劳动者，免费医疗服务向全体国民提供。20世纪50年代，英国开始建设社区医疗卫生服务。英国的国家卫生服务体制（National Health System，NHS）实施，主要依据1975年通过的《社会保障法》和1986年颁布的《国民保健制度》（王雁菊等，2007），该制度的目标为：给全体英国国民提供免费医疗服务。英国医疗卫生服务提供主要依托公立医院以及数量众多的全科医生。英国政府建立三级医疗机构，患者必须在一级基本护理机构接受治疗，再转诊到地区医院，最后转诊到三级医疗机构。在三级医疗机构进行就诊的患者一般患有较为严重的疾病，一级和二级医疗机构无法满足患者需求，或者患者的情况较为紧急，会转诊到公立医院，由国家财政提供经费（顾海等，2007）。

(3) 存在问题

NHS扩大了英国医疗服务的覆盖面，很大程度上解决了英国贫困人口看病难问题，但是由于其监督机制的不健全，同时缺乏市场机制的高效率，NHS也存在一定的资源浪费。在该体系下，英国公立医院经济效益较低，庞大的医疗体系耗费大量资金，以致占用原本应该用在病人身上的经费。

(4) 改革措施

1999年《健康法案》助推医疗改革，进一步提升服务效率。2000年以后英国对这种政府全包的体制作出一些改进，允许私立医院进入医疗服务市场，同时吸引私人资本进入医疗投资项目。作为NHS的补充，私营医疗服务主要面向那些高收入与高要求人群。遍布全国的全科医生则主要为那些急诊和病情较轻的患者提供医疗保健服务。英国卫生保健制度在卫生筹资、服务提供方式及管理模式等方面具有显著的提升。另一方面英国实施内部市场机制，《健康与社会保健法案》(The Health and Social Care Bill 2010—2011)的颁布，标志着内部市场机制医改的第一步。从全科医生基金持有者(GP Fundholders)到初级卫生保健信托机构(Primary Care Trusts, PCTs)，再到全科医生联盟(GP consortia)，都是英国的卫生体制计划调节的模式措施(顾昕，2011)。这次改革后NHS能合理利用卫生资源，降低卫生总费用，提高整体医疗市场运行效率。政府采取预决算制度，严格把控大型仪器等设备采购，期望减轻政府医疗财政负担。英国医疗保健支出只占GDP比例在10%上下，较美国的14%占比表现出较好的费用控制水平(侯立平，2006)。

综上，NHS在不断围绕如何提供经济、可及性及高质的卫生服务而不断努力。如降低卫生管理成本，调整结构与提高服务能力等措施。此外，把竞争引入医疗卫生服务体系中去，采取更多有效措施对医疗机构、医护质量进行监控和检测，以提高英国医疗服务的质量和效率。

(二) 瑞典

(1) 医保制度的起源

瑞典属于北欧国家，人口老龄化程度高，60岁以上人口占总人口20%左右，全国各省人口密度相差较大(吴妮娜等，2007)。在工业革命之前瑞典政府没有建立医院，瑞典的医疗主要依靠教会和社会团体进行医疗救助，1862 年瑞典规定地方政府可以以教育、济贫等目的征税，有责任实施医疗关怀。1891 年，瑞典政府开始资助自愿健康保险团体，并逐渐扩大资助范围。第一次世界大战之前，瑞典医疗保障体系初步建立（陈维佳，2011）。战后依靠经济发展良好势头，在执政党“福利政策”推动下，采取高额累进税率的征税制度，不断拓展福利涵盖范围，全面开展包含保险、失业、养老以及救助等一系列的福利政策。1946 年瑞典开始建立全国性的医疗健康保险，瑞典建立的强制医保制度规定 16 岁以上公民必须参加健康保险，患者不仅可以报销诊疗费用，而且可以获得一定的现金补贴。

（2）医保制度的发展

与英国的 NHS 相似，瑞典的医疗保险也面临着一系列发展问题。20 世纪 80 年代，瑞典出现卫生医疗服务质量下降、经费短缺、医务人员规模臃肿、医药产业不景气和失业率提高等严重危机，而此时，医疗卫生费用则不断攀升，引起政府和广大人民的担忧。为此瑞典政府不得不对卫生保健政策进行一些改革，1982 年瑞典颁布《卫生医疗服务法案》明确了瑞典“人人健康，人人平等”的医疗卫生理念（李静，2010），同时明确了法典中所指的平等不是医疗服务利用的平等而是指医疗可及性的平等，明确了医疗保险的筹资渠道由中央财政逐渐向地方转移，最终形成了以省级管理为核心的医疗保障制度。

（3）改革举措

瑞典政府从 20 世纪 80 年代开始便一直致力于全面控制医疗卫生成本，采取购买方与提供方相分离的医疗服务方式，并推行医保支付方式改革，通过公共财政的支付方式和处方药管理等措施加以改进，以期影响全体国民的医疗保健行为，进而达到控制医疗卫生支出增长的目标。1983 年，新保险法对私人开业医师进行监管，由政府审核营业执照，同时对医务人员工作量进行核定等措施，全面管控卫生人员供给过剩、卫生资源浪费以及卫生机构不断扩张等不足。1984 年，新的私人健康保险制度实施，激发医务人员的工作积极性，私人开业医师和公立医院均拓宽其服务范围，医疗服务效率得到显著提升。2005 年起，为了提高就诊效率，政府出台政策规定要求患者在就诊当天先行联系社区卫生服务中心。

瑞典是典型福利性质的国家，主张“由于政府和社会资源的有限性，应该将有限的资源有针对性地分配给最需要的人群”。政府一方面通过实施基本社会福利政策来满足广大人群基本需要，另一方面通过设立与工资水平相联系的社会保险政策来满足富裕的资产阶级的更高需求。

（三）印度

（1）医保制度的起源

印度位于亚洲南部，国土面积约 298 万平方公里，人口达到 12.03 亿，贫困人口占总人口的六分之一。由于印度贫富差距大，贫困人口无法得到医疗服务，1949 年印度宪法规定所有国民都享有免费医疗服务（符定莹和兰礼吉，2011）。

（2）医保制度的发展

印度经济从 1991 年实行自由主义经济改革之后才有了明显的增长，目前依然是一个发展中国家。最初印度只建立了一个覆盖面较小的医疗保险制度，1985 年开始推行国家卫生计划，然而受制于资金不足，加之人口众多，人均卫生投入更是偏低，远不能满足国民医疗卫生服务需要，弱势群体更是处于不利位置。2005 年，为了改善农村地区群众的健康绩效，政府加大对农村地区医疗服务设施的投资力度。与此同时，开展“全国农村卫生服务项目（NRHM）”，一方面给予基层政府更大自主权，广泛动员基层人民的积极性，鼓励非政府组织充分发挥积极作用，充分利用资源；另一方面采取多种形式的筹资方式，通过各级政府税收、非税收收益以及社会保险等形式筹资，保障患者利益（沈钰如，2001）。

（3）医保制度的改革

印度政府给公民提供基本医疗保障，在政府体系医院中，患者可以免费得到医生的诊疗。面向贫困线以下地区的人民群众，享有“全国健康优惠基金”提供的免费医疗服务（米红和袁晓航，2012）。此外，印度政府积极推进私立医院的发展，给印度的富人提供更多的医疗保障服务。印度的医疗保障制度确保生活在印度的贫困人口能够获得免费的医疗服务，促进印度社会的稳定和发展，同时利用私立医院的技术水平吸引富人，缓解公立医院的就医压力，保障印度公民的健康。

（四）全民医保模式总结

中国作为发展中国家，建立的是社会主义医疗保障制度，虽然面临的问题与英国、瑞典和印度等国家建立的全民医保制度不同，但是依然面临着医保不公平、医保运行效率不高等问题。综合以上国家的经验，为了改善我国医疗保险的问题，我国应该继续强调政府在医疗资源配置中的主导作用，提倡市场机制在卫生资源配置中的辅助作用。

我国处于构建社会主义和谐社会的新阶段，应当注重经济和社会发展并重，在构建适合我国国情的医疗保障体系的过程中，维护社会公平和正义是走向社会和谐的必由之路。经济工作的基本原则是“效率优先，兼顾公平”，但是卫生事业的发展与经济工作有所区别。我国卫生事业的发展不能仅仅注重效率，医疗卫生的公平关系到每个人的生命质量，也是每个公民的基本人权。无论财富多少，公民都应当享受国家的基本医疗服务，只有公平地给国民提供医疗服务才能提高全体公民的健康水平。因此，公平是我国医疗卫生资源配置需要解决的首要问题。

作为一个发展中国家，目前我国经济发展水平还不够高，无法实现英国和瑞典等国家的全民医保制度，但是我们可以向同为发展中国家的印度学习经验，以保证社会公平为指导理念，首先做到保障全体社会成员的基本医疗需求。目前我国的医保应该不断提高覆盖面，将有限的资源分配到最需要的地方，这就需要政府在主导的过程中承担一定的责任，政府应该尽力对资源的配置进行合理的规划，从而提高卫生资源的可及性和公平性。

为了解决垄断和公费医疗体制所带来的医疗经费不足以及服务能力低下的弊端，英国和瑞典都进一步对本国的医疗制度进行改革，以提高医疗服务效率。为了预防类似情况的发生，我国应该在保证实现社会公平的前提下，建立更加合理的医疗保障制度，坚持政府主导与市场机制相结合，积极利用市场手段提高医疗卫生资源的利用率。我国政府应该在政府主导的基础上，不断提高医疗机构之间的竞争力，从而降低成本，达到医疗资源高效利用的目的。

二、社会医疗保险模式

社会医疗保险模式是指国家通过立法强制实施，将少数群体面临的疾病经济风险通过医疗保险分摊到全部参保群体的医保制度。该模式在缴费方面充分体现了雇主和雇员及政府三个主体责任共担的原则。社会医疗保险模式以其广覆盖、多方筹资为主要优势，体现了风险共担和共济性等原则。社会医疗保险属于多方付费体系，其筹资和给付在不同经办机构中存在较大差异，因而对不同群体而言，享受到的经办服务和保障水平也存在较大差异，致使其存在碎片化的固有缺陷，有损公平和效率（顾昕，2017）。同时囿于年龄结构与就业状况，会面临基金累计结余不足、收不抵支等问题。

多数国家，包括德国、日本和法国等主要实施该种模式（Robinson，2004）。这些国家均陆续调整医保制度，推动本国医保制度的“去碎片化”，可见医保制度的一体化已是必然趋势。通过借鉴社会医疗保险模式国家医保制度及相关政策实施情况，对我国城乡医保统筹提出有益参考。

（一）德国

作为世界上最早实施社会医疗保险制度的国家，1883 年，德国颁布《疾病保险法》，该法案被认为是现代社会医疗保险制度诞生的标志，随后社会医疗保险制度被引入多个国家（Saltman et al.，2004）。经过一个多世纪的发展，德国现行的医保制度包括法定和私人疾病保险体系，其中法定医疗保险占主导地位，其参保人数约占其全部居民的 90%，参保人群包括雇员、大学生、低收入者、失业者和残疾人等。月收入 4 800 欧元（2017 年标准）以下的个人必须参加该险种，其他高收入人群可自行选择法定社会医疗保险之外的社会和私人医疗保险。此外，法定社会医疗保险可在一定情况下覆盖参保者家庭人员，政策适度向低收入人口倾斜（褚福灵，2017；李滔和张帆，2015；于秀伟，2018）。依据投保人所在地区、所属行业和职业，德国共有 250 多家医保经办机构，现行健康保险法是在 1988 年 12 月颁布并修订（褚福灵，2017）。德国的医保缴费设立起付线和保底线，个人按其费用缴纳保险费用，收入不足保底线的个体不用缴费。总体而言，其医保模式被认为是较为成功的范例，许多国家进行效仿学习。但在其医保制度下也存在医疗资源浪费严重、就医成本较高等问题。

(1) 不断扩大医保覆盖面，逐步实现全民医保

从《疾病保险法》的颁布，到《工业伤害保险法》、《老年人与残疾人保障法》和《孤儿寡妇保险法》等多项法案的相继实施与整合，1914 年，德国颁布并实施《帝国保险条例》(RVO)(胡宏伟和邓大松，2008)，并在 1919 年对其进行修订，同年推行农业工人疾病保险基金，不断扩大医疗保险的覆盖范围。1975 年，德国颁布了《社会法典》，该法汇总了多类社会法规，为不同的社会保险制度提供了有力的法律保障(顾海和李佳佳，2013)。

尽管法定医疗保险覆盖大多数人口，但对部分群体，如自由职业者和个体户，并未有法律明确规定强制其必须参加法定医疗保险，到 2007 年，仍有 20 万德国居民未参保(占总人口 0.2%)。若企业雇员失业或成为个体户后未缴纳保险费用，疾病基金会无法再为其提供保险(蔡江南，2016)。为实现全民医保，扩大医保覆盖范围，2007 年，德国颁布《法定医疗保险强化竞争法》，在 2004 年改革的基础上进行扩展，进一步引入风险补偿机制，提高经办效率，改善服务质量。首先，该法要求之前未参加医疗保险的公民必须根据实际情况选择参保法定或私人医疗保险，并扩大医保目录，在其中增加新的医疗服务形式。值得注意的是，考虑到患者因收入禀赋约束无力承担医疗费用的问题，法定医疗保险缴费比例按照居民收入情况进行设定。对于领取失业救济和无收入者，其保费由联邦劳动机构或福利机构予以支付。此外，对于过去参保私人保险但现在无力支付保费的个体而言，通过相关证明可减免一半保费或由福利机构帮忙支付。

(2) 允许参保自选和引入“RSC”，解决医保管理碎片化

在 1975 年，德国医疗保险已涵盖超过 90%以上的居民，但不同险种间参保人群的生活方式、疾病风险和医疗费用等存在较大差异，致使不同险种缴费和补偿水平差异也较大。医保碎片化带来的差别待遇加剧了不同参保者之间的不公平感。另一方面，老龄化程度不断加深，使整个国家面临着医疗支出持续上涨的压力。与此同时，基金运行效率较低也无法有效应对医疗支出上涨等挑战(何子英等，2017)，德国在上述背景下从 1992 年起进行了一系列医疗卫生领域的改革。

由于不同医保经办机构间存在管理分割，致使其缺乏合作，运行效率较低，在此背景下，德国于 1992 年颁布《医疗保险结构改革法》，从 1993 年 1 月 1 日起予以实行，对原有医疗保险体系进行重组。1994 年德国政府提出“风险结构补偿机制(RSC)”，按照收入、年龄和性别的平均支出为基础设计风险补偿，利用风险调整公式(RSA)平衡不同医保基金风险，平衡因居民自由选择投保基金会带来的风险差异。1996 年《法定医疗保险重构法》予以颁布，使参保人员得以自由选择投保基金，也明确要求医保机构不得拒绝符合条件居民的参保申请，引入“有管理的竞争”，即不同基金在法律约束下就补充项目和价格开展竞争，吸引更多参保者以扩大基金规模，提高基金的稳定性和运行效率，并改善经办服务质量(何子英等，2017)。

医保经办机构间的竞争最终导致部分医保机构停止经营，这些医保机构或因经营不善而关闭，或因风险调整公式使其没有良好竞争优势。改革后医保经办机构大量减少，实现降本增效，同时基金池扩大，基金可调剂范围和抵御风险能力得到有效提高(Gotze, 2016)。同时，医保基金在公共卫生和疾病预防方面也投入大量支持，有利于预防保健和健康教育的实施，进一步改善居民健康水平，降低疾病经济负担。此外，允许居民自由选择基金会和风险结构补偿机制促进了不同基金会间参保会员的流动，并缩小不同医保基金会间缴费率的差异。同时自由选择基金使健康状况相对较差的居民选择费用低的基金，因此使基金面临较高风险(蔡江南，2016)。

(3) 改革医保支付方式，控制医疗费用过快增长

2003 年，为了应对医疗费用快速增长等问题，政府出台了改革方案。决定从 2004 年起开始强制实施按病种付费制度(DRGs)，通过提高住院医疗服务成本控制医疗费用上涨。2004 年起，德国开始实施《法定医疗保险现代化法》，通过采取一系列措施，如医疗保险支付项目变革，成立检验中心对药品有效性及价格方面进行检验和管控，同时将市场竞争机制引入医疗保险经办中，其目的在于有效提高医保经办效率并改善服务质量。

(4) 法定医疗保险缴费比例统一和下调

2007 年颁布的《法定医疗保险强化竞争法》同时要求建立全国性的医疗基金，由政府厘定统一缴费率，对法定医疗保险进行统一管理。医保机构按参保人数从

医疗基金中领取保费，然后按照参保人性别、年龄等因素在不同法定医保经办机构间运用资金平衡风险。根据需要医保机构可在此基础上对参保人收取额外保费，若基金盈余，可向参保人返还一定保费。法定的医保经办机构可自行设定保险费用协议和相关补偿待遇、额外支付和返还标准。该法还要求改革私人医保机构，要求其提供缴费标准以及类似于法定医疗保险的参保条件。这次医疗改革力度空前，被认为一定程度上改变了“俾斯麦模式”(徐清，2018)。

2011 年，德国再次实施医改，对法定医疗保险缴费比例予以统一。缴费比例为 15.5%，其中雇员和雇主分别缴纳 8.2%和 7.3%。这之后医疗支出上涨所需基金不再通过上调缴费比例筹资，而是通过参保者缴纳额外保费进行筹资(丁纯和李君扬，2012)。此外，通过附加费用进行重新设定，引入社会补贴金并对低收入人群给予特定补偿，以减轻其因患病所面临的经济负担。

2013 年，默克尔第三次任总理，在改善医疗质量和提高偏远地区医疗服务能力方面进行医疗改革。2014 年，德国政府通过《进一步发展法定医疗保险资金结构与质量法》，规定从 2015 年起，法定医疗保险的平均缴费比例下调至 14.6%，对于就业人群，雇主与雇员各承担一半，对于养老金领取者，个体和养老保险基金各承担一半。

(二) 日本

日本医保制度管理形式先借鉴德国，第二次世界大战后引入美国的一些做法。随着经济、社会、政治和文化等环境的变化，日本制定了一系列的医疗卫生相关立法和政策，形成与其国情相适应的医疗保障制度。日本当前的社会医疗保险主要包括以下三类：① 雇员健康保险，参保对象涵盖企业员工及其家属，在医疗保障体系中占据主导地位；② 国民健康保险，参保对象主要涵盖未参保雇员健康保险的农村居民、雇员、个体户和离退休人员；③ 共济组合保险，由于日本国情的特殊性，设置了涵盖船员和公务员的共济组合保险(任静等，2012)。在不同阶段通过采取不同医保制度，并实施相关医改政策，解决医疗保障效率与公平等方面的问题。

(1) 从部分覆盖到全民医保

日本于 1916 年颁布《工场法》，规定规模超过 15 人的工厂必须支付雇员的医疗费用。随后于 1922 年颁布《健康保险法》,原有规模要求降低至 10 人,明确建立了参保群体涵盖雇员的医保制度。但由于受到地震影响,该法在 1927 年 7 月 1 日起才开始实施(赵立新,2008)。1934 年健康保险参保范围进一步扩大,参保群体涵盖了 5 名员工以上的私营企业。1938 年,日本颁布《国民健康保险法》,该法提出包括农村居民在内的雇员、个体经营者和离退休人员可自愿加入医疗保险(任静等,2012)。1959 年,日本颁布并实施了新的《国民健康保险法》,要求农村居民加入医疗保险,明确强制执行医疗保险制度立法(李巧莎,2007)。

(2) 通过调整医保偿付比例,改革经办机构推进医保一体化

1961 年,日本修改了《国民健康保险法》,建立了"全民皆保险"的医保制度。但由于经办机构较多,缴费率和基金管理方面存在显著差异,带来了管理分割与医保制度公平性缺失等问题。为了实现医保制度一体化,日本政府通过多次改革调整医疗保障制度。1984 年,日本修订了《健康保险法》,将雇员的保险补偿额度从 100%下调至 80%,对过高的医保给付额度进行调整(赵永生,2009)。1988 年,日本对《国民健康保险法》进行修订,并建立了医保基金财政调剂制度,其具体做法是通过从各市町村抽取医疗总费用的 10%建立医保调剂基金,用以平衡基金风险和财务负担(方乐华,1999)。尽管采取较多措施推进医保一体化,但是其实施效果并不明显(赵永生,2009)。

在日本,雇员健康保险由政府直接管理,其他社会医疗保险为属地化管理,缴费和筹资由各经办机构自行设定。在实现全民医保的同时出现医保碎片化的现象,导致医保经办效率较低,影响基金运行效率,有损医疗保险公平性。为解决上述问题,2005 年,《医疗保险制度改革试案》得以颁布,重点围绕制度重组对国民健康保险及其经办机构进行改革。提议国民健康保险进行较高行政层级上的资源整合,从原有市町村范围扩大到都道府县。但由于政府财政权与自治权改革步调不一致等原因,医疗保险改革并不顺利。尽管如此,这次改革促进了医保制度整合,降低了基金运行风险,提高了基金运行效率,推动日本医疗服务均等化。

(3) 给予弱势群体适当倾斜的医保政策

日本在 1959 年实施新的《国民健康保险法》,以家庭为保障单位,除了进一步扩大覆盖范围外,也采取一些措施对弱势群体给予政策倾斜。从 1961 年起,若家

庭互助患结核或精神病，只需负担30%的医疗费用，此后1963和1968年，待遇扩展到家庭其他被保险人和家庭被抚养者。从1975年起，法律规定免除个人部分高额医疗费用。此外，从1963年起日本制定了一系列针对老年人的相关政策，维护和保障老龄人口的医疗服务利用。1963年日本制定《老年人福祉法》，并分别于1972年和1973年对其进行修订和推行，提出70岁以上老年人的医疗费用全部由国家承担。

(4) 结合多种方式控制医疗费用过快增长

但是，老龄化程度的加深和经济衰退，以及医疗技术进步等因素使医疗费用持续增长，医保基金持续入不敷出，面临较高风险(宋金文，2005)。在此背景下日本进行一系列医疗卫生改革，以提高基金运行效率和医疗保障水平。1982年政府制定《老年人保健法》，规定老年患者承担部分医疗费用，并分别于1986年和1991年两次对该法进行修改，确定老年人医疗费用由全体国民共同承担(熊菲，2009)。2002年，政府对《健康保险法》进行修订，要求老年患者从2003年开始支付10%的医疗费用。其后，对老年雇员和高龄患者的自付费用进行了一定调整(顾海和李佳佳，2013)。此外，除了增加政府财政补贴外，日本对支付方式进行改革，试点"诊断群分类"(Diagnosis Procedure Combination, DPC)，实施基于DPC的定额支付与原来基于项目的支付相结合的方式。对医保支付方式进行改革试点后发现，试点医院平均缩短了3%的住院天数，提高了医院病床利用率。但试点医院住院费用相对更高，因此这一支付方式在减少医疗费用方面的作用并未得到充分验证(王川，2013)。

(三) 法国

法国的医疗卫生制度建设源自德国俾斯麦模式，其医疗保障体系的建立和完善也经历了长期的发展过程。由于包括多种组织模式(岳颂东，2000)，涉及多方利益冲突，针对成本控制、管理制度和卫生安全等问题，法国进行了一系列重要变革。这些改革对其缩减医疗费用、扩大医保覆盖范围、提高医疗服务可及性和公平性起到很大作用(陈太新，1998)。经历了半个多世纪的发展和完善，法国医疗保障体系现已覆盖所有国民，此外对医疗价格和医疗保险模式统一确定，实现了不同医疗保险的统筹。

法国现行的医疗保险制度主要包括以下四种类型:① 基本医疗保险制度,其参保对象主要涵盖企业雇员及其家属,是参保人数最多的医保制度,占法国全部人口的85%以上。② 农村医疗保险制度,主要参保对象涵盖农业工人、农业个体经营人员及其家属。③ 自由职业者医疗保险制度,其主要参保对象涵盖商人、艺术家、手工业者等自由职业者。④ 除上述三类外,参保对象为其他特定行业从业人员的医疗保险制度(白澎等,2014)。

(1) 逐步扩大医保覆盖率

1930年4月,法国政府颁布《社会保险法》,其中明确提出达到一定工资水平的工人均可享受医疗保险待遇。1945年12月,政府通过对上述《社会保险法》进行修订,在保留原有行业保险的基础上进一步扩大了医保覆盖率,并制定了医保制度的框架,该法案的颁布标志着法国医保制度的建立。1960年,医保体系覆盖了全部农业就业人员。1966年,医保覆盖范围进一步扩大,涵盖了非农业部门的非工薪人员。1967年,为解决医疗支出不断增多的难题,实施缴费取消最高限额和双轨制缴费。1975年,医疗保险覆盖初次失业的青年失业者,标志法国医保制度覆盖全体国民。1984年,取消双轨制后,医保缴费额又逐渐上升。

(2) 规范医务人员行为

20世纪90年代初期,为了控制成本,提升卫生从业人员素质,提高医保安全标准,1992年,法国政府在价格方面提出具体目标,并在多方领域如生物医学、护理保健和私营医院等设定了封顶线并制定了相应的惩罚措施。1993年,LoiTeulade法案明确界定医务人员和医保二者之间的权责关系。同时1993年1月4日,提出血液和药品医疗安全法案,要求成立血液和药品管理局,对血液和药品的安全使用进行规范。1996年"于贝改革"进一步加强议会作用并建立区域医院管理局,同时在政府和健康保险基金会建立"目标和管理协议",以明确各自职责。此外,该次改革通过设定封顶线来规范医生行为。

为了进一步提高其卫生领域公平性,法国政府又提出了一系列扩大医保覆盖面的措施。1999年提出社会保障资金法案,对于药品费用超过封顶线的制药公司,按照营业额对其进行经济惩罚。同年国家职工保险基金会提出"人人享有高质量的卫生服务”，降低保险费用，提高服务质量。1997 年至 1998 年，法国政府制定了一系列医院临床规范，以有效管控医疗行为，改善医疗质量。2002 年，法国颁布《患者权利和卫生系统质量法案》，明确要求保障患者权利，对非医务人员过失造成的医疗事故患者进行补偿。同时为进一步提高医疗服务质量出台一系列政策规划（陈颖和杨京，2016；张来虎等，2000；周寿祺，1999）。

(3) 扩大医保覆盖面并向弱势人群倾斜

2000 年起，法国开始实施《全民医疗保险法案》，宣布对于贫穷居民而言，无论其就业状况如何，均可享受到医疗保险福利，提出医保缴费水平与收入挂钩，年收入低于某一特定阈值（起初规定为 6 600 欧元，后上调至 9 020 欧元）的人可免除保费（朱铭来和乔丽丽，2014）。对于在法国停留 3 个月以上的非法居民而言，收入低于某一数额可申请“国家医疗救助（AME）”，至此，法国实现了全民医保。除基本医保外，法国还有 6 500 多个医疗互助保险公司、私营保险机构和互助基金等为居民提供补充保险，以覆盖基本医保不能报销的医疗费用，对于基本医保报销后个人仍然需要负担的费用，补充医疗保险能够对其部分或全部予以报销。

(4) 面临巨额医疗支出，进行医改控制医疗费用

法国的医保制度曾被 WHO 认为是世界上最有效抵御疾病经济风险的制度之一，伴随着药物成本增加、老龄化加剧和失业率上升等问题，其慷慨的医疗保险给财政带来了较大负担，但是由于公众对于缩减医保覆盖面的不满和反抗，医疗改革面临很大阻碍。多数卫生部部长尝试缩减医保支出，但是收效甚微，仅削减了少量原有政府须承担的补贴费用（戴廉和张文燕，2010）。

2004 年，法国引入全科医生制度，通过该制度规定患者在就诊时须首先去全科医生处进行就诊，在一定情况下经医生推荐可转诊到公立医院或其他私立诊所。如果患者首诊选择的并非全科医生，医疗保险报销比例远低于补偿标准。该制度的引入较好地引导了患者分流，有效控制了医疗费用的快速增长。同年进行了 Douste-Blazy 改革，提出规范医疗行为，并对医疗服务质量进行监管和优化，同时增强政府职能作用等一系列措施。改革初期政策实施取得了一定成果，表现在医疗费用上升趋势有所减缓，医疗保险运行管理更加规范化，同时在疾病预防和临床规范方面改善效果也较为明显（人力资源和社会保障部国际合作司，2009）。2009

年，法国总统萨科齐签署了《医院，病人，卫生，地区》的法案，该法案着重削减公立医院成本，并引入私营企业管理模式，旨在提高其运营效率，但由于公立医院和医生的反对，该项建议未能得到很好的实施（戴廉和张文燕，2010）。

法国医保体系基本覆盖了全部国民，避免因经济收入差异而导致参保者无力享受医保的情况，但不同阶层享受到的医疗服务差异巨大，高质量的医疗服务多集中于社会经济地位较高的群体，其医疗服务及健康不平等存在较大差异（蔡江南，2016）。

（四）社会医疗保险制度模式对我国的启示

从上述各个实施社会医疗保险制度的典型国家可以看出，各国均首先在就业人群中推行医保，而后再逐步囊括其他人群。直到20世纪末，共有27个实施社会医疗保险制度的国家实现全民医保，从时间维度考量，各国从实施社会医疗保险到最终实现全民医保花费时间各不相同，如德国经历了127年，而韩国用了26年（Carrin and James，2005）。实现全民医保后，各国逐步采取各种措施处理医保碎片化，使医保制度逐步走向一体化。总体而言，各国医保制度的实施和改革对我国医保制度的建立和完善具有如下启示。

（1）加快医疗保险立法

可以看出，其他诸如德国和日本等实施社会医保制度模式的国家，在医疗保险及卫生相关方面的立法较为全面。医疗保险相关法律和政策文件的出台为医保制度的建设和完善提供法律和制度层面的保障。立法能够明确医保参与各方主体间的权责分配，为医保制度的实施提供有力支持。

党的十八届四中全会指出，加快基本医疗卫生法立法脚步，除规范卫生事业发展过程中根本性原则性的问题外，也需要将地区实践行之有效的经验和制度上升为法律，可见对于医疗卫生领域的立法已达成基本共识，但医疗保险立法进程亟须加快，相关法律法规亟须完善。

（2）加大政府投入，明确政府责任

结合国外实施经验和我国具体国情，通过全民医保方式来提高医疗服务可及性，其可行性更高。我国固有的户籍制度和城乡二元结构，使不同群体面临不同的医保制度，也因而面临不同的资源约束和对应的权利；统筹城乡医保制度的实施将原有基本医保制度进行整合，使城乡居民享受到公平的医保补偿待遇和相对同质的医疗卫生服务。通过国外医保一体化的具体实践可以看出，经济的快速发展带来了政府收入的增长，而如果没有政府财政大力支持，无法实现医保制度的较大突破，各国政府财政投入在其逐步扩大医保覆盖率和提高医保公平性方面均起到十分重要的作用（Kwon，2008；宋金文，2005）。因此，实施统筹城乡医保制度需要政府有足够的财政支持作为保障，进而为城乡同等需要患者提供更为同质化的医疗卫生服务。

（3）在医疗费用管控方面充分发挥政府与市场二者的双重作用

如何有效管控医疗费用并防止其过快增长是世界各国均面临的难题。结合国外改革和发展经验，从供方角度而言，美国支付方式较为复杂且具有多样性，在控制医疗费用方面较为有效。从需方角度而言，英国和日本在缴费和补偿方面各有优势。为了充分发挥医疗费用管控效果，需要强化政府监管并引入市场竞争机制，以合理和有效地控制医疗费用不合理增长（徐伟，2010）。

社会医疗保险制度国家不断引入市场机制，通过多种形式鼓励医保经办和医疗服务中的市场竞争，进而提高医保基金使用效率。同时，该种模式下强调发挥政府的干预作用，发挥政府的主导作用能够维护市场机制更有效地运行，在提高基金运行效率的同时兼顾医疗保险公平性，发挥二者相辅相成的作用（赵斌，2016；郑功成，2008）。

（4）立足于国情，逐步完善医疗保障制度

医保制度的制定和具体实施无法跳脱出社会现实，纵观各国医保制度的发展历程和具体实践，可以看出，各国每一次医疗卫生领域法律法规的出台及医疗改革的实施都是立足于各国国情，结合经济社会发展现状作出的理性决策。社会医疗保险模式下各国均经历了漫长的发展阶段，从最初覆盖城市雇员到非正式从业人员，再到农业就业人员，最终到农民，使医疗保险覆盖全体国民。总而言之，医疗保障制度从建立到统筹安排需要经历一个相对漫长曲折的过程。

作为发展中国家，在建立和完善我国医疗保障制度的道路上，需要结合我国实际，在不断提高覆盖范围的基础上，逐步提高医疗保险保障水平。在经济发展的基础上通过统筹城乡医保制度等政策，进一步完善不同群体间医疗保险享有的公平性，促进医保制度内在效率的提高，进而保证其良好运行。

虽然我国目前已建立覆盖全体居民的基本医疗保障体系，并且已基本实现全覆盖，但城乡医保制度分割运行，且不同险种之间筹资和补偿存在较大差异。对城乡医保制度进行统筹，能够提高城乡居民医疗保障的公平性。但是囿于我国城乡和地区间经济发展的不平衡，城乡医保制度的统筹需要循序渐进，在明确制度目标的前提下，立足经济发展，同时建立相应配套制度，逐步推进城乡医保制度的统筹。

三、混合型医疗保险模式

美国医疗保障制度表现为典型的混合型模式，其中政府主导的公共医疗保险和私人医疗保险构成医疗保障体系的主体。医保覆盖人群数量的统计资料显示，参加私营医疗保险人数多于参保公共医疗保险人数，呈现出私营为主、公共为辅的特征。其中，公共医疗保险主要由 1965 年设立的老年和残障健康保险（Medicare）和联邦政府对各州的医疗援助资助（Medicaid）构成，其他公共健康保险还包括为特定人群设立的保险，如中低收入家庭儿童健康保险项目（CHIP）、现役和退伍军人及其家属等为参保受益人群的医疗保险，以及为印第安人和监狱犯人特别安排的健康保险等。其中，Medicare 服务对象为 65 岁以上的老年人和符合一定条件的 65 岁及以下的伤残人或晚期肾病患者，收入不再成为阻碍其申请参加 Medicare 的限制条件，该保险采纳按月付费、设置预付额（Deductible）和共付保险（Coinsurance）等规定。Medicaid 覆盖范围主要为低收入困难人群，享受免费医疗服务。对于那些同时享有 Medicare 和 Medicaid 双保险条件的老人或残疾人，看医生、住院或住老人院可享受费用全免的待遇。

私人医疗保险按照营利性质又分为非营利和营利性商业保险。前者主要包括以 20 世纪 30 年代建立的“双蓝”计划，即“蓝十字”（Blue Cross）计划和“蓝盾”（Blue Shield）计划为代表的非营利性私人健康保险公司。营利性质的商保出现可追溯至 20 世纪初期，主要参保对象包括雇主和个人，已经成为美国参保人数最多的医疗保险。私人医疗保险主要包括 PPO（Preferred Provider Organization）和 HMO（Health Maintenance Organization）。PPO 允许患者自由择医，不用家庭医生（primary-care physician，PCP）转诊，不足是保费较贵，有预付额（Deductible）和共付保险(Co-insurance)。HMO规定病人看病就医过程中需要严格按照转诊程序,需要先征求所属家庭医生批准,但便宜的保费、较低的挂号费以及没有设置共付保险等措施较好地降低了患者疾病经济负担。

(一) 以时间为序的医保制度发展进程

纵观美国关于医改的历史,从公私属性来看,大体分为先私有、后公有、再混合制(公私双轨制)三个阶段。早在1912年,西奥多·罗斯福(Theodore Roosevelt)总统执政时便提出"全民医疗保险"主张,至今已逾百年,按照医保改革的时间先后顺序,又可概括为以下几个阶段。

(1) 预先付费方式的医疗保险产生和发展阶段

19世纪30年代到20世纪30年代为私营医疗保险产生和缓慢发展期,贫困病人多数前往医院寻求医疗救助,而高收入者则常选择在家中接受治疗。预付保险金的医保计划于1929年率先被提出并得以实施。20世纪30年代,经济大萧条期间,"双蓝"计划得以先后提出并付诸实践,"蓝十字"计划为预付费计划,主要为长期住院和特需医疗服务患者支付医疗费用。"蓝盾"计划则指另外一种预付费计划,主要服务对象为医生群体,尤其是从事外科手术的医务人员。"双蓝"定位为私人、非营利性机构,面向社区制定统一费率,与社会保险性质类似,为美国早期医疗保险制度的主要形式。1935年,美国政府决定对社会福利事业投入更多的精力,放弃秉持的不干预理念,在此背景下,《社会保障法》得以颁布。

(2) 以商业医疗保险为主体的发展阶段

为解决第二次世界大战造成的国内劳动力短缺问题,雇主医疗保险创造性产生。20世纪30年代至60年代,私营医疗保险快速发展。第二次世界大战期间,战时需要、大量成年人参军,导致劳动力市场供给出现不足,加之美国政府为防止通货膨胀,采取控制物价和工资水平等措施,更加剧了雇主招工难题,迫使雇主想出增设福利待遇的方式吸引员工,为员工提供享受税收优惠的医疗保险不失为一种聪明的选择。"二战"后,美国最高法把包含医疗保险在内的雇员福利纳入劳动合同法,确立了健康保险事业发展的法律基础。与此同时,私人医疗保险得以快速发展。但是,商保采取的营利模式给非营利模式组织带来冲击。由于商保公司主要通过较低的保费吸引更多的健康人群参加其保险；或鼓励企业以团购方式购买商业保险，同样享受较低保费；此外由于人们购买医疗保险普遍存在的逆向选择行为，竞争迫使非营利保险组织调整措施，改变面向整个社区的统一保险费率政策。这种医疗保险制度市场化改革的做法，弊端逐渐显现，主要表现为穷人与老人等高医疗需要人群常常被私人商业保险公司排斥在参保范围之外，弱势群体在公平享有医疗保险面前处境越加不利。针对上述市场化健康保险存在不足，社会呼吁强制性社会保险出现。

（3）以公共医疗保险为主体，国家医疗保险计划建立和发展阶段

该阶段为以解决老年人、低收入人群等特殊人群医疗保障进而建立 Medicare 和 Medicare 的"双 M"阶段。1965 年，约翰逊总统执政，政府开始全面干预医疗保障事务，Medicare 和 Medicaid 先后设立。前者主要为 65 岁以上老人提供医保，后者主要解决贫困人群医疗保障。至此，美国基本形成以"双 M"为代表的公共医疗保险体系、以"双蓝"计划为典型的私人非营利性医疗保险，以及以雇主团体和个人自主购买的私立营利性商业健康保险为主体的混合型医疗保险体系。但随之产生的高医疗支出、高财政负担和低保障覆盖范围共存的现象给混合型医保体系带来挑战。

（4）以控费、减负和扩面为努力方向，健全优化医保制度阶段

该阶段的重点改革任务是扩大医保覆盖面和控制医疗费用。20 世纪 70 年代，尼克松上台执政，经济呈现出高通货膨胀率和高失业率并存的"滞胀"局面，医疗费用增长快速。在此期间，《社会保障法》修正案得以通过，决定把残疾老年人群和肾病患者纳入 Medicare 覆盖范围。此后，医疗保障制度改革方向重点从扩面转向控费。20 世纪 80 年代，里根执政时期，医保实施预算支付制度，限制医疗支出，以期缓解联邦医疗费用负担。但此时期，美国财政危机加重，人口老龄化程度进一步加深，医疗费用负担同时影响政府和家庭。20 世纪 90 年代，克林顿主政，由希拉里负责起草医改方案、于 1993 年出台的《健康保障法案》虽遭否定，但调整后的方案促使成立州儿童健康保险计划（CHIP）。

2010 年，奥巴马总统签署了《病人保护与可负担医疗法案》（Patient Protection and Affordable Care Act，PPACA），又称《平价医疗法案》。该法案提出实现全民

医保美好愿景，通过进一步扩大医保覆盖范围，让高质量且低成本的医疗保险覆盖那些没有医保的人群，为已有医保但保障不充分的人员提供更加稳定和安全的医疗保险，全面降低不断快速上涨的医疗费用。主要措施概括为以下几点：首先，扩大医保覆盖面，包括扩大 Medicaid 覆盖范围，通过给予低收入人群政府补贴，助推其选择参加医疗保险。其次，改革医疗保险市场，包括规范医保市场和严格业务规制，以州为基础设立保险交易网络平台和鼓励竞争，加强政府在医疗事务中的责任分担。最后，控制医疗费用，具体措施包括提高商保公司保险经费使用透明度，改革医疗保险支付方式，基于价值导向购买医疗服务，提高医疗供给者的服务能力，降低医疗事故发生率和再入院率，打击医保欺诈和滥用医保基金等行为，加强全体人群的预防保健意识。中国学者普遍认为，奥巴马医改虽为超过 2 000 万底层群众赢得医保，但仍未能有效降低医疗费用支出（李俊和李重，2018）。此外，个人保费负担越来越重。

特朗普政府于 2017 年出台《美国医疗法案》（American Health Care Act），以期为联邦财政减负。《美国医疗法案》的代表性法案《优化医疗重整法案》（Better Care Reconciliation Act）主要内容为：一是取消 Medicaid 扩大方案，二是撤销个人强制购买健康保险方案，三是削减面向富人征收的医保税收。但是所提法案未能最终通过表决。

（二）以问题为导向的医保制度分析

纵观美国医疗保障制度发展历程，在总结回顾医疗改革和发展成果同时，存在的问题亦不容忽视。张维（2016）认为美国医疗体系绩效低效的典型特征为医疗花费高、医保覆盖率低和健康指标差。本书把美国医疗保障体制的典型特征概括为：私有化程度高，医疗费用支出长期居高不下且增长快速，医疗支出增速高于人均收入增速，医保体系健康绩效差。具体来看：

（1）医保覆盖率较低，全民医保尚未实现

医保覆盖范围从无到有、由低到高大致经历如下历史时期：从以补偿供给方医院和医生为主的预先付费方式的“双蓝”计划，到以主要吸纳健康人群参保的私营医疗保险，再到以覆盖老年人和低收入等人群的“双 M”计划、把老年残疾和肾病患者纳入 Medicare 覆盖范围、面向儿童的州儿童健康保险计划(CHIP)等保障弱势群体的医疗保险，最后到《平价医疗法案》通过个人强制保险和企业强制保险，进而进一步扩大原有医保覆盖范围，让更多的人参加医疗保险。然而，截至目前全民医保目标仍未实现。

美国难以实现全民医保原因概括为：首先，利益集团制约，美国医保体系是由私人商业保险占据主导地位。商业保险以盈利为目的，对参保人群进行筛选，那些患有遗传性疾病以及疑难杂症等人群往往被排除在商业保险覆盖范围之外。其次，传统价值理念根深蒂固，美国是个极力推崇个人自由主义价值观的国度，一直提倡“小政府、大社会”的理念，认为政府对社会与私人活动干预越少越好。而全民医保主张政府在医疗保障体系中发挥越来越重要的角色，这势必会削弱市场在原先医疗保障体制中作用的发挥，从而与美国自由主义传统价值观相背离。再次，政府财政支出约束，不断上升的医疗支出已经给予美国财政巨大压力，实现全民医保无疑会加大政府财政投入，这对美国不断增加的政府财政赤字提出巨大挑战。最后，政治势力左右，共和党与民主党对待医保制度改革常持不同态度，民主党对改革持积极态度，而共和党常持保守态度。

(2) 医疗保健费用支出最多的国家

美国的医疗费用支出总数、人均及其占 GDP 比重均位居世界首位，年均增长速度长期高于国民生产总值的年均增长速度，突出表现为基数大和增速快。自 Medicare 和 Medicaid 设立以来，美国医疗费用支出呈现出螺旋式快速增长态势，20 世纪 70 年代，尼克松执政时期，医保体制改革工作重点从扩大覆盖率转向控制费用。

美国医疗开支为何如此之高？首先，医疗方面，医疗技术不断革新不但没能有效降低患者的疾病经济负担，反而使得医疗成本不断提高；其次，医保方面，过多依赖私人医疗保险，数量较多的保险公司对医疗服务购买的谈判能力较弱，控制医疗供给方诱导需求等行为力度不够，导致不合理费用产生；最后，医药方面，竞争性市场下药品价格不降反升，增加患者用药负担，推高医疗费用支出。

(3) 医疗水平高，但健康绩效较差

美国不但卫生支出高，医疗技术水平亦是全球领先，但人均预期寿命和婴儿死亡率在发达国家中排名靠后，健康绩效与卫生保健投入不匹配。

为何高投入没能带来高健康产出？笔者认为有以下一些原因：医保上，覆盖不完全，大量没参保人群的健康水平拉低了整体健康水平。医疗上，医院以私立医院为主体，以营利为目标，医生自由行医，利润导向，存在诱导需求、重复浪费等现象。医药方面，药品价格由市场调节，企业自主定价，而药品需求价格弹性较低，导致医疗价格不断增高。公共卫生上，疾病预防重视不够，健康管理能力不足，健康生活方式有待改善，长期护理服务等不到位。如此种种，均可能造成健康绩效不理想。

（三）混合型医疗保险模式总结

作为混合型医疗保障体系的典型国家，美国医保体系尝试结合政府与市场，实现优势互补。一方面，政府出于社会人文关怀，需要满足弱势群体健康保障，给予其扶持和帮助，如老年人、低收入、终生残疾人群和其他特定人群的医疗保障；另一方面，面临财政资源的有限性，政府又需要充分发挥市场在资源配置方面的高效表现，以期实现公平性与效率性兼得，实现医疗保障制度的健康可持续发展。

但与此同时，美国医疗保障体系同样存在部分弊端：首先，医疗保健费用长期高企并增长快速。医疗支出无论总量还是人均都位居世界第一，不仅给政府财政带来巨大压力，同时也给家庭带来较大经济负担。其次，医保覆盖面仍旧不高。以营利为目标的商业保险公司，在吸纳参保人群时存在选择行为，健康富有人群成为其主要客户，而把健康状况差、低收入人群排除在外，中低收入人群享受高质量医疗服务处于不利地位。最后，健康绩效表现不理想。为何消耗如此多的医疗资源，却换不回来与之匹配的健康水平改善？这的确值得深思。

让我们综合政治、经济、文化与社会因素分析美国医疗保障改革。政治方面，美国实行联邦制，由联邦和州、市、镇等各级政府构成，实行三权分立，由司法、行政和国会组成，国会由民主党和共和党竞选执政。民主党和共和党执政理念有别，一直以来，民主党提倡全民医保，视医疗为公民的权利，政府为每一位公民提供医疗保障是其职责所在。而共和党主张个体自由选择，视是否购买医疗保险为公民自身责任，政府不应干预。从经济环境来看，作为世界上市场经济功能发挥最为淋漓尽致的国家之一，竞争性的市场经济在资源配置效率和保障商品与服务质量方面具有独特优势。经济发展水平与医疗保险制度改革紧密相关，回顾美国经济发展历史，主要经历以下几次重要时期。“二战”期间，劳动力供给不足推动雇主健康保险建立。20世纪30年代，经济大萧条，罗斯福实施新政，社会保障法应运而生，可惜的是为了通过《社会保障法》，医疗保障被从中拿掉。20世纪70年代，美国经济出现“滞胀”，引发医疗费用快速上涨，医改工作重点从扩大覆盖率转向控制费用。2008年，世界金融危机，国家财政赤字，主要解决医疗费用财政负担与实现全民医保的奥巴马医改法案获得通过。从民族文化方面来看，美国崇尚个人主义和自由至上主义，市场机制环境下的商业保险公司如鱼得水，快速发展，很好地满足了美国公民对医疗保险的多样化需求。最后，落脚到社会层面来看，作为社会保障的重要组成部分之一，医疗保障事关人民健康权、生活质量等人类发展最为基础的部分。随着人口老龄化、疾病谱变化以及人类健康意识增强，这些都为医保制度改革与发展提出新的要求与挑战。

美国医疗保险制度改革紧紧围绕扩大医保覆盖面（扩面）和控制医疗费用负担（控费）这两个重要问题展开。既要努力实现健康保险的全民覆盖与公平享有，又要保障医疗费用支出和增长的可承受与可持续。如何全面、高效、优质和低廉地提供医疗服务成为各个国家或地区长期以来不断努力的方向。

第四章　统筹城乡医保制度相关概念界定

一、机会平等与医疗公平

我国城乡医疗服务领域存在严重的城乡不平等现象，但是统计数据显示的城乡“不平等（inequality）”是否等价于城乡“不公平（inequity）”现象？关于这个问题，我们无法简单地下结论。

在这个问题上，国内现有卫生经济学文献鲜有探讨，而英文卫生经济学文献中，“平等（equality）”与“公平（equity）”这两组词之间有着明确的界限。平等是对现状的一种客观描述，不随价值取向而改变。公平则是一种价值判断，基于不同的哲学思想，会有迥异的判断标准。①

笔者认为应将研究重点聚焦于如何保障城乡居民医疗服务利用上的实质公平，而不是结果上或形式上的城乡平等，仅关注表面的平等可能会对政策制定产生误导。

例如，① 结果平等可能是非效率的。假设城镇居民老龄化率高于农村居民，从而有更多的就医需要，因此产生更多的医疗支出。这种由老龄化率等人口学因素造成的医疗服务利用上的城乡差异，是一种合理的结果，体现了医疗资源的有效配置。政策制定者非但不需要缩小这种不平等，反而应鼓励这种由医疗需要造成的差异。

---

①　在本书中，“公平（equity）”和“平等（equality）”这两个词都有着明确的界限，不可混用。后者仅指数值上的完全相同、相等。

② 结果的平等可能掩盖了实质上的不公平。假设某农村居民患重病需花 1 000元，但由于家境困难或者缺乏有效的医疗保障，只花费了 500 元；而某城镇居民患了小病原本只需 200 元，由于有好的报销政策而支出了 500 元。如果直接从医疗服务利用的结果上来看，会得出城乡平等的结论，然而这种结果上的平等掩盖了真正意义上的不公平。

追求结果的平等，可能既无效率，也无公平（孙祁祥，1993）。[①] 由上面例子可见，造成不平等有两类因素：一类是合理的因素，一类是不合理的因素。这两类因素是完全不同的机制。一项公正的机制，应当鼓励合理因素造成的不平等，而消除不合理因素造成的不平等。这正与约翰・罗默的机会平等理论分析框架相吻合（Roemer，1993；2002；2009）。俞德鹏也曾论证过社会主义平等原则的内涵是机会平等，机会平等代表着一种实质公平（俞德鹏，2001）。因此，从机会平等框架下研究城乡医保统筹制度，更能把握到问题的实质，将会给决策者提供更为有效的信息。

机会平等在当代政策制定时，扮演了极其重要的角色。正如 2005 年世界银行年度发展报告《公平与发展》，开篇就提出了“患何不均”（equality of what?）这个问题（World，2005），并明确给出了答案——世界需要追求的是机会的平等。

此外，机会平等理论在健康经济学中的运用是一种国际上新兴的研究思路（Dias and Jones，2007）。目前在我国卫生领域中，从机会平等视角进行的研究很少。从学术角度而言，健康经济学的机会平等研究同样具有重要的意义。

综上所述，我国医疗卫生领域存在严重的城乡不平等现象，正在推进的医保城乡统筹制度致力于解决这个难题，但理论框架和具体制度设计还在探索当中，因此保障城乡居民充分的机会上的平等才是该制度的焦点，具体通过借助罗默机会平等理论分析框架，将其融入健康经济学框架中，并结合中国具体实践进行分析，以

① 同样，如果将城乡医保统筹政策的目光聚焦在“保障城乡居民同等的报销政策”上，也会产生非实质公平的问题。例如，某城镇居民与农村居民患了同样的病，且报销比均为 50%，农村居民因家庭贫困，舍不得支出 50%的医药费而选择不去就诊，而城镇居民选择去就医。那么实际上，该农村居民缴纳的医保费用，就用在了补偿城镇居民上，因而可能出现“农帮城”、“穷帮富”现象。因此，在研究城乡医疗服务利用差距的问题时，必须从一个迂阔的视角进行分析。

期给政府部门提供有益的政策建议。

然而，在医疗卫生领域，究竟什么才是公平？该用怎样的理论框架去指导这样的公平化进程？在这样的理论框架下，我国医疗不公平现状如何？探明我国医疗不公平之后，城乡医保统筹路径该如何选择？这些重要问题亟待思考。

二、医疗服务的“不平等”与“不公平”

医疗保健的公平性问题引发了诸多领域众多学者从多视角下进行探讨，并仍在经济哲学伦理上存在一定的分歧。但是在对局部指标（partial indicators）的研究中，例如度量由于种族和户籍的不同对医疗差异的影响时，国外卫生（健康）经济学主流学术界对这一问题的界定基本达成共识（Fleurbaey and Schokkaert，2011）。

有关医疗服务利用公平性的研究中，欧美学者通常都基于同一个前提：医疗服务利用的分配应根据需要而不是财富和支付能力。这也是大多数早期经典研究对医疗公平性的界定。例如，Tobin 将医疗保健公平定义为，个体所获得的治疗取决于其身体状况和症状，而不是支付能力（Tobin，1970）。Andersen（1975）认为一个公平的分配应该是“医疗保健总量只高度取决于与需要相关的指标，而独立于收入等与需要无关的因素”。LeGrand 的研究也是始于这一前提，即医疗的获得应该根据需求而非社会经济地位的排序（LeGrand，1978）。Mooney 指出，经济学家们通常认为公平是医疗领域的重要政策目标，公平的优先级高于其他的目标，甚至在与效率的取舍中亦是如此（Mooney，2003）。在诸多有关医疗保健的平等问题的社会正义理论中，医学伦理学家 Gillon 最早总结了这些社会正义理论，并讨论了其在医疗领域的适用性，他认为医疗资源的分配不同于其他资源的分配，“按需分配”的原则得到医生和医疗卫生领域其他工作者的广泛支持（Gillon，1986）。Williams 将公正原则定义为获得医疗保健是每个公民的权力，而不应受财富和收入的影响（Williams，1993）。作为这些研究的补充，又有许多探索健康和医疗保健不平等的研究，他们所关注的是分配不平等的程度，特别是在不同的社会经济组别之间，例如不同收入组间，如 Wagstaff et al.（2001）。

三、医疗服务的“分割”与“差异”

随着对一个群体内部的医疗不公平状况的研究不断深入，越来越多的研究开始关注两个群体间的医疗不公平，并逐渐形成了一块独立的研究领域——医疗群体间分割问题（disparities in health care）[①]。美国医学研究所（Institute of Medicine，IOM）将医疗的分割定义为：除就医需要、个人偏好以及适当的干预等因素外，由于其他因素造成的不同群体之间医疗保健上的“差异（differences）”（IOM，2002）。此后很多研究均沿用了这个理念（Cook et al.，2007；Harman et al.，2004；McGuire et al.，2006；Pollack et al.，2011；Wu et al.，2012）。Cook et al.（2010）将IOM于2002年的表述用一种更为清晰的方式呈现，他们把两群体间医疗服务利用的“差异”分成了三类：① 由不同的就医需要和个体偏好造成的；② 因群体不同导致医保制度、政策法规和社会经济地位有差异而造成的；③ 由歧视造成的。其中①是合理的（legitimate），②和③是不合理的（illegitimate），代表了群体间的“分割”，三部分加总则是“差异”。

结合有关医疗公平的观点，发现医疗群体间“分割”与“不公平”的理念非常接近，实际上“分割”这个概念正是用于度量群体之间的“不公平”。医疗保健群体间“分割”与“不公平”在本质上是一致的，只不过“不公平”这个词多指对同一个群体内的度量，而“分割”一词度量的是不同群体之间。同样，从统计数据上直接反映的群体间不同多用“差异”一词，对应的针对群体内的词多用“不均等”。

国外卫生经济学主流学术界在局部指标研究中，对上述概念的界定基本达成共识，但考虑到国内还没有文献提及这点，甚至有些卫生经济学文献存在着对概念的混用。因此简要归纳一下，如表1-4-1。Fleurbaey and Schokkaert 明确指出，医疗保健利用数据上的不均等并不代表不公平，两个群体之间的差异并不等于群体间分割现象，在讨论不公平和分割之前，必须要对统计数据进行校正（Fleurbaey and Schokkaert，2011）。

---

① 在这个问题上，国外一般研究的是种族间的医疗分割，或者黑人白人间的医疗分割。在概念和研究方法上，这与本书提出的医疗城乡分割基本一致。

表 1-4-1　医疗服务的“分割”与“差异”相关概念界定

	由统计数据直接观测到的部分	去除因需要和偏好因素导致的部分
度量群体间 度量群体内	差异、差距 differences 不均(平)等 inequality	分割 disparities 不公平 inequity
	总的(合理的+不合理的)	不合理的 illegitimate

注:这里两列之间的概念有着严格的区分,但是行与行之间的区分并不重要。因此下文中“差异”、“不均等”代表同一个意思;而“分割”、“不公平”、“不合理”代表同一个意思,不做严格区分,根据汉语语言习惯交替使用。

四、医保经济绩效

指医疗保障对患者的疾病负担进行一定的收入补偿,减轻疾病风险带来的经济损失。通过收入补偿的方式缓解不同人群因疾病风险不同而造成的收入不平等,通过促进收入平等的方式促进健康平等。

五、医保健康绩效

指医疗保障对医疗消费进行一定的价格补贴,使那些本来没有能力就医的人能够通过得到及时的医疗服务,提高整体参保者的平均健康水平,同时平滑因社会经济地位造成的健康投资不平等,缓解不同人群的健康不平等。

六、统筹城乡医保制度

目前“统筹城乡医保”并没有一个明确的定义。雷海潮(2011)认为统筹城乡医保“在于从根本上打破以城乡居民身份来圈定医疗保障待遇的格局”。还有学者认为统筹城乡医保“将城乡居民都纳入统一的基本医保制度框架和体系内,打破城乡壁垒二元结构的户籍限制和身份地位等人为因素造成的种种待遇差别,使人人享有基本医疗保障的合法权益”(王保真等,2009)。卫生部“新型农村合作医疗保障制度与城镇居民基本医疗保险制度衔接研究”课题组认为统筹城乡医保制度的主要任务是衔接城居保和新农合两种制度,并将“两制”衔接的内涵界定为:①“两制”在制度间的转移和接续,即城乡流动人口的医疗保障权利能在城居保和新农合两种制度间实现顺利转移和接续;②“两制”在制度层面并轨,指的是“两制”的基金账户实现合并，并且在筹资标准、补偿水平和医疗服务机构监管等方面实现城乡统一；③“两制”在医疗保险管理资源层面的整合（苗艳青和王禄生，2010）。此外，在相关研究中还经常可以看见“整合城乡医疗保障”、“统一城乡医疗保障”、“医疗保障城乡一体化”和“城乡衔接的医疗保障体系”等用语。本书认为“统一”和“一体化”等用语类似于前文提到的平等（equality）的概念，是指我国医疗保障制度最终目标是城乡居民面临的医疗保障制度完全一致；而“统筹”这个词含有“通盘筹划，统一筹划，统筹协调，统筹兼顾”的意思，是一个更广阔的概念，意指我国医疗保障制度通过通盘筹划之后，实现城乡居民医疗上的实质公平（equity）（李佳佳，2012）。仅关心城乡居民医疗保障制度是否“统一”或医疗服务利用是否“一致”，可能并不是真正意义上的公平正义，“城乡统筹”不等于“城乡统一”，“统筹”这个用语对于我国医疗保险制度的公平构建有着更积极的意义。

尽管学界对于统筹城乡医保的界定不尽相同，各种提法在内涵与外延上有重叠与交叉。站在城乡二元医保制度中参保身份限制、公平性缺失这样的大背景下，同时目前尚未有统一指导统筹城乡医保理论，因此，本书从机会平等理论出发，从一个更广阔的视角去分析统筹城乡医保制度问题。由此，我们对于“统筹城乡医保制度”的界定是，站在国民经济和社会发展全局的高度和统筹城乡发展的大背景下，打破原有的城乡居民二元医保制度，消除户籍界限、身份界限和职业界限，把职工医保、城居保和新农合纳入一个医疗保障体系，在充分考虑到弱势群体众多不利环境因素基础上，在整体上全局统一筹划和制度安排，通过设立统一的管理机构、统一的财政补贴、转移支付等手段提高农村地区医疗的公共融资水平，让每一个公民都能平等、自由地选择基本医疗保险，保障所有公民在医疗资源利用上有平等的机会。

第二部分

理论基础与研究回顾

第一章　理论基础

围绕本书研究主题，理论部分分为三个部分，即机会平等相关理论、制度绩效相关理论和统筹城乡医保制度相关理论。首先，重点结合统筹城乡医保制度背景，分析机会平等相关理论思想在其中的含义和相互融通之处；其次，从健康与卫生医疗需求理论和健康行为相关理论，阐述统筹城乡医保制度对城乡居民医疗服务利用及健康等的影响；最后，分别从制度理论和福利经济学理论，分析统筹城乡医保制度与机会平等、制度绩效的相互关系。

一、机会平等相关理论

（一）平等主义、功利主义与自由至上主义

如何促进城乡间医疗保健上的公平，如何保障农村居民医疗服务享有的基本权利，如何有效配置我国有限的医疗资源，这些都是有关分配正义（distributive justice）的哲学问题。只有把握好了哲学思想，才能明确政策的具体走向，并指导学术研究的实证分析。本章先从最基本的平等主义思想、功利主义思想与自由至上主义思想谈起，并引申到机会平等思想。[①]

---

① 阿玛蒂亚·森举了3个女孩和一支长笛的故事以简要说明这3种思想。假设有3个小女孩，A是唯一会吹长笛的女孩，她不贫困也不是长笛的拥有者；B是最贫困的女孩，她既不会吹奏长笛也不是长笛的拥有者；C是长笛的制造者也是拥有者，但她既不贫困也不会吹奏长笛。平等主义者会把长笛分配给B，因为要使大家的福利尽可能得平均；功利主义者会把长笛分配给A，因为这样才能发挥出长笛的作用，使社会的福利最大化；自由至上主义者认为没有理由剥夺C对于长笛的所有权，因此不会进行再分配，长笛仍然属于C。正如阿玛蒂亚·森提到的那样，很多现实问题的复杂性很难简单用这三种思想就可以解释（Sen，2009）。

(1) 平等主义思想及其与城乡统筹主旨的不一致性

平等主义(egalitarianism)的思想在于把物品大致平等地分配给每个人,极端平等主义者认为每个个体都应该绝对平等地分得物品,Elster(1992)称此为"极端的嫉妒"。

平等主义思想基于一种结果导向,使每个人的结果平等,过分关注结果的平等可能会给政策制定造成误导。正如前文所述,关注结果的平等,可能既无效率,也无公平(孙祁祥,1993)。因为每个人的身体状况不同,面临的背景也不同,"城乡统筹"不等于"城乡统一",因此单纯的平等主义思想其实并不是城乡统筹的指导原则。

(2) 功利主义思想及其与城乡统筹主旨的不一致性

杰里米·边沁(Jeremy Bentham)开创了功利主义(utilitarianism)的哲学思想,对今天的政策制定者、经济学研究者以及普通个体都有着深远的影响(Bentham, 1996)。功利主义的思想非常简洁,就是道德的最高原则是使幸福最大化,使得有更多的快乐和更少的痛苦。

边沁的推理如下:我们都被痛苦和快乐主宰着,她们是我们"至高无上的主人"(sovereign master),在我们所做的任何事中都起着主宰作用,并决定了我们产生怎样的行为。对与错的标准,与这个至高无上的主人的王权紧紧相连。使效用最大化,不仅仅是个体做出选择的动机,也是立法者的原则。一个政府在制定政策时,它应当使得作为整体的共同体的效用最大化。例如统筹城乡医保政策,在功利主义思想的指导下,应该致力于使公民的平均医疗资源利用最大化,并最大化全体公民的平均健康水平。

然而,功利主义思想有几个明显的问题,使得它无法作为当下统筹城乡医保政策的指导思想。第一,功利主义考虑的只是共同体的总体或平均效用,而没考虑群体间的不平等程度。实际上,统筹城乡医保政策的首要任务是消除城乡间医疗卫生上的不公平,从字面上也可以看出,这是一个"城乡"间的问题,是一个"统筹"的问题,而不是一个单纯的求极大值问题。第二,个体权利在功利主义思想中被忽略,这成为自由主义者对功利主义思想的主要抨击对象。功利主义者没有尊重每个个体的权利。由于仅仅考虑效用的总和,它就可以任意践踏个体公民或者某一类人群(虽然功利主义者认为个体也很重要,但只有在每个人的效用与他人的效用加总在一起时才如此)。实际上,我国现在之所以有户籍制度,并存在着严重的城乡差距,正是因为1953年开始推行的重工业优先发展战略(林毅夫,2012)。本书认为,该战略正是基于一种功利主义的思想,为了全国的快速发展而牺牲了农民的基本权利,对农民的伤害遗留到了现在。当下的统筹城乡医保政策,正是要解决诸如户籍分割这样的历史遗留问题,显然不再适合以功利主义作为指导原则。即便牺牲农民医疗卫生上的利益可以换取经济的更好发展,或者增加城镇居民医疗卫生上更多的利益,也不是一种合理的制度。统筹城乡医保制度的主旨在于试图通过打破户籍限制,将城乡居民纳入同一种体系,从而真正解决医疗领域的城乡二元分割问题,实现社会公正。因此功利主义促进总体效用最大化的思路与城乡统筹平等优先、保障农民基本权益的政策要旨并不相一致。

(3) 自由至上思想及其与城乡统筹主旨的不一致性

与功利主义思想漠视个体权利相反,自由至上主义(libertarianism)强调个人拥有不可侵犯的根本性的权利(即这些权利具有完全优先性),用自己拥有的事物去做任何自己想做的事情,只要同样尊重他人这样做的权利即可。

因此,自由至上主义者认为现代政府的很多做法是不合适的。他们推崇"最小政府",这个"最小政府"只需保护个体财产不被侵犯、确保合同履行、尽力维护社会和平即可,反对家长式作风、道德立法与收入再分配。例如,著名哲学家罗伯特·诺齐克(Robert Nozick)就提出过这样的主张:只有保障人民不受压迫、保证合同执行、打击偷盗欺诈的政府才是合理的,任何一个职责更加宽泛的政府都侵犯了个体自由的权利。同时诺齐克还认为,无论后果有多么不平等,也不能因为糟糕的后果而否定个体的权利(Nozick, 1974)。著名经济学家米尔顿·弗里德曼(Milton Friedman)也持类似观点,他在著作中反对强制性的、国家运营的各种社会保险项目,认为这是对个体自由的非法侵犯(Friedman, 1962)。

表面上看,在市场经济主导的大背景下这个思想很有吸引力。诺齐克认为结果不平等不代表实质不公平这个观点,也与本书的观点一致。那么是不是意味着统筹城乡医保制度是一种对自由的侵犯,政府不应该进行这样的调控?答案是否定的。基本医疗卫生服务以及社会医疗保险某种程度上含有准公共产品属性,该产品应该主要由政府来主导提供。除了以这个具体的观点来反对自由至上思想外,还有一个更直接的哲学上的反驳观点,那就是即便如诺齐克那样狂热的自由至上主义者,也承认这种分配正义有两个前提条件:① 初始拥有的正当性;② 财产转移过程中的正当性(Nozick, 1974, pp. 149 - 164)。

林毅夫(2012)对中国经济有着深刻的解读,他认为中国在当时的国际背景下不得不选择重工业优先发展的战略,[①]但是重工业优先战略与比较优势原理相违背,同时与贫穷的农业国家的要素禀赋也有矛盾,由此一系列后续的政策产生了,其中包括户籍制度。户籍制度正是在1953年重工业优先发展战略提出后产生的。因为虽然重工业资本很密集,但创造的就业机会很少,甚至不能满足城市新增劳动力的就业需求。当时的城市人口大多为政府官员和企业工作员工,政府对他们子女的就业是有承诺的。政府为了保障城市人口的就业,同时为了让农民在低农产品价格下继续从事农业劳动,只能对农业人口进城的权利进行限制,从而产生了户籍制度,一直遗留到了今天。这样一个偶然的个体无法选择的事件的发生,导致当今居民权利和资源的禀赋不同,这违背了自由至上主义初始拥有的正当性的前提条件。这是历史遗留下来的权利不公正与不对等,因此政府必须进行再调节。

自由至上主义的第二个前提条件是财产转移过程中的正当性,第二个前提条件是指个人所得不是通过不对称的交易,而是基于自由平等,或是别人的自愿惠赠。这一点与我国医疗卫生领域的城乡问题相矛盾。因为城镇居民和农村居民即使面临同种疾病、面对同样的医疗资源,仍然会面临医保政策上的固有差异,我国部分农民甚至不能自主选择参加何种医疗保险。这完全违背了自由至上主义立场。综上两点,尽管自由至上思想在当今很有吸引力,但是置于我国具体情况背景下,自由至上的放任思想不能成立,政府必须主导一场统筹城乡的政策以消除不公正。

综上所述,自由至上主义并不适用于指导统筹城乡医保,同样功利主义思想也不应该成为指导统筹城乡医保的原则。美国当代最杰出的政治哲学家罗尔斯提出

---

① 第二次世界大战后新独立的很多国家都如此,所采取的政策基本上都是在第一代革命领导人的带领下优先发展重工业,如埃及的纳赛尔、印度的尼赫鲁、印尼的苏卡诺和苏哈托。虽然违背比较优势,但确实是一种实事求是的行为。

的“作为公平的正义”(justice as fairness)，给了笔者很大的启发。

（二）罗尔斯的正义原则

由上述可知，保证个体权利的前提条件是：无历史遗留等问题以保证初始拥有的正当性；各方势力均等、认识相同，以保证分配过程中的正当性。但通常社会都不能满足这样两个前提，因此很难由此产生一个正义的制度。例如统筹城乡医保制度，造成城乡医疗卫生巨大差异有很大程度是历史遗留的原因，同时现在在推行医保统筹制度的时候，也会因为各方势力不同、各界认识的不同而产生协调问题，由此难以达成共识。这也是我国迟迟没有一个统一的统筹城乡医保理论框架的原因之一。

这种情形下，罗尔斯给出了一种极具启发性的思考，就是假想我们在一种原初状态下时(initial situation)，我们会达成一种怎样的共识，这样形成的原则就是一种正义的原则（Rawls，1971）。罗尔斯考虑一种思想性实验（thought experiment）：假设我们都处在一块“无知之幕”(veil of ignorance)背后，我们不知道自己将会在社会中身处何处，不知道自己的阶层、户籍、性别、智商和健康状况，不知道自己是谁的任何信息。这种情况下，我们推理达成的原则就是人类社会的正义原则。

罗尔斯认为，人们既不会选择功利主义原则，也不会选择纯粹的自由放任的自由至上主义原则。在无知之幕的假想背后，会产生两种正义原则。第一原则是为公民提供平等的基本自由，即优先考虑在所有人能享有同等自由的前提下，每个人享有的最大限度的自由，该原则亦被称为“自由优先原则”。第二原则指社会经济地位不同的人群机会平等化，它又包含两层含义：第一层含义是关于保障机会平等的制度要求，“社会基本善”(social primary goods)应向社会全体成员开放；第二层含义通常被称为“差异原则”，即在保障了每个个体机会平等的前提下，社会可以允许存在一定的不平等，而不是像平等主义者那样追求一种绝对的平等。但这个差异必须能最大化地促进社会境况最差的那部分群体得以改善，因此“差异原则”又被称为罗尔斯极大极小原则。尽管它并不要求一种绝对的平等的收入财产分配制度，但它要求该制度必须有利于社会境况最差的那部分群体，这就是罗尔斯的“机会平等”思想。

如前所述,自由至上主义者赞同一种放任自由的观点,认为政府不应当试图去纠正社会的不平等,纠正只会更糟;相反,应当去适应它,并享受它带来的益处(Friedman, 1962)。罗尔斯反对这种观点,并提示到:事物呈现出的样子,并不决定了它应该是什么样子。自然的分配本身无所谓公正与不公正,这只是自然事实,真正的公正与不公正,在于人为地处理这些事情的方式(Rawls, 1971)。

罗尔斯建议了一种“与他人分享命运”的道德哲学,提出了一种包含充分平等观的自由主义思想。尽管并不是所有人都完全地赞同他的观点,罗尔斯的主张也不会在各项政治制度中完美地实现,但无论如何,它都代表了一种迄今为止最有影响力也是最具说服力的支持公平的理由。这个理念对于我国统筹城乡医保有着深远的指导意义。

(三)罗默的机会平等理念

罗尔斯提出了一种较为宏大的理论框架,是一种蕴含了平等观的自由主义思想。同时他又反对平等主义那种基于结果平等的分配哲学,提倡一种程序上的公正。阿玛蒂亚·森深受罗尔斯影响,在充分吸收罗尔斯正义论的基础上,创造性地提出了可行能力(capabilities)理论,并认为应当关注个人能选择的可能的功能性活动的集合,即应当关注人们能够选择他们有理由珍视的生活的可行能力(Sen, 1980;1999)。与罗尔斯类似,其反对基于结果的评判,倡导程序的公正。

但是分离出不平等中合理的因素与不合理的因素,以准确考量这个程序的公正,并不是罗尔斯和阿玛蒂亚·森的研究焦点,而是罗纳德·德沃金(Ronald Dworkin)研究的主要内容(Dworkin, 1981a; b)。他把影响人最终结果的因素分为两类:不受个体控制的因素,例如性别、家庭背景和天赋等;还有一类是由个体可控的因素,称之为个体责任,如“努力”程度和生活习惯等。在保证了个体不可控的那些因素平等的前提下,即机会的平等,那么与个体责任相关的不平等就不是不公正的。[①] 他将个体责任概念系统化，并推到了平等主义的前台（王志刚和袁久红，2010）。随后，Arneson（1989）与 Cohen（1989）进一步发展并修缮了德沃金的理论，他们分别提出了“福利机会的平等”和“可及优势的机会平等”。

罗默在此基础上，用数理的方式将机会平等这个哲学内涵引入经济学，他认为在竞争开始之前必须保证机会的平等，如果存在机会不平等，则需要社会的干预。一旦确保了机会的平等，由于个人可控范围内的责任造成的不平等就应当由个体自己承担。罗默在有关公平正义和机会平等领域上取得了很大成就（Roemer，1993；Roemer，1998；Roemer，2002）。世界银行年度发展报告《公平与发展》聚焦全球各方面的不平等问题（World，2005），本书中的“机会不平等”中的很大程度上源于罗默的理论贡献。

罗默认为一个人的“优势”受两方面因素影响，将自己不可控制的因素称为“环境”因素，将自己可控的因素称为“努力”。罗默的机会平等理念在于：由于“环境”因素而引起的个体“优势”上的不平等，是不公正的；由于“努力”因素引起的个体“优势”上的不平等，是公正的。一个正义的社会应该满足：无论一个人处于怎样的“环境”中，只要他们付出同样的“努力”，就应当有同样的“优势”。

值得注意的是，罗默多次强调，一个人的“努力”受“环境”因素的影响很大，社会应对“环境”因素承担责任，并考虑这种“环境”对“努力”的偏效应[②]（Roemer，1998）。因此，罗默提出了一种方法：把人群按照“环境”进行分类，使得同一“类型”里的人处于同样一种“环境”。社会应根据人们在所属“类型”中的相对“努力”水平（degree）来分配资源，而不是他们的绝对“努力”程度（level）。例如，以受教育程度作为个体的“努力”，假设“差类型”中个体的受教育年限在[2，10]区间内服从正态分布；“好类型”中个体的受教育年限在[4，20]区间内服从正态分布。个体 A 的受教育年限处于“差类型”的中位数 6 年上；个体 B 处于“好类型”的中位数 12 年上。罗默论证，如果 A 和 B 最终没能获得同等“优势”，就存在机会不平等。虽然表面

---

① 即德沃金提出并区分了“endowment-insensitivity”和“ambition-sensitivity”这组概念。类似的，Barry（1991）提出了“principle of compensation”和“principle of responsibility”。这些概念与本书中的补偿原则和奖励原则很接近。

② 即后文谈到的“偏环境”（partial circumstance）效应。

上看B比A获得更多的“优势”是理所当然的，因为B似乎付出了更多的“努力”。但这里罗默强调道：B之所以能够付出更多的“努力”，是因为他处于好的“类型”，好“类型”里个体的“努力”普遍高于坏“类型”里的。既然他们分别处于各自“类型”的中位数上，那就应当认为他们付出了同样多的“努力”，绝对“努力”水平的不同是由于他们生来处于了不同的“类型”。而各“类型”中的个体无需对他们所处“类型”受教育年限的分布负责，他们只需对自己处于该“类型”中的分位点负责。不同“类型”分布上的差别，是社会的责任，应当由社会来承担。因此，罗默用个体在所属“类型”中“努力”的分位数来衡量个体的相对“努力”程度，只要这个分位数相同，个体的“优势”就应该相同，而与他们所处哪个“类型”无关。即“努力”也要受到“环境”的影响这个思路，这与罗尔斯的思想一致(Rawls, 1971)。

罗尔斯提出了这样一个“反对道德应得(moral deserve)”的思想，因为我们获得的“优势”很大程度上是“环境”决定的，即便有自身“努力”的原因，但“努力”本身也是很受“环境”影响的。罗默的机会平等理论继承了这一想法，同时还暗含了一个对“反对道德应得”的深化：他赞同“环境”的不平等造成了个体“优势”的不平等，由于好的“环境”而得到的好的“优势”不具有道德应得，且“努力”也很大程度上受“环境”影响。同时罗默还认为，如果同样“类型”里的个体，因“努力”不同造成的“优势”上的不同，那么这是合理的，具有“道德应得”。如果放入本书的研究背景就是：城镇居民获得了更多的医疗资源，并不具备一种“道德应得”，完全是因为他们生在城市有城市户籍进而有更好的生活背景而已；如果某城镇居民和某农村居民在学习上的“努力”程度相同，而城镇居民因为有更好的“环境”而拿到高收入，因而产生高的医疗费用，同样是不具有“道德应得”的，因为表面上看城镇居民因更高的人力资本而获得高收入是合理的，但城镇居民之所以能比农村居民有着更高的收入，很大程度上是因为他出生在城市，因此这样的医疗上的城乡差距都是不具有“道德应得”的，需要政府加以调控，以使城乡居民在医疗服务的获得上有同等的机会。同时，在保证了城乡居民就医机会平等的前提下，因为个体身体上与“环境”无关的异质性导致医疗需要上存在差距，进而造成就医费用的不平等，是一种合理的情况，或者按照罗尔斯的说法，具备一种“道德应得”。

机会平等相关理论部分探讨了一些关于分配正义方面的哲学思想，本书探讨如何结合简单的例子,用上述这些哲学理论去解读它,并将机会平等的哲学思想与健康经济学相结合,以期提出一种适用于统筹城乡医保政策的理论框架。

二、制度绩效相关理论

统筹城乡医保归根结底是考察医疗保险对城乡居民医疗服务利用和健康的影响。统筹城乡医保制度绩效包含经济绩效与健康绩效。其中,经济绩效围绕医保制度对医疗服务利用效率和公平的影响展开分析,健康绩效围绕医保制度对健康水平改善的效率和公平进行分析。学术界对效率的看法比较一致,通常指帕累托效率。帕累托最优状态是指在不减少一个人的福利前提下,就无法实现增加至少一个人福利的资源配置状态。理论研究表明,有四种机制可以实现帕累托最优即资源配置的有效率,即完全计划、完全集中调解、完全歧视性垄断以及完全竞争(余永定等,2002)。可见,市场机制并不是实现资源有效配置的唯一手段,但市场机制在资源配置时的交易成本大大低于计划机制。具体到医疗卫生领域,效率与公平又有具体的含义。其中,医疗利用效率可以分别从供给端与需求端衡量,供给端指医疗卫生中财政资金投入带来多大程度上的居民健康改善。需求端则指制度对个体行为的影响,其多大程度上促进或激励个体获得有效医疗卫生服务,进而改善健康状况或疾病得到及时且有效的治疗。公平方面,IOM(2002)将医疗保健上的群体间“分割”定义为:除就诊需要、个人偏好以及适当的干预等政策外,由于其他原因造成的不同群体间医疗保健上的“差异”。有学者沿用了该定义进行研究(Cook et al.,2007;McGuire et al.,2006)。在医疗卫生领域,公平对效率有正向推动作用。

在分析统筹城乡医保制度绩效时,本书首先利用迈克尔·格罗斯曼(Michael Grossman)的健康需求理论分析城乡医保制度对城乡居民实际医疗费用支出报销比例变化的影响,进而对城乡居民购买医疗服务数量产生影响。在此基础上,进一步分析城乡居民对医疗服务质量的追求,即考察城乡居民就医行为中对医疗机构的选择,尤其结合统筹城乡居民医保中对定点医疗机构统一以后,农村居民选择到不同级别医疗机构就医的行为变化。最后利用健康行为相关理论综合上述分析观念,结合制度背景概念化健康需求和卫生医疗需求理论,对本书相关实证分析起到统领作用。

(一) 健康与卫生医疗需求理论

如何理解健康与卫生医疗需求之间的关系?随着个体年龄不断增加,健康存量折旧率不断提高,面临的疾病风险亦越来越高,人们自然地产生了对健康保值与增值的不同需要。因此,本质上人们对卫生医疗的需求并不是直接需求,而是对健康的派生需求或引致需求(induced demand)。格罗斯曼提出的健康需求理论,视健康为一种资本,消费者之所以对健康产生需求,原因之一是人们将其看作是一种消费品,良好的健康状况给个体带来积极的效用,但与此同时也面临经济负担;原因之二是人们将健康视为一种投资品,将健康投资视为人力资本投资的重要组成部分,帮助患者改善健康、延长寿命、增加工作时间以及提高劳动生产效率等,投资健康体现了对未来收益的期望(Grossman, 1972)。格罗斯曼提出影响健康需求的因素主要有六种,即一般经济因素、人口社会与文化因素、健康状况、时间价值、供给者行为以及医疗保险。

格罗斯曼均衡假定消费个体在对健康投资进行决策时,需要评估各种健康投资要素成本。他假定不存在信息不对称,把时间纳入分析框架建立健康需求模型,进而可以求出均衡极值解。健康需求的均衡模型:

$$\frac{U_{\varphi i}(1+r)^{i}}{\lambda}\times\frac{\varphi_{i}'}{MC_{i-1}^{h}}+\frac{W_{i}\cdot\varphi_{i}'}{MC_{i-1}^{h}}=1+\delta_{i}-\overline{MC_{i-1}^{h}}$$

上式中,$U_{\varphi i}$表示健康时间(天数)的边际效用;r 表示财富的机会成本,常使用利息率代指;λ 表示财富的边际效用;$\varphi i'$ 表示健康天数;MC_{i-1}^{h}表示 $i-1$ 期健康投资的边际成本;W_i 表示工资率;δ_i 表示健康存量的折旧率;$\overline{MC_{i-1}^{h}}$表示 $i-1$ 和 i 期间边际成本的变化率。上式等式左边两项分别表示把健康视为消费品带来的边际效用与视为投资品带来的边际收益,等式右边代表投资健康的边际成本,进一步可通过将等式左边两项分别设置为零,进而得到健康需求的消费模型或健康需求的投资模型。

Gertler et al. (1987)和 Mwabu et al. (1993)等的卫生医疗需求理论在格罗斯曼人力资本健康需求理论的基础上,纳入个体就医行为中对医疗机构以及医疗质量追求行为的研究，进一步完善健康需求分析框架。

（二）健康行为理论

安德森（Anderson）提出卫生服务利用的行为概念模型，将影响家庭消费医疗保健服务的因素概念化为三个部分，即倾向性特征、使能因素和需要因素。其中，倾向性特征包含人口学特征、社会结构以及健康意识等因素，健康意识指个体对健康的认知和判断；使能因素包括个人或家庭经济收入水平、医疗保险和医疗服务利用的可及性等因素；需要类因素指健康或疾病情况（Andersen，1968）。

1974 年，阿黛（Aday）和安德森进一步提出的健康行为模型，将影响个体医疗保健需求与利用的各种因素框架化为三大类因素，即潜在因素，指人口社会学特征；诱发因素，指收入、保险和支持等；需求因素，指健康与疾病情况（Aday and Andersen，1974）。

顾海和李佳佳（2012a）依据机会不平等理论，将影响城乡居民医疗需求的因素分为三类，分别是禀赋因子、环境因子和制度因子，并将环境因子和制度因子归为医疗需求的机会不平等因素。在控制了禀赋因子和环境因子的前提下，参保的制度类型、共付率等制度因素对于城乡居民的医疗需求和医保补偿都具有显著的影响。

三、统筹城乡医保制度相关理论

统筹城乡医保制度首先作为一种制度，制度影响并规范其覆盖人群的行为，医保制度顾名思义就是指影响并规范城乡居民医疗保健等行为的制度；其次统筹城乡意在解决我国长期以来存在着的城乡二元分割问题。Lewis（1954）首次提出“二元经济结构”概念，定义了“两部门结构发展模型”，分别是指劳动生产率较高的现代城市工业部门和劳动边际生产率为零的传统农业部门。Ranis and Fei（1961）对 Lewis 模型进行改进，并提出了 F-R（费景汉—拉尼斯）模型，认为传统农业除了在转移剩余劳动力方面对现代工业部门起着重要作用外，农业剩余劳动力的提供本身更是不可忽视的贡献。2003 年 10 月 14 日，党的十六届三中全会通过的《中共中央关于完善社会主义市场经济体制若干问题的决定》中，胡锦涛同志首次提出“五个统筹”的重要思想，并把“统筹城乡发展”放在了“五个统筹”的首要位置。

基于此，以下分别介绍制度理论和福利经济学理论。制度理论部分首先指出相对价格的根本性变化改变个体激励，进而促进制度变迁。其次指出制度变迁与社会政策的相互作用和关系。最后结合我国医保制度实践，为我国医疗保障制度的演化和变迁提供理论指导。福利经济学理论部分首先介绍几种典型的社会福利函数形式，其次就如何增加社会福利进行分析，最后结合我国城乡经济社会发展水平，为统筹城乡医保提供理论支撑。

（一）制度理论

制度是为了降低人们之间互动过程中的不确定性而存在的。美国经济学家、诺贝尔经济学奖得主道格拉斯·诺思（Douglass North）在制度变迁理论中，将社会制度的演化和变迁建立在人类行为分析的基础上，并通过对动机与环境这两个具体方面的辨识，指出“人的心智能力与辨识环境时的不确定性结合在一起，便演化出了旨在简化处理过程的规则和程序，由此而形成的制度框架通过结构化人们的互动，限制了行为人的选择集合”（North，2009）。同时，诺思又指出，相对价格的根本性变化是制度变迁的一大重要来源，因为“相对价格的变化改变了个人在人类互动中的激励”，从而引起制度变迁。这样，社会制度在限制人类行为选择集合的同时，又由于人类互动中激励的改变而引起自身的演化与变迁。

考察我国的制度变迁，“社会政策”是一个具有独特意义的视角，社会政策与制度变迁间有着密切关系。社会政策主要被用来定义国家对其公民的福祉作用，可以理解为影响福利的政策活动。在一个社会经济体系中，当制度安排相对稳定时，社会政策可能更多的为现行制度服务；但是，当制度变迁比较剧烈时，社会政策将发挥一些制度突破和制度创新的功能。决策者可以通过政策直接改变既有的制度，也可以通过政策影响既有的制度使之发生变化，或者通过制定新的政策创建新的制度。但政策要真正成为制度必须经历一个过程。这个过程，在微观层次，是个人把有关规则内化为自己的行为方式的过程；在宏观层次，是有关规则逐渐稳定、临界规模的参与者能够对有关他者的反应做出预测并相信自己的预测过程，这可以称为制度化过程。由此可以看出，社会政策的制定者可以通过政策的制定，从而影响个人的行为方式，进而通过改变人类互动中的激励间接地引起制度的演化与变迁。

20世纪90年代以来，社会政策研究趋向于关注多元化的社会需求和多元化的社会供给，更加强了对穷人和无权者的关注。不仅关注对公民收入维持、经济保障，而且越来越关注社会公平、社会整合、社会合作以及避免社会排斥。社会排斥（social exclusion）概念最早是法国学者 Lenoir 于1974年提出（朱冬亮，2007）。大意是指，社会中还有一些个体或群体没有能够被传统的社会保障体系所覆盖。社会排斥问题在联合国的有关机构，如国际劳工组织中，得到了高度重视，联合国的发展报告中也对社会排斥问题给予了必要关注。

在我国经济转型时期，农村居民和农民工为我国的经济腾飞贡献了巨大力量，但他们在医疗保障方面所遭受到的社会排斥问题同样引起了广泛关注。制度变迁具有路径依赖及锁入效应的特性，因此，决策者在面对社会排斥问题时所做出的政策制定，应充分考虑到政策制定对个人行为的导向作用（个人行为面对不同的激励时，又会对制度的变迁产生不同影响），从而确保我国的医疗保障制度朝一个更加公平、公正，关注民生及弱势群体的方向演化与变迁。

（二）福利经济学理论

广义来说，福利（welfare）是指一个人或一群人的繁荣程度和生活水平的高低。在经济学中，福利特指通过消费、占有产品和服务而获得的效用或满足，它常常被用来代替“效用”（utility），正如庇古（Pigou）最早在其《福利经济学》论著中所述那样（Pigou，1920）。换言之，经济福利（economic welfare）是福利的一部分，它可以通过经济活动来实现。对于个人而言，福利的大小依赖众多因素，包括就业、收入分配、劳动条件和闲暇时间等。在实际考察福利时，为了方便计算和比较，常常将这些因素转换为收入。

福利经济学（Welfare Economics）是经济学的一个分支，它使用微观经济学的方法，从社会整体层面来评价福利水平。一个典型的方法是首先推导（或假设）社会福利函数（Social Welfare Function，SWF），然后依据所能产生福利的大小，对各种在经济上可行的分配方式进行排序。基于社会总福利与个人福利之间关系的不同假设,或者社会追求的不同目标,相应可以得到社会福利函数的多种形式,记作 Wsocial$=F(U_1,U_2,U_3,\cdots,U_i)$。基于基数效用论(cardinal utility)的基础,古典效用主义认为每个社会成员的效用或福利是同等重要的,应该被平等对待,因此社会总福利是个人福利的简单加总,社会福利函数即为 Wsocial $=\sum_{i=1}^{N}U_i$。若假设社会总福利取决于社会中效用最高或境况最好的那部分人的福利水平时,可以得到精英者的社会福利函数,其函数形式为 Wsocial$=\mathrm{Max}(U_1,U_2,U_3,\cdots,U_i)$。相反的是,罗尔斯主义认为社会总福利主要取决于社会中效用最低部分人群的福利水平,其函数形式为 Wsocial$=\mathrm{Min}(U_1,U_2,U_3,\cdots,U_i)$(注:$W$ 表示社会福利水平,U_i 表示社会中第 i 个成员的效用水平)。

无论选取何种函数形式,社会福利的大小都取决于国民收入的大小和国民收入的分配方式。当选定社会福利函数的第一种形式时,依据边际效用递减规律,当保持其他条件不变时,社会福利会随着国民收入的增加而增加,反之亦然;同样,保持其他条件不变时,社会福利会随着国民收入分配均等化而增加,反之亦然。福利经济学第二基本定理认为,政府需要做的唯一一件事,就是再分配初始财富。在初始财富再分配之后,通过竞争性市场程序就可实现帕累托效率的资源配置。因此,如果我们不喜欢竞争性市场产生的收入分配,我们也无须放弃竞争性市场的使用。我们需要做的是再分配初始财富,然后把其他事情都交给竞争性市场。

贫富差距由来已久且有进一步扩大的趋势,无论城乡之间还是城乡内部之间,人均收入均呈现出进一步扩大倾向。结合医疗消费特性,我国统筹城乡医保制度需要适度向弱势群体倾斜,通过筹资政策减免和保障待遇调节等措施,强化统筹城乡医保制度的医疗资源利用分配效应和收入分配效应,降低低收入人群的疾病经济负担,有效应对“因病致贫”,切实防范“因病返贫”,缩小贫富差距,进一步改善全体国民经济福利和更好地实现社会公平正义。

第二章　研究回顾

医保制度以增强居民医疗的经济可承受能力和改善国民的健康绩效为主要目标。如新农合承担着减轻农村居民疾病经济负担、促进医疗卫生资源利用公平与改善农民健康水平的使命;城居保的设立旨在解决城镇非就业人口的医疗保障需求。整合后的城乡医保,由于其医保基金合并为一个基金池,疾病风险分担能力得以增强,此外通过统一经办机构降低经办管理成本,保障效果应更为显著。但在各地统筹实践中,由于医疗定点机构的统一,城乡居民医疗消费有所增加,同时医疗资源供给方存在一定程度的过度医疗与诱导需求等行为。因此,真实地考察农村居民与城镇居民在统筹前后经济绩效与健康绩效的变化情况,对评价统筹城乡医保制度具有非常重要的现实意义。

较多文献表明:统筹较未统筹地区,统筹层次越高的地区,其医保基金抗风险能力强,老百姓补偿待遇有所提高。但是同时也看到部分地区,由于其医疗资源供给、医疗保障水平以及患者就医成本存在差异,统筹城乡医保制度后是否存在城镇居民更多地从统筹基金中受益,出现"农帮城"现象?或者造成收入累退分配,统筹后是否存在高收入群更多地从统筹基金中受益,出现"穷帮富"现象?从目前的学术资料来看有不同观点与结论。统筹城乡医疗保障客观要求做到:统一补偿范围、支付标准和定点管理,提高门诊待遇,努力实现制度公平,转移接续更加顺畅等制度目标,但实际上在实施统筹城乡医保后,参保者的医疗服务利用效率、疾病经济负担以及医疗服务利用差异及公平性变化如何?健康行为、健康水平以及健康公平将有哪些改变等问题有待进一步结合已有研究展开分析。

一、罗默机会平等理论在健康经济学中的运用

机会平等这个理念在健康经济学中大量出现，大概可以追溯到20世纪80年代。丹尼尔斯(Daniels)借鉴了罗尔斯的理论，提出了在健康问题上，首先要保障机会的平等，但是作为一名平等主义者，其机会平等更倾向于一种绝对的平等，与当代的机会平等思想有一定的差异(Daniels, 1985; Daniels, 1996)。随着罗默机会平等理论的提出，开始有了一些健康经济学领域的实证研究，如运用收入—健康矩阵去衡量健康的绩效，并计算健康不平等中由不平等的社会经济背景和不平等的健康保健造成的比重(Zheng, 2006)。迪亚斯(Dias)和琼斯(Jones)在 *Health Economics* 杂志上发表社论后，罗默的机会平等理论真正进入了健康经济学领域，随后相关学者做了一系列该方面的研究，虽然目前数量不是太多，但增长趋势明显(Dias and Jones, 2007)。在这些研究中，"优势"即个体健康，"环境"即那些造成健康不平等的不合理因素，"努力"即造成健康不平等的合理因素。

Rosa (2009)提出了一种简单直接的计算方法，他运用英国国家儿童发展数据进行实证研究，发现英国儿童存在着严重的健康上的机会不平等。这个机会不平等主要来自父母的社会经济背景和儿童时期的健康状况，这些"环境"因素不仅对健康的不平等起着直接作用，还通过影响"努力"(如儿童受教育情况)进一步影响到健康。之后，Rosa Dias (2010)在理论上又进行了深化，他将奠基性的格罗斯曼模型与罗默机会平等模型进行了融合，重点讨论了"偏环境"问题(partial circumstance problem)，即"环境"如何对"努力"起作用。Trannoy et al. (2010)应用了与 Rosa Dias(2009)类似的度量方法，不过他们增加了教育因素，并建立了一个递归方程组，计算出教育对于健康机会不平等的影响，并得出结论：受教育程度与健康有着很强的相关性，是导致健康不平等的重要因素。Trannoy et al. (2010)还考察了一种特别的"环境"(童年的健康)对健康不平等的影响，并对欧洲多国进行实证分析。Balia and Jones (2011)研究了一种机会不平等的特殊情况，考察了父母吸烟对本人死亡率机会不平等的影响。Jusot et al. (2013)进一步在3种略有区别的机会平等哲学思想下对"偏环境"问题进行了实证分析，并发现3种思想下的结果差异不大。

以上文献均是对健康机会不平等的研究，尚未发现对医疗服务利用上机会平等的研究。可能的原因是：国外并不存在明显的群体间分割，医疗服务利用的机会不平等现象并不是一个最直接最严重的话题。相反他们更喜欢研究健康的不平等是来源于遗传背景（机会不平等），还是自我生活习惯这样的问题。而正如前文所述，我国城乡居民严重的医疗分割是更为严重的问题，因此本书致力于先讨论这个话题。如统筹城乡居民医保制度能缓解城乡居民就医机会不平等的问题，必定也会促进城乡居民健康的机会平等。

此外，我国学术界有关罗默机会平等理论的经济学研究越来越多，但与本研究主题相去甚远。主要集中在收入分配领域（如，徐晓红和荣兆梓，2012；余向华和陈雪娟，2012）、教育领域（李春玲，2003；2010）、公共管理领域（胡鞍钢和魏星，2009）和财政领域（马超，2014）。

二、医保制度的经济绩效

本部分首先从医疗保险对参保人群医疗服务利用、疾病经济负担以及公平性的影响进行分析。然后结合我国统筹城乡医保制度，分析统筹较未统筹以及不同统筹模式在有效促进参保者的医疗服务利用，缓解患者看病就医的医疗负担，提高医疗资源利用的公平性等方面的作用。

首先从医疗服务利用效率来看，医疗保险可以起到平滑消费支出，防范疾病经济风险，提高医疗服务可及性的作用（Bhattacharya and Lakdawalla，2006）；通过价格补贴传导机制提高患者医疗服务利用率；反之，免赔额度或自付比例的增加将相应减少其医疗服务消费量（Phelps and Newhouse，1974）。

国外，多数研究表明医疗保险促进了患者医疗消费。如来自兰德公司关于医疗保险实验的数据表明，相比自付比例为95%的消费者，享有免费计划的消费者，其就诊次数和医疗支出分别高出67%和46%（Manning et al.，1987）。此外美国Medicaid的实施亦增加了儿童医疗服务利用（Currie and Gruber，1996）。如美国Medical-Care促进了非贫穷年轻女性的医疗消费与门诊利用（Pauly，2005）。Doyle（2005）利用汽车交通事故作为健康冲击外生事件识别医疗保险对事故受害者的医疗服务利用影响，结果表明，未参保者有着更低医疗利用率。柬埔寨农村健康保险促进了患者对公共设施的利用，降低其对私人医疗服务的利用(Levine et al.，2016)。

国内，新农合方面，多数研究显示新农合显著提高参合者的医疗服务利用率。如 Lei and Lin(2009)利用中国健康与营养调查数据(CHNS)，研究发现新农合有效降低了参合者对民间医生服务的需求，并提高了其对预防性卫生医疗资源的利用率；Wagstaff et al.(2009)依据我国 2003—2005 年间国家卫生服务调查和医疗机构的相关数据，发现新农合显著提高了农村居民对门诊和住院医疗资源的利用率。城居保方面，王海鹏和孟庆跃(2013)基于 2006 年和 2009 年 CHNS 数据的研究表明，城居保实施初期在一定程度上促进了参保者的医疗服务利用，其中住院较门诊利用率更高。统筹城乡医保方面，研究表明其基本保障了医疗资源分配给有需要的人群，且统筹层次越高、参保自由度越高的统筹模式，越有利于医疗资源合理分配(李佳佳等，2013a)。

医保对医疗服务利用的积极作用得到了国内外诸多研究的支持，但具体到门诊、住院、自我治疗以及预防保健等医疗服务利用上，研究呈现出不同结论，如有研究表明新农合实施初期仅增加了住院利用率，而对非住院利用率几乎没有影响(Yip and Hsiao，2009；Yu et al.，2010)。

其次从疾病经济负担分析，医疗保障制度对于缓解患者个人费用负担和减少灾难性卫生支出的重要性也得到了广泛共识。

国外，有学者认为同其他对抗不确定风险的保险一样，医疗保险也能分担健康不确定性所带来的医疗风险成本(Arrow，1963)；对缓解个人的医疗经济负担和减少灾难性卫生支出具有重要作用(Habicht et al.，2006；Pradhan and Prescott，2002；Wagstaff，2010)。

国内，新农合方面，学者研究发现新农合在缓解患者疾病经济负担方面结果各异。一方面，新农合在增加农村医疗服务的可及性、缓解农民“因病致贫、因病返贫”方面发挥积极作用，降低家庭医疗支出经济风险，减小家庭灾难性卫生支出发生概率(白重恩等，2012；张广科和黄瑞芹，2010)；另一方面，新农合在抵御灾难性卫生支出上作用有限(Sun et al.，2010)，如有学者利用中国老年健康影响因素跟踪调查(CLHLS)2005 年与 2008 年的数据，分析表明参合者实际医疗支出和大病支出发生率并未显著下降(程令国和张晔,2012)。城居保方面,臧文斌等(2012)利用 2007 年和 2008 年城居保入户调查数据研究发现参保家庭年度非医疗消费支出比未参保家庭约高 13.0%,但医疗消费没有发生显著变化,间接表明城居保具有缓解居民家庭经济负担的效应。统筹城乡医保方面,针对农民因收入、医保补偿待遇较低等带来的医疗有效需求不足和疾病经济负担过重等问题,顾海和李佳佳(2012b)提出通过统筹城乡医保减轻农民医疗支出负担。然而也有研究发现现行医保统筹层次仍较低,未能充分发挥统筹基金互助共济效用,因此还不能有效降低参保者的医疗风险(任志强,2015)。

出现上述不同研究结果可能存在的原因是:首先,医疗保险价格补贴的中介效应提高部分人群享有医疗保健卫生服务可及性,释放了其潜在医疗需求,促进整个人群的医疗服务消费(Brown and Theoharides, 2009);其次,供需两端均增加了对高质量医疗卫生服务的需求,存在诱导需求和过度需求等现象(Lei and Lin, 2009);最后,医保制度补偿模式对医疗服务供给端和消费端也将起到重要影响(封进和李珍珍,2009)。因此医保实践中,患者实际医疗负担是否切实得到有效缓解尚待制度和实践中的进一步检验。

最后从医疗资源利用公平性来看,依据福利经济学理论,医疗保险对低收入人群的补贴效率要高于高收入人群,因而在医疗卫生领域,公平比效率更为重要(Mooney, 2003)。但医疗保险是否促进了弱势群体的医疗服务利用,同时有效降低其医疗负担与灾难性卫生支出发生率,有待进一步验证。

国外,Van Doorslaer et al. (1997)通过比较 9 个发达国家与收入相关的健康不公平,发现美国和英国不公平程度较部分欧洲国家,如瑞典、芬兰等表现更高。来自非洲 7 个国家关于治疗性公共医疗补贴实验得到同样的医保基金亲富人的结论,即富裕人群受益更多,没有实现卫生资源分配的公平性(Castroleal et al., 2000)。

国内,来自 CHNS 数据显示我国存在亲富人医疗服务利用不平等,即高收入群体拥有更多的医疗资源,医疗保险扩大了医疗服务利用的不平等(解垩, 2009b)。基于个体效用理论,结合卫生医疗需求行为理论,分析影响我国城乡居民医疗保健需求的各种因素及其影响程度,结果发现不同因素影响程度各异且城乡之间存在显著差异(王俊等,2008)。王翌秋和张兵(2009)基于 Gertler 的卫生医疗需求模型分析影响农村患者选择就诊单位的因素,研究结果表明,医疗服务价格的上涨对农村居民医疗消费可及性产生不利影响,定点医疗机构和严格转诊规定能够部分程度上防范农村居民对医疗服务的过度需求。

新农合方面,其对医疗资源利用公平性影响呈现不同的结论。一方面,收入水平较低、健康状况较差的居民更多的从新农合中受益(齐良书和李子奈,2011;谭晓婷和钟甫宁,2010);另一方面,来自贵州省开阳县、河南省和广东省等地的数据分析表明,新农合在一定程度上表现出医疗资源利用的累退性(田庆丰等,2006;汪宏等,2005)。封进和宋铮(2007)结合格罗斯曼健康需求模型和 Van Doorslaer et al. 1997 年对收入影响医疗保健消费的研究,分析农村居民医疗保健的消费行为变化,得出市场化范围和程度不断扩大的背景下,相对收入水平较低的农村居民在医疗保健消费中处于越来越不利的位置,需要政策予以扶持。城居保方面,贺小林(2013)以国务院关于城居保试点调查数据为样本,发现低收入组在两周患病率和慢性病患病率等健康指标上均表现更差,医疗服务需求越高;然而收入越低的人群,未就诊比例越高,因此城居保在制度实施初期表现出医疗资源利用的累退性。

统筹城乡医保方面,来自 CHNS2009 年数据表明,我国城乡之间存在着较为明显的医疗供需失衡现象,医疗需求更高且负担能力更弱的农村居民所获得的医疗保障水平反而更低,城市的平均医疗消费约是农村的 2 倍,近一半的城乡居民医疗需求差异由城乡医保制度差异造成(顾海等,2012)。医疗资源供给上的差异,城乡之间和城乡内部都不同程度的表现出亲富人现象,违背制度设计初衷,城乡分割(不公平)解释了城乡医疗支出差距约 90%,城乡分割严重程度随着医疗支出增加而加重(马超等,2012)。顾海等(2013)利用江苏省 6 县的微观调研数据分析发现,经济发展水平与医保政策的限制是导致城乡医疗服务利用差异最大的两个因素。马超等(2014)运用罗默机会平等理论结合 CHNS2009 年数据,发现机会不平等是导致我国居民医疗服务利用不平等的主要原因。李佳佳等(2013b)研究表明健康较差、农民以及高收入人群享有更多统筹基金福利,参保自选的统筹城乡医保制度更有利于促进医疗资源在城乡及不同收入水平人群间的合理分配。城乡居民医保采用的阶梯式筹资机制,比单一筹资机制更有利于消费者剩余和潜在福利的实现,是一种帕累托改进(李佳佳和徐凌忠,2015)。

综上,效率方面,多数研究认为医疗保险促进了医疗消费,使得部分潜在医疗服务需求得以释放,但对缓解患者的疾病负担研究结果存在异同。公平性方面,新农合与城居保均表现出累进性与累退性的双重属性,具体实践分别表现为低收入或高收入人群更多的从医保中受益。部分研究亦得出中立性的结论。关于统筹城乡医保的研究发现,统筹较未统筹能够更好地促进医疗资源利用与合理配置,提升了弱势群体对医疗资源的可及性,缩小了城乡间差异。此外,医疗服务利用的分配应根据需要而不是财富和支付能力这一假设前提,应成为研究医疗服务利用公平性问题的出发点。

三、医保制度的健康绩效

除经济效应外,医疗保障制度的实施效果还须注重其对参保居民的健康效应分析。其实施的最终目的也是为了维护和提高国民的健康水平。理论上,医疗保障制度提高了个人就医的财务可及性,鼓励参保者在患病时及时利用医疗卫生服务,因此,其对居民健康水平的提高应当具有一定的积极作用。但由于影响居民健康的因素较多,较之基因、环境和收入等因素,医疗保障制度对健康的影响实际上相对较低(WHO, 2011),且可能边际递减(Ashton et al., 2003; Fisher, 2003; Phelps, 2013)。但对于那些患有急性病以及重疑难杂症等的人群来说,医疗保障制度无疑会提高患者经济上的医疗可及性,鼓励患者积极寻医问诊,得到有效治疗,进而带来经济和健康福利上的改进。黄枫和甘犁(2010)基于卫生医疗需求模型研究城镇老年人群医疗保险与健康之间的关系,发现拥有公费医疗和劳保医疗的老年人群表现出更高的医疗总支出和更低的自付医疗支出,以及健康状况的显著改善。

首先从健康行为角度分析,个体健康水平与其健康行为密切相关,医疗保险对健康影响存在正反效应。积极方面表现为,参保后个体可以享有更多的预防医疗保健等服务,获得更多的健康常识,进而更加主动参与到健康管理中去,有效改善自身健康行为,如采取戒烟限酒等健康行为,从而有效改善个体健康水平(Ayanian et al., 1999)。消极一面体现在,考虑到患病后医疗保险可以减免部分医疗费，降低了购买医疗服务的价格，产生过度医疗需求（Cutler and Reber，1998），即导致“事后道德风险”发生；还有可能使被保险人降低其在出险前防范疾病风险的投入，即健康经济学中“事前道德风险”概念，增加不健康行为发生倾向（彭晓博和秦雪征，2015）。

国内，新农合方面，有学者研究发现农村居民患病后就医行为更易受到治疗成本、疾病严重程度以及就医机会成本等因素的影响（封进和李珍珍，2009）。其他因素，如医疗机构距离、看病等待时间等也对患者选择医疗机构有影响，研究还发现疾病严重程度和经济因素对患者选择就诊单位具有交互效应（王翌秋和张兵，2009）。新农合提高了参合者发生不健康行为倾向（彭晓博和秦雪征，2015）。城居保方面，饶克勤（2000）对居民门诊和住院利用影响的研究发现，疾病严重程度、年龄和医疗保障制度是其主要影响因素。统筹城乡医保方面，其从不同层面影响城乡居民健康行为，马超等（2016）利用 CHARLS 2008 年与 2012 年两期数据研究统筹城乡医保对农村居民就医行为的影响，结果表明：农民过去一个月门诊就诊次数和医疗消费支出显著增加；但对过去一年是否选择住院及其医疗支出的影响不显著。

其次从健康水平改善来看，国内外诸多学者认为医疗保险对健康影响具有不同作用。一方面，有学者指出医疗保险对健康具有积极作用，如 Medicare 对健康有积极影响（Pelgrin and Stamour，2015），且有助于改善健康状况与提高寿命（Khwaja，2010）。Medicaid 不仅显著降低低收入儿童的死亡率（Currie and Gruber，1996），与改善美国俄勒冈州低收入成年人群自评身体与心理健康（Finkelstein et al.，2012），而且还有利于增加成年人就诊眼科医生概率并改善视力（Lipton and Decker，2015）。马萨诸塞州卫生改革显著改善健康自评（Long et al.，2012）。有研究利用汽车交通事故作为健康外生冲击，识别医疗保险对事故受害者的健康影响，结果表明，未参保者有着更高的死亡率（Doyle Jr，2005）。Quimbo et al.（2011）利用菲律宾质量改进示范项目研究（Quality Improvement Demonstration Study，QIDS）随机政策实验研究发现，其对贫穷儿童健康也具有积极影响。Hullegie and Klein（2010）对德国私人医疗保险自然实验进行研究，分析结果显示其对健康有着积极作用。来自加拿大国家健康保险的证据发现，其有效地促进婴儿健康改善(Hanratty, 1996)。另一方面,也有研究得出医保对健康不显著结论,如美国 Medical-Care 虽然促进非贫穷年轻女性的医疗消费与门诊利用,但对其慢性病与健康改善不显著(Pauly, 2005);柬埔寨农村健康保险虽然促进患者对公共设施利用和降低对私人医疗服务利用,但对健康没有显著影响(Levine et al., 2016)。

国内,围绕新农合与城居保对健康影响研究亦显示出不同的结论。有学者认为社会医疗保险可以改善部分人群的健康水平,如老年人与儿童(Meng et al., 2015)。以及医疗保险有助于家庭维持对处于负面健康冲击时期的儿童人力资本投资(Liu, 2016)。新农合方面,一方面,有研究表明其显著提高参合者的健康水平(程令国和张晔,2012),有效改善农民身心健康(郑适等,2017),显著改善参合农户的健康状况并提高其土地流转意向(张锦华等,2016);另一方面,有研究发现是否有医疗保险对农村居民健康影响不显著(赵忠,2006),其对"自评健康"和"过去4周内生病或受伤次数"没有显著影响(Lei and Lin, 2009)。Chen and Jin(2012)使用2006年中国农业普查数据研究表明,新农合对儿童与孕产妇死亡率没有显著影响。来自中国老年人健康长寿影响因素调查(CLHLS)数据显示,其增加了参合老年人事前道德风险发生概率,且健康较好人群表现更加明显(傅虹桥等,2017)。城居保方面,一方面,部分研究表明其有利于促进参保个体的健康,对弱势群体影响更大(潘杰等,2013)。Pan et al. (2016)利用2007—2010年全国城居保试点效果评估入户跟踪调查数据,用不同报销政策作为工具变量识别医疗保险的健康因果效应,发现城居保显著地改善参保者健康水平,对低受教育水平与低收入参保患者效果更加显著。来自国务院城居保评估调查2007—2009年的数据表明,医保夹心层人群的健康状况较差(赵绍阳等,2013)。另一方面,也有研究表明其对参保居民健康无显著改善作用,如来自 CHNS 数据研究表明其健康影响不显著(赵忠,2006),来自1991—2006年 CNHS 数据显示,其对自评健康影响不显著(Huang, 2017)。统筹城乡医保方面,涉及健康绩效的研究尤其欠缺,如利用调研截面数据,得出统筹层次具有正健康效应的结论(马超等,2015b)。

正如 Levy and Meltzer(2008)文献述评所言,国际上许多研究没有识别出健康保险对整体患者人群健康因果效应。医疗保险最终能否有效促进健康还需要展开深入的经验研究(Baicker and Finkelstein, 2011)。国内,医疗服务对健康结果影响亦没有明确一致答案(王曲和刘民权,2005)。医疗保险能否有效改善健康是卫生经济学最具争议的命题之一,将健康度量、目标人群和识别方法选择视为导致结论各异的主要原因(潘杰和秦雪征,2014)。

上述医保对健康影响不同结论可能的原因如下:首先,医保可能引发事前道德风险,即增加不健康行为发生概率,进而可能减弱医保对健康的正向影响。如医疗保险(新农合)扩张引致事前道德风险发生,且对健康较好的群体影响更加显著(傅虹桥等,2017)。其次,不同健康指标研究结论各异,如均以美国老年健康保险计划为分析对象,有研究指出此计划使 65 岁患者的七天死亡率降低了百分之一,严重疾病患者的死亡率降低了 20%(Card et al., 2009);但此计划对老人自评健康与死亡率均无显著影响(Polsky et al., 2009)。或其在建立最初 10 年里对参保者死亡率没有显著的影响(Finkelstein and McKnight, 2008)。Brook et al.(1983)利用医疗保险随机控制实验研究显示,其显著改善视力较差者与低收入高血压患者的健康状况,但对其他八种健康状况和健康习惯影响不明显;澳大利亚私人医疗保险表现出与自评健康正相关,但与健康客观指标呈负相关,认为自评健康捕捉个体与风险相关不必要的医疗支出,特别是风险态度(Doiron et al., 2010)。台湾地区全民医疗保险显著降低老年人死亡风险,且健康越差人群降低幅度越大,但对自评健康与功能障碍影响不显著(Keng and Shu, 2013)。来自国务院城居保 2008—2010 年数据研究表明其对城镇居民整体人群的健康水平改善不显著,但显著地促进了以老年人和低收入人群等为代表的健康较差人群的健康水平(胡宏伟和刘国恩,2012)。来自新农合的证据亦显示,其显著改善农村老年人日常活动能力和认知功能,但对自评健康改善和死亡率没有显著影响(Cheng et al., 2015)。最后,医保对健康因果效应因遗漏变量、自选择与双向因果等潜在内生性问题造成估计偏差。一方面,健康较差人群表现出更高概率生病并就医,医保与健康多呈现负相关性或弱相关性;另一方面,以年龄为代表等不同特征人群健康时间效应表现不一致。

最后从健康公平促进方面看,国外,医疗保险制度可有效减少健康水平和医疗服务利用水平等在不同经济社会层次人群中的分布差异(Yip and Berman, 2001)。

国内,部分学者认为基本医疗保险制度在建立初期,还不能很好地解决公平问题(Luo et al.，2009;高建民和周忠良，2007;魏众和 B・古斯塔夫森，2005)。有关城乡居民医保对健康不平等缓解效应的研究也发现我国医疗卫生服务中存在不同层面的不平等现象(仇雨临和黄国武，2013)。新农合方面，解垩(2009a)如利用 1991—2006 年 CHNS 数据分析我国医疗卫生领域与“水平公平”目标的偏离程度，结果显示健康保障效应倾向富人，农村不平等程度更深，且随着时间的推移，不平等程度在加深。城居保方面，一方面，来自国务院城居保 2008—2010 年数据表明其对城镇居民健康水平改善不显著，但显著地促进了以老年人和低收入等为代表的健康较差人群的健康水平(胡宏伟，2012)。另一方面，通过利用 2007—2011 年“国务院城镇居民基本医疗保险试点评估调查”数据分析表明，城居保受益归属表现出“亲富人”现象，这对原本健康水平更差的低收入人群更加不利(周钦等，2016)。统筹城乡医保方面，研究发现，统筹较未统筹，统筹层次越高，越有利于健康公平性改善(马超等，2017)。

同医疗保障制度实施的经济效应类似，其健康效应相关文献亦呈现出不同的研究结论。如果医疗保险促进参保者的健康水平，则可视为医保制度有效促进其医疗服务利用效率，视之为有效需求，反之则为过度需求。统筹城乡医保前，无论是新农合，还是城居保，在改善居民健康水平上均有不同的结论。统筹城乡医保制度后，研究发现自由选择更高档次医保的参保者健康水平得到显著改善。分析健康绩效研究呈现出不同结论的原因发现，医保政策健康绩效评估难点在于健康指标选择的适应性方面，不同健康指标适用不同人群，且侧重点不同。因此，衡量健康水平改善首先要对健康测量指标适用性进行分析，针对群体间异质性及时效性选取健康测量指标，以期得出更加稳健的研究结论。

四、医保政策效应评估方法

人文社科领域的自然实验方法来源于自然科学研究，后者通常通过理论假设和实验室方案设计，对控制组和实验组进行比较，继而得出控制元素的相关特征与作用原理。而前者则是参考了这一研究方法，以自然事件的发生为契机，通过观察、测量和比较不同时期控制群体和参照群体的某些指标，以得出相关结论。在医疗保障效应评估方面的自然实验方法应用中，20 世纪 70 年代由美国兰德公司发起的医疗保险制度实验(RAND Health Insurance Experiment, HIE),具有划时代的意义。该实验设计了多达14种不同的医疗保险方案(主要表现为共付比例的差异),约2000户家庭被随机安排到这些方案中(Newhouse, 1993; Newhouse et al., 1981),经过对这些居民的健康状况和医疗消费行为等的长期跟踪调查,最终形成了内容丰富的数据库和相关研究成果。如Brook et al.(1983)利用该数据库研究发现,较为慷慨的医疗保险方案,通常会鼓励参保者更多地使用医疗资源,并产生更多的医疗支出。但他们在健康水平方面的效果并不明显,在控制了收入水平和初始健康状况等因素之后,完全免费的医疗保险方案仍然表现为显著地改善了视力障碍患者和低收入的高血压患者的病况,而其他八种衡量健康状况和健康生活方式的指标,则没有收到明显的效果。Manning et al.(1987)详细分析了医疗保险共付比率的变化对医疗服务需求的影响,测出医疗服务价格的需求弹性大致为-0.2,并认为门诊医疗服务覆盖不充分的医疗保险计划,由于减少了人们对预防医疗等服务项目的使用,并没有提高医疗总支出水平。

近年来,与自然实验相关的计量方法在医疗保障领域的应用得到广泛的拓展。如De La Mata(2012)运用断点回归设计(regression discontinuity design, RDD)方法评估了Medicaid的参保资格对居民参与率、私人医疗保险覆盖、医疗服务利用和儿童健康等方面的影响。研究发现,Medicaid在较低起付线时,显著促进了参保居民对预防医疗服务的使用;但从中短期来看,它对健康的影响并不显著。在关于我国医疗保障制度的研究中,Wagstaff et al.(2009)运用倍差法(difference-in-differences, DID)对我国新农合的早期实施效果进行了评估,认为新农合明显增加了居民对门诊和住院服务的使用,但未能明显降低自付水平和改善贫困人群的医疗资源利用。Chen and Jin(2012)则通过倍差法和倾向得分匹配法(propensity score matching, PSM),考察了新农合的其他效果,如它显著提高了学龄儿童入学率,但似乎对儿童和孕妇的死亡率并无显著影响。此外,依托于自然实验的数据分析方法也在逐渐改进,除了上述提到的之外,分位数倍差法(quantile difference-in-differences, QDID)和"变中变"(change-in-changes, CIC)等较新的数据差分方法,也开始应用于医疗保障效应评估领域(Borah et al., 2011)。

五、文献评述

在公平视角下研究医疗保障制度效应时，现有文献多是从结果平等的视角来考量城乡居民医疗服务利用公平性，且偏向于经济绩效的研究。事实上，医疗资源的有限性决定了在分配医保福利时无法做到结果的绝对平等。维持、改善和增进健康是医保制度根本目标，统筹城乡医保是实现消除全体城乡医保参保人群机会与待遇不公平的有效方式。统筹城乡医保核心价值：保障城乡居民在享受健康与医疗服务上享有机会平等，而非结果平等，这与WHO优先关注“平等”理念不谋而合。世界银行2006年发展报告亦提出“世界追求的是机会公平，健康作为人类生存发展的必要条件”，追求健康的机会公平亦应是其应有之义。因而本书在机会平等与统筹城乡医保部分，结合相关政策及罗默的机会平等理论，构建一个统筹城乡医保背景下的机会平等理论分析框架。通过数理分解，论述机会不平等的作用机理与衡量标准，并运用课题调研数据，测度城乡居民医疗服务利用与健康水平差异中由机会不平等造成的比例。

制度绩效方面，统筹城乡医保制度提高了医疗资源合理配置，对缩小城乡医疗服务利用差异具有积极作用，但是在缓解经济负担方面证据不足。具体来看，一方面，统筹城乡医保显著促进门诊服务利用率与增加医疗支出，但对住院影响不显著，这与统筹制度目标强调提高门诊保障待遇期望效果相一致。做好新农合与城居保在制度建立之初旨在重点保障住院和门诊大病，辅以城乡医保统筹提高门诊利用率，则统筹较未统筹能更好地改善参保者的健康水平，且统筹层次越高，健康改善效果越显著。但另一方面，目前城居保与新农合可能存在保障水平相对不足，抑或未能有效降低患者的实际医疗支出，健康风险没有能够得到有效保障等问题。

评估医保制度绩效首先应从其实现目标出发。当然，医保制度绩效目标不能孤立的从个体（需方）角度出发，还应从医保制度（供方）考察。统筹城乡医保制度绩效可从效果、公平和效率三个测量范畴展开。其中，效果层面，关注患者健康状况改进，满意度和医疗服务质量等，与此同时控制患者疾病风险，有效防控灾难性卫生支出与因病致贫发生率。公平层面，聚焦于弱势群体医疗服务利用与健康改善，或从健康经济学机会平等视角分析，抑或把向弱势倾斜与机会平等相结合，改变已有研究多基于结果指标，受平等与均等化思维所主导，而较少关注城乡医疗服务利用与健康等差异背后的机会公平等不足。效率层面，则聚焦于参保者的医疗服务利用效率与医保基金经办管理效率，不仅要关注医疗服务利用率及健康水平改善等绝对指标，还需要考虑到城乡差异、居民个体健康异质性和就医偏好，以及医疗资源供给等与健康消费密切相关的相对因素的影响。

统筹城乡医保方面，随着统筹层次或保障待遇水平不断提高：一方面，从患者角度来看，保障水平提高有利于其释放医疗需求和提高医疗消费能力；从医保制度方来看，有利于其整合资源并实现系统降本增效。另一方面，可能产生过度需求、医疗资源浪费和效率下降等风险，且由于患者寻求优质医疗资源带来的拥挤效应，一定程度上降低福利效果的改进。如何统筹处理好有限的医保基金与医疗资源同无限的医疗需求之间的矛盾？从整体上把握统筹城乡医保制度绩效，兼顾个人发展与社会机会平等，探讨机会公平、健康、医疗利用与统筹城乡医保的因果关系与作用机制成为医保制度绩效研究的重要内容。

第三部分

统筹城乡医保模式分类及效应评估分析框架构建

第一章　江苏省城乡医保统筹试点地区模式介绍

统筹城乡医疗保障制度，作为基本实现医疗保障制度覆盖全体城乡居民，是保障城乡居民均等地享有基本医疗保障权利的重要举措，不少地方政府本着“高度重视、统筹规划、规范引导和稳步前进”的试点原则，对这一制度进行了大量实践和探索。本章将以太仓市、常州市新北区、宜兴市和南京市栖霞区为例，对各地统筹城乡医疗保障制度的主要做法进行全面介绍。

一、“实质公平式”模式

太仓市位居全国百强县前十位，是全国第二批职工医保试点城市。自2008年正式实施城乡医保统筹以后，扩大医保覆盖面、提高保障层次，在解决困难群众“因病致贫、因病返贫”问题上，取得显著成效。太仓市的医疗保障体系设置两个统筹基金，分别为职工医保基金和城乡居民医保基金。

（一）筹资政策

职工医保由当地人力资源和社会保障局负责管理。调查期间，太仓市职工医保筹资标准为在职职工工资总额的10%，其中个人负担2%，用人单位支付8%。对于参加职工医保的灵活就业人员和被征地农民，缴费基数为职工最低工资基数的10%，其中个人负担8%，市财政补贴1%，镇财政补贴1%。

城乡居民医保亦由当地人力资源和社会保障局负责管理。调查期间，筹资标准为700元每人每年，其中个人缴纳200元，政府财政补贴500元（其中市级财政补助280元，镇级财政补助220元）。

比较发现，其一，险种内比较来看，职工医保方面，在职职工筹资标准高于灵活就业人员和被征地农民，且在职职工个人缴费比例低于后者。城乡居民医保方面，所有参保人群均按照一定数额缴纳保险费。其二，险种间比较来看，职工医保筹资标准高于城乡居民医保。

表 3-1-1 太仓市城乡医保筹资政策

医保类型	覆盖人群	筹资标准	个人	单位	政府
职工医保	在职职工	工资总额的 10%	2%	8%	—
	灵活就业人员 被征地农民	最低工资基数的 10%	8%	—	2%
城乡居民医保	参保人群	700 元	200 元	—	500 元

注："—"为空，表示不存在该选项。

（二）门诊报销政策

职工医保补偿模式采用"门诊个人账户＋门诊统筹＋住院统筹"相结合的方式，覆盖人群涵盖在职职工和退休职工。在职职工门诊保障待遇上，门诊统筹起付线为 600 元，封顶线为 2 500 元。门诊基金支付比例上，一级医院政策范围内医保基金报销比例为 75%，二、三级医院报销比例为 65%。退休职工保障待遇高于在职职工，其中起付线为 400 元，封顶线为 3 000 元，一级医院门诊报销比例为 85%，二、三级医院门诊报销比例为 75%。

城乡居民医保补偿模式采用"门诊统筹＋住院统筹"的方式，门诊统筹方面，人群 1 和人群 2 均不设起付线，封顶线统一为 500 元。门诊基金支付比例上，人群 1 为除人群 2 外的所有城乡非职工人群，人群 1 在一级医疗机构产生的政策范围内费用报销比例为 50%，二、三级医疗机构报销比例为 40%；人群 2 为超过 50 岁的女性和超过 60 岁的男性，其在一级医疗机构报销比为 60%，二、三级医疗机构报销比例为 50%。

比较发现，其一，险种内不同人群比较来看，职工医保方面，退休职工门诊保障待遇无论是起付线、封顶线还是医疗机构基金支付比例均好于在职职工。城乡居民医保方面，高龄人群在医疗机构基金支付比例上高于低龄人群。其二，险种间比较来看，职工医保除起付线外，在封顶线和医疗机构基金支付比例上均优于城乡居民医保。

表 3-1-2　太仓市城乡医保普通门诊报销政策

医保类型	覆盖人群	起付标准（元）	封顶线（元）	基金支付比例(%)	
				一	二、三
职工医保	在职职工	600	2 500	75	65
	退休职工	400	3 000	85	75
城乡居民医保	人群 1	—	500	50	40
	人群 2	—	500	60	50

注：人群 1 为除人群 2 外的所有城乡非职工人群，人群 2 为超过 50 岁的女性和超过 60 岁的男性。基金支付比例指政策范围内支付比例。“—”表示不存在。

（三）住院报销政策

职工医保在职职工住院统筹起付标准在一、二和三级医疗机构分别为 300 元、600 元和 800 元，不设封顶线。医保政策范围内的报销比例中，一级医院费用在 0～4万元内为 94%，4 万以上为 99%；二、三级医院在 0～4 万元内为 90%，4 万以上为 95%。退休职工住院起付标准较在职职工偏低，在一、二和三级医疗机构分别为 200 元、400 元和 600 元，不设封顶线。医保政策范围内的报销比例标准同在职职工报销待遇标准。

城乡居民医保在一、二和三级医疗机构起付线分别为 100 元、400 元和 800 元，不设封顶线。政策范围内医保基金支付比例上，一级医院费用在 0～2 万元为 70%，2 万～8 万元为 75%，8 万元以上为 85%；二级以上医院费用在 0～2 万元为 60%，2 万～8 万元为 65%，8 万元以上为 75%。

比较发现，其一，险种内比较来看，职工医保方面，退休职工起付标准在不同级别医疗机构中相应低于在职职工，而基金支付比例无差异。其二，险种间比较来看，城乡居民医保起付标准大体上低于职工医保，但基金支付比例较职工医保差距较大。就住院而言，显然职工保障待遇远高于城乡居民医保覆盖人群。

表 3-1-3　太仓市城乡医保普通住院报销政策

医保类型	覆盖人群	起付标准（元）			基金支付比例（%）					
		一级医院	二级医院	三级医院	一级医院			二、三级医院		
					0～4 万	4 万以上		0～4 万	4 万以上	
职工医保	在职职工	300	600	800	94	99		90	95	
	退休职工	200	400	600	94	99		90	95	
城乡居民医保	非职工人群	100	400	800	0～2 万	2 万～8 万	8 万以上	0～2 万	2 万～8 万	8 万以上
					70	75	85	60	65	75

注：基金支付比例指政策范围内支付比例。

（四）模式小结

结合面上政策访谈发现，太仓市统筹城乡医保制度具有以下典型特征：

（1）自由选择、相互衔接配套的医疗保障体系。2007 年在实施城乡医保统筹之前，全市 20.6 万农村居民“新农合”的结报比例仅为 29.3%。2008 年开展城乡医保统筹试点之后，农民参加城乡居民医保，结报比例立即提高到 47.4%。由于城乡医保统筹进程中，城乡居民医保被分在当地人社局，与职工医保同隶属一个部门，太仓市居民可以在这两大险种之间自由选择，险种之间的转换衔接机制较为完善。不同年龄段的劳动人员，可以根据自身实际情况，选择不同种类的医疗保险，达到法定退休年龄之后，可以选定某个险种，按照该险种的规定办理退休手续。医保经办部门对其之前参加各类社会医疗保险的缴费年限分别按职工医保与居民医保按照 1∶4 的比例进行折算，对缴费年限不足的居民一次性进行补缴。这两种医保制度并存，互相协作，并且针对所有医保对象实行持卡就医、实时结算。没有工作单位的老年居民，在补缴一定的费用后，也可参加城镇职工医疗保险。

（2）向弱势群体倾斜的参保报销机制。2008 年太仓市实行医保统筹时，当地人力资源和社会保障局除了提出医保“向基层倾斜”的政策之外，还提出了“向老人倾斜、向特殊疾病倾斜和向特殊人群倾斜”的三个向弱势群体倾斜的政策。把以人为本的理念融入社会医疗保障制度，优先保障弱势群体的基本权益。参保报销方面，当家庭情况特别困难的农村参保个体选择较高层次的保险时(如无工作的农村居民也可以选择参加职工医保或城乡居民医保)，给予其一定的费用减免(如被征地农民在无额外缴费的情况下，住院方面直接享受与职工医保同等的待遇)，从而减少弱势群体在购买高层次医疗保险时的收入约束，使相对贫困但医疗需求高的人群也能获得较高补偿。此外，在医疗救助方面，建立了社会医疗救助和重点优抚对象医疗救助机制，2008 年至 2010 年，太仓市医疗救助 27 162 人，支付医疗救助金额2 661万元；2009 年起至今，大病重病结报率从 2007 年的 92%提高至 100%，在解决“因病致贫、因病返贫”问题上取得较好成绩。

二、“二元分层基金统一”模式

从 2016 年开始，常州市新北区整合城乡居民医保，并纳入市本级统筹区。统筹之后，居民医保普通门诊统筹先按照原规定实行首诊与转诊政策，再针对住院基层首诊和双向转诊的医保支付政策不断完善。

(一) 筹资政策

城乡居民医保统筹前，2015 年新农合一般人群人均筹资标准为 660 元，其中个人缴纳 150 元，政府各级财政补贴 510 元；困难人群筹资标准同一般人群，但由政府直接承担。城居保不同人群筹资标准各异，但是政府给予不同人群补贴的金额均为 400 元。其中未成年居民筹资标准为 520 元，个人缴纳 120 元；高校大学生筹资标准为 500 元，个人缴纳 100 元；非从业居民筹资标准为 850 元，个人缴纳 450 元；老年居民的筹资标准为 700 元，个人缴纳 300 元；困难人群缴费由政府全额补贴。

城乡居民医保统筹后，2016 年新北区把新农合与城居保统筹为城乡居民医保，把未成年居民和高校大学生筹资标准调高至 600 元，个人缴费标准调整为每人每年 150 元。非从业居民和老年居民筹资标准调整至 800 元，个人缴费标准调整为每人每年 350 元，非从业居民的个人缴纳额较 2015 年下降了 100 元，但政府补贴部分上涨 50 元，老年居民的个人缴纳和政府补贴部分较 2015 年提高 50 元。城乡居民医保新增加了对流动就业人员的医疗保障，但政府对流动人口并未进行参保补贴，参保的流动人口需个人缴纳 800 元保险费，困难人群依旧由政府代为缴纳全部参保费。

比较发现，其一，横向比较来看，统筹前，新农合筹资标准统一，而城居保则因不同人群而异。其中，未成年人群和高校大学生筹资标准低于新农合，而非从业居民与老年居民筹资标准高于新农合。其二，纵向比较来看，统筹后，原城居保除非从业人群的筹资标准略微下调外，其余人群均全面提高。原新农合人群筹资标准则因不同人群有升有降。

表 3-1-4　常州市新北区城乡居民医保统筹前后筹资政策

<table>
<tr><th>时间</th><th>医保类型</th><th>覆盖人群</th><th>个人
缴纳(元)</th><th>政府
补贴(元)</th><th>筹资
标准(元)</th></tr>
<tr><td rowspan="7">2015</td><td rowspan="2">新农合</td><td>一般人群</td><td>150</td><td>510</td><td>660</td></tr>
<tr><td>困难群众</td><td colspan="3">政府承担</td></tr>
<tr><td rowspan="5">城居保</td><td>未成年居民①</td><td>120</td><td>400</td><td>520</td></tr>
<tr><td>高校大学生</td><td>100</td><td>400</td><td>500</td></tr>
<tr><td>非从业居民②</td><td>450</td><td>400</td><td>850</td></tr>
<tr><td>老年居民③</td><td>300</td><td>400</td><td>700</td></tr>
<tr><td>困难群众④</td><td colspan="3">政府承担</td></tr>
<tr><td rowspan="6">2016</td><td rowspan="6">城乡居民医保</td><td>未成年居民</td><td rowspan="2">150</td><td rowspan="4">450</td><td rowspan="2">600</td></tr>
<tr><td>高校大学生</td></tr>
<tr><td>非从业居民</td><td rowspan="2">350</td><td rowspan="2">800</td></tr>
<tr><td>老年居民</td></tr>
<tr><td>流动就业人员⑤</td><td>800</td><td>0</td><td>800</td></tr>
<tr><td>困难群众</td><td colspan="3">政府承担</td></tr>
</table>

注：① 未成年居民包含：新生儿(市本级居民)、一般未成年人(市本级居民)和在校中小学生。

② 非从业居民指 18 周岁以上不在职工基本医疗保险覆盖范围内，且男性小于 60 周岁，女性小于 50 周岁的市本级居民。

③ 老年居民指男性在 60 周岁及以上，女性在 50 周岁及以上的市本级居民。

④ 指没有固定收入的重度残疾人、低保人员、三无人员、孤儿和五保户等。

⑤ 非常州市市本级户籍流动人员，18 周岁以上，且男不满 60 周岁，女不满 50 周岁，如在常州市市本级就业、有居住证且有参保记录，即可与本地人员享有同等的参保缴费政策补贴待遇。

(二) 门诊报销政策

(1) 普通门诊

统筹前,2015 年常州市新北区新农合普通门诊不设置起付线;基金支付比例方面,首诊和二级医疗机构均为 23%,三级医疗机构为 18%。城居保起付标准为 200 元;基金支付比例方面,首诊报销比例为 50%,二、三级医疗机构报销比例为 40%,最高限额为 1 500 元,其中老年居民和非从业人群就诊需要转诊手续。

统筹后,所有人群保障水平向 2015 年城居保的保障待遇水平看齐。虽然原新农合人群起付标准从无到有,提高到 200 元,但是基金支付比例提高了约一倍,首诊基金支付比例由 23%提高至 50%,二、三级报销比例由原来的 23%和 18%统一提高到 40%,最高限额仍然保留为原来的 1 500 元。

比较发现,其一,横向比较来看,统筹前,新农合较城居保享有零起付线待遇优势,但在基金支付比例以及年度最高限额上均存在较大的保障待遇差距。其二,纵向比较来看,统筹后,所有城乡居民医保覆盖人群普通门诊保障待遇同 2015 年城居保政策。新农合起付标准从无到有,变为 200 元,但基金支付比例提高一倍左右,最高限额也由 500 元提高到 1500 元。定性判断原新农合人群享有统筹政策将带来普通门诊待遇上的显著提升。

表 3-1-5　常州市新北区城乡居民医保统筹前后普通门诊报销政策

<table>
<tr><th rowspan="2">时间</th><th rowspan="2">医保类型</th><th rowspan="2">覆盖人群</th><th rowspan="2">起付标准(元)</th><th colspan="3">基金支付比例(%)</th><th rowspan="2">最高限额(元)</th><th rowspan="2">是否需要转诊</th></tr>
<tr><th>首诊</th><th>二</th><th>三</th></tr>
<tr><td rowspan="3">2015</td><td>新农合</td><td>参合人群</td><td>0</td><td>23</td><td>23</td><td>18</td><td>注释①、②</td><td>是</td></tr>
<tr><td rowspan="2">城居保</td><td>人群 1</td><td rowspan="2">200</td><td rowspan="2">50</td><td colspan="2" rowspan="2">40</td><td rowspan="2">1 500</td><td>是</td></tr>
<tr><td>人群 2</td><td>否</td></tr>
<tr><td rowspan="2">2016</td><td rowspan="2">城乡居民医保</td><td>人群 1</td><td rowspan="2">200</td><td rowspan="2">50</td><td colspan="2" rowspan="2">40</td><td rowspan="2">1 500</td><td>是</td></tr>
<tr><td>人群 2</td><td>否</td></tr>
</table>

注:① 常州市第四人民医院新北院区,单次刷卡限额 150 元,每日累计 300 元;镇级定点医疗机构,单次刷卡限额 100 元,每日累计 200 元;村级定点医疗机构,单次刷卡限额 50 元,每日累计 100 元;全年门诊医疗费用累计补偿金额最高限额 500 元。

② 23%即时补偿(其中中药饮片、中医诊疗项目的费用按 33%进行补偿)。

③ 人群 1 包含老年居民或非从业居民;人群 2 包含未成年居民或大学生。

④ 基金支付比例指政策范围内支付比例。

(2) 门诊特定病种补助

统筹前,2015 年常州市新北区新农合未包含门诊特定病种。城居保针对不同病种保障待遇不一,病种 1 基金支付比例为 75%,每月最高限额为 200 元,但需要到指定医疗机构就诊;病种 2 基金支付比例为 85%,每次最高限额为 3 000 元。2016 年统筹后,所有城乡居民门诊特定病种保障待遇同 2015 年的城居保。

比较发现,其一,横向比较来看,统筹前,新农合没有特定病种报销政策,而城居保则将部分特殊病种纳入门诊报销政策,为该部分患病人群提供更好的门诊保障待遇。其二,纵向比较来看,统筹后,所有城乡居民医保覆盖人群门诊特定病种享有补助待遇同 2015 年城居保政策。为原新农合人群新增包括重症精神病和白内障等在内的特定病种门诊保障待遇。

表 3-1-6 常州市新北区城乡居民医保统筹前后门诊特定病种报销政策

时间	保险类型	病种	基金支付比例(%)	最高限额	定点单位、使用范围
2015	新农合	无			
	城居保	病种 1	75	200 元/月	102 医院、德安医院
		病种 2	85	3 000 元/次	设有眼科并具有手术条件的定点医院
2016	城乡居民医保	病种 1	75	200 元/月	102 医院、德安医院
		病种 2	85	3 000 元/次	设有眼科并具有手术条件的定点医院

注:① 病种 1 包含重症精神病(精神分裂症、偏执性精神病、抑郁症、情感分裂性精神病、狂躁症、双向情感障碍)以及癫痫伴发精神障碍。

② 病种 2 指白内障(超声乳化加人工晶体植入术)。

③ 基金支付比例指政策范围内支付比例。

(3) 门诊大病补助

统筹前,2015 年新农合门诊大病补助政策还未实行,城居保门诊大病不同人群起付标准统一为 800 元每人每年,但基金支付比例则因人群而异,人群 2 较人群 1 整体基金支付比例高出 10%,人群 1 在一、二级医疗机构支付比例为 85%,三级医疗机构支付比例为 75%。统筹后,所有城乡居民门诊大病保障待遇同 2015 年城居保人群。

比较发现，其一，横向比较来看，统筹前，新农合未包含门诊大病补助政策，而城居保则针对不同人群设置不同档次的基金支付比例。其二，纵向比较来看，统筹后，所有原新农合与城居保参保人群享有同2015年城居保门诊大病补助政策。因此，原新农合人群新增门诊大病保障待遇。

表3-1-7　常州市新北区城乡居民医保统筹前后门诊大病补助报销政策

<table>
<tr><th rowspan="2">时间</th><th rowspan="2">医保类型</th><th rowspan="2">覆盖人群</th><th rowspan="2">起付标准（元/年）</th><th colspan="3">基金支付比例(%)</th></tr>
<tr><th>一级</th><th>二级</th><th>三级</th></tr>
<tr><td rowspan="3">2015</td><td>新农合</td><td colspan="5">无</td></tr>
<tr><td rowspan="2">城居保</td><td>人群1</td><td rowspan="2">800</td><td colspan="2">85</td><td>75</td></tr>
<tr><td>人群2</td><td colspan="2">95</td><td>85</td></tr>
<tr><td rowspan="2">2016</td><td rowspan="2">城乡居民医保</td><td>人群1</td><td rowspan="2">800</td><td colspan="2">85</td><td>75</td></tr>
<tr><td>人群2</td><td colspan="2">95</td><td>85</td></tr>
</table>

注：① 恶性肿瘤化疗、放疗、肾功能衰竭血液透析、肝肾移植后抗排异药的门诊费用，半年累计后视作一次住院并按照可报销费用的70%进行补偿。

② 人群1包含老年居民或非从业居民；人群2包含未成年居民和大学生。

③ 最高限额：尿毒症血液、腹膜透析治疗费和抗贫血治疗药费无最高限额；器官移植后抗排斥药费和环孢素浓度测定费术后第一年10万、第二年7万、第三年及以后5万最高限额；恶性肿瘤放、化疗费无最高限额，血友病药费最高限额8 000元；再生障碍性贫血药费最高限额15 000元。

④ 基金支付比例指政策范围内支付比例。

（三）住院报销政策

统筹前，2015年，新农合在起付标准方面，一、二与三级医疗机构起付标准每次分别为300元、500元和1 000元；在基金支付比例方面，一级医疗机构为85%，二级及以上医疗机构或其他特定医疗机构为50%或75%。城居保面向不同人群保障待遇有差别，其中针对老年居民和非从业居民，在起付标准方面，二级以下医疗机构每次为400元，三级和其他特定医疗机构为800元；在基金支付比例方面，三级医疗机构为75%，此外均为85%。针对未成年居民和大学生，在起付标准方面，一、二级医疗机构为200元，其他均为400元；基金支付比例方面，三级医疗机构为 85%，其他均为 95%。

统筹后，所有原新农合和城居保人群的起付标准和基金支付比例基本同原城居保政策标准，仅对人群 1 的支付标准进行微调。

比较发现，其一，横向比较来看，统筹前，新农合较城居保无论在起付标准上还是在基金支付比例上，总体保障待遇相对低一些。其二，纵向比较来看，统筹后，原新农合参合人群的住院保障待遇得到提高，无论从起付标准还是基金支付比例上，原新农合人群待遇提高幅度均大于原城居保参保人群。针对患者的住院待遇，医保支付政策向基层倾斜，“老年居民”和“非从业人员”在一、二级医疗机构的住院起付标准有所降低；统筹兼顾了新北区原参保人员的就医习惯和医疗机构地域的分布特点，市第四人民医院（新北院区）的住院起付标准由原来的 800 元/次降低到 500 元/次。

表 3-1-8 常州市新北区城乡居民医保统筹前后住院保障待遇政策

<table>
<tr><th rowspan="2">时间</th><th rowspan="2">医保类型</th><th rowspan="2">覆盖人群</th><th colspan="4">起付标准(元/次)</th><th colspan="4">基金支付比例(%)</th></tr>
<tr><th>一级</th><th>二级</th><th>其他</th><th>三级</th><th>一级</th><th>二级</th><th>其他</th><th>三级</th></tr>
<tr><td rowspan="3">2015</td><td>新农合</td><td>参合人群</td><td>300</td><td>500</td><td colspan="2">1 000</td><td>85</td><td colspan="2">50 或 75</td><td>50 或 75</td></tr>
<tr><td rowspan="2">城居保</td><td>人群 1</td><td colspan="2">400</td><td colspan="2">800</td><td colspan="3">85</td><td>75</td></tr>
<tr><td>人群 2</td><td colspan="2">200</td><td colspan="2">400</td><td colspan="3">95</td><td>85</td></tr>
<tr><td rowspan="2">2016</td><td rowspan="2">城乡居民医保</td><td>人群 1</td><td colspan="2">300</td><td>500</td><td>800</td><td colspan="2">85</td><td colspan="2">75</td></tr>
<tr><td>人群 2</td><td colspan="2">200</td><td colspan="2">400</td><td colspan="2">95</td><td colspan="2">85</td></tr>
</table>

注：① 人群 1 包含老年居民或非从业居民；人群 2 包含未成年居民或大学生。

② 其他特指，四院新北院区、武进人民医院和武进中医院。

③ 新农合中，一级指代镇级，二级指代区级，基金支付比例 5 000 元以下为 50%，5 001 元以上为 75%；三级指市级，基金支付比例 10 000 元以下为 50%，10 001 元以上为 75%。

④ 基金支付比例指政策范围内支付比例。

（四）模式小结

常州市新北区统筹城乡医保政策主要在五个方面实现统一：一是个人出资标准，也就是不同居民在缴费义务上实现统一；二是门诊待遇，其中包括“普通门诊统筹”、“门诊特定病种”和“门诊大病”等待遇；三是住院待遇，其中包括执行统一的住院起付标准，自付比例和最高支付限额等；四是就医结算服务，参保人员可以持全国统一的社会保障卡或《常州市居民医疗保险证》在市内定点医疗机构就医，实时联网结算，不需要个人先垫支再报销；五是管理和经办服务，整合后的居民医保统一由各级人力资源和社会保障部门以及社会保险基金管理中心负责管理和经办。统一政策有助于医保待遇得到提高。

三、“二元分层基金分立”模式

宜兴市于 2008 年出台《宜兴市城乡居民医疗保险管理办法》，建立城乡居民医疗保险制度，并由宜兴市卫生局负责经办和管理。宜兴市的城乡居民医疗保险，是在政府组织、引导和支持下，实行个人、集体和政府多方筹资，城乡居民在就医时由医疗保险基金支付部分医疗费用的社会保障制度，实行“政府组织、统一筹资、征管分离、互助共济、专款专用、以收定支和收支平衡”的原则。保障对象为除按规定应参加职工医保的对象以外，户口在宜兴本市的所有城乡居民。与太仓市相同，统筹后宜兴市的医疗保障体系划分为职工医保和城乡居民医保两个险种。

（一）筹资政策

职工医保隶属当地人力资源和社会保障局。筹资标准为职工工资总额的 10%，其中个人负担 2%，用人单位支付 8%。对于参加这一方案的灵活就业人员和被征地农民，缴费基数为职工最低工资基数的 10%，全部由个人负担。城乡居民医保隶属当地卫生局。筹资标准为每人每年 580 元，个人缴纳 180 元，政府财政补助 400 元，其中镇级财政补助 160 元，市级财政补助 240 元。

比较发现，其一，险种内比较来看，职工医保方面，在职职工筹资标准高于灵活就业人员和被征地农民，且在职职工个人缴费比例低于非职工人群，非职工人群需要独自缴纳职工最低工资基数的 10%。城乡居民医保方面，所有参保人群均按照一定数额缴纳保险费。其二，险种间比较来看，职工医保筹资标准高于城乡居民医保。

表 3-1-9 宜兴市城乡医保筹资政策

医保类型	覆盖人群	筹资标准	个人	单位	政府
职工医保	在职职工	工资总额的 10%	2%	8%	—
	灵活就业人员、被征地农民	职工最低工资基数的 10%	10%	—	—
城乡居民医保	参保人群	580 元	180 元	—	400 元

注:“—”表示不存在。

(二) 门诊报销政策

在补偿模式方面,职工医保采取“门诊个人账户+住院统筹”的方式。35 周岁及以下,按本人缴费基数的 3%划入个人账户;36 周岁至 45 周岁,按本人缴费基数的 3.5%划入个人账户;45 周岁到退休前,按本人缴费基数的 4%划入个人账户;退休人员按本人医保计发基数的 6%划入个人账户。个人账户用完后,发生的门诊医疗费用和购药费用由个人自付。城乡居民医保采取“门诊统筹+住院统筹”的方式。门诊统筹不设起付线,报销比例为 40%,每人每年最多可报 350 元。

(三) 住院报销政策

职工医保起付标准在一、二和三级医院分别为 400 元、800 元、1 200 元,封顶线为 30 万元。基金支付比例方面,一、二级医院 1 万元以下为 88%,1 万元至 8 万元为 90%,8 万元以上为 92%;三级医院 1 万元以下为 84%,1 万元至 8 万元为 88%,8 万元以上为 92%。

城乡居民医保起付标准中乡镇卫生院的起付线为 300 元,一、二级医院为 500 元,三级医院为 800 元。基金支付比例上,乡镇卫生院和一级医院为 80%,二、三级医院分别为 70%和 65%。全年累计最高补偿额为 18 万元。

比较发现,其一,险种内比较来看,职工医保与城乡居民医保各自覆盖人群享有其同一住院报销政策。其二,险种间比较来看,无论是起付标准、封顶线,还是基金支付比例,职工医保保障待遇均高于城乡居民医保,尤其高级别医疗机构基金支付比例差距较大。

表 3-1-10　宜兴市城乡医保住院报销政策

<table>
<tr><td rowspan="3">医保类型</td><td rowspan="3">覆盖人群</td><td colspan="3">起付标准(元)</td><td rowspan="3">封顶线</td><td colspan="6">基金支付比例(%)</td></tr>
<tr><td rowspan="2">一级医院</td><td rowspan="2">二级医院</td><td rowspan="2">三级医院</td><td colspan="3">一、二级医院</td><td colspan="3">三级医院</td></tr>
<tr></tr>
<tr><td rowspan="2">职工医保</td><td rowspan="2">职工人群</td><td rowspan="2">400</td><td rowspan="2">800</td><td rowspan="2">1 200</td><td rowspan="2">30 万</td><td>1 万元以下</td><td>1 万元～8 万元</td><td>8 万元以上</td><td>1 万元以下</td><td>1 万元～8 万元</td><td>8 万元以上</td></tr>
<tr><td>88</td><td>90</td><td>92</td><td>84</td><td>88</td><td>92</td></tr>
<tr><td rowspan="2">城乡居民医保</td><td rowspan="2">非职工人群</td><td>乡镇医院</td><td>一、二级医院</td><td>三级医院</td><td rowspan="2">18 万</td><td>乡镇医院</td><td colspan="2">二级医院</td><td colspan="3" rowspan="2">65</td></tr>
<tr><td>300</td><td>500</td><td>800</td><td>80</td><td colspan="2">70</td></tr>
</table>

注:基金支付比例指政策范围内支付比例。

(四) 模式小结

与太仓市不同的是,宜兴市城乡居民医保与职工医保分属于卫生局和人力资源和社会保障局两个部门,因此很长时间未实现险种间的自由转换,也没有制度间相应的衔接机制。后陆续有农村居民通过灵活就业人员方式参加职工医保,但需要缴纳较高的费用(大约每年 8 000 元),包含职工医疗保险和职工养老保险两部分,必须医疗和养老保险同时参加,不可以只参加其中一项。没有工作单位的老年居民无法参加职工医保。另外,在调研中了解到,由于不同险种分属于不同部门,农村居民在转换险种时手续办理较为麻烦。此外,个人信息在卫生局信息系统和人社局信息系统的对接方面也经常出现问题。

四、"待统筹"模式

南京市栖霞区医疗保障体系中社会基本医疗保险主要由职工医保、城居保和新农合构成。在调研期间尚未把新农合和城居保整合,虽然城居保基金与市级医保基金实现统筹,但新农合仍由卫生局下属的新农合管理办公室负责管理。

(一) 筹资政策

新农合方面,2015 年至 2016 年,新农合筹资标准由 750 元提高到 880 元,个人缴纳由 180 元增加到 230 元,提高 50 元;政府财政补贴由 570 元提高到 650 元,增加 80 元。困难人群保费由政府承担。

城居保方面,2015 年至 2016 年,城居保筹资标准依人群设置不同标准:① 老年居民筹资标准由每人每年 840 元提高到 860 元,其中个人缴费 400 元,财政补助 460 元。② 其他居民筹资标准由每人每年 860 元提高到 910 元,其中个人缴费 480 元,财政补助 430 元。③ 大学生筹资标准由每人每年 480 元提高到 550 元,其中个人缴费 120 元,财政补助 430 元。④ 学生儿童筹资标准由每人每年 500 元提高至 580 元,其中个人缴费 150 元,财政补助 430 元。困难人群保费由政府承担。

比较发现,其一,横向比较来看,2015 年,新农合筹资标准统一,而城居保则因不同人群而异。其中,学生儿童和高校大学生筹资标准低于新农合,而老年居民和其他居民筹资标准高于新农合。2016 年,城居保中仅其他人群筹资标准略高于新农合。其二,纵向比较来看,2015 年至 2016 年,新农合较城居保筹资标准提高更多。其中,新农合筹资标准提高了 130 元,增长率为 17.33%;城居保筹资标准依不同人群而异,提高区间为 20~80 元。

表 3-1-11 南京市栖霞区城乡居民医保筹资政策

<table>
<tr><th>时间</th><th>医保类型</th><th>覆盖人群</th><th>个人缴纳(元)</th><th>政府补贴(元)</th><th>筹资标准(元)</th></tr>
<tr><td rowspan="8">2015</td><td rowspan="2">新农合</td><td>一般人群</td><td>180</td><td>570</td><td>750</td></tr>
<tr><td>困难群众</td><td colspan="3">财政补助</td></tr>
<tr><td rowspan="5">城居保</td><td>老年居民</td><td>400</td><td>440</td><td>840</td></tr>
<tr><td>其他居民</td><td>480</td><td>380</td><td>860</td></tr>
<tr><td>大学生</td><td>100</td><td>380</td><td>480</td></tr>
<tr><td>学生儿童</td><td>120</td><td>380</td><td>500</td></tr>
<tr><td>困难群众</td><td colspan="3">财政补助</td></tr>
</table>

（续表）

时间	医保类型	覆盖人群	个人缴纳(元)	政府补贴(元)	筹资标准(元)
2016	新农合	一般人群	230	650	880
		困难群众	财政补助		
	城居保	老年居民	400	460	860
		其他居民	480	430	910
		大学生	120	430	550
		学生儿童	150	430	580
		困难群众	财政补助		

注：参保居民中，享受最低生活保障待遇、二级以上重度残疾人、重点优抚对象、特困职工家庭子女、孤儿，个人不须缴费，参保费用由财政予以全额补助。

数据来源：宁人社[2014]156号和宁人社[2015]110号。

（二）门诊报销政策

（1）普通门诊

2015年到2016年，新农合门诊报销政策未发生变化。普通门诊报销不设起付线，最高限额为1 000元，基金支付比例中，社区为55%，二级医疗机构为50%，三级医疗机构为25%。

与2015年相比，2016年城居保提高了学生儿童门诊待遇，门诊报销费用段由0～300元调整为0～400元，最高限额由300元调整为400元。其他人群的普通门诊报销政策均未发生变化。起付标准上，除学生儿童外，普通门诊起付线为200元，基金支付比例向基层和80岁以上老年人群倾斜，给予更高的报销比例，同级别医疗机构的报销比例高出5个百分点。

比较发现，其一，横向比较来看，2015与2016年，新农合较城居保均享有起付标准和最高限额方面的保障待遇优势，但基金支付比例则不如城居保高，尤其是在三级医疗机构中基金支付比例差距较大。其二，纵向比较来看，2015年至2016年，普通门诊报销政策几乎相同，仅提高了学生儿童最高限额。

表 3-1-12　南京市栖霞区城乡居民医保普通门诊报销政策

<table>
<tr><th rowspan="2">时间</th><th rowspan="2">医保类型</th><th rowspan="2">人群
类别</th><th rowspan="2">起付
标准(元)</th><th colspan="3">基金支付比例(%)</th><th rowspan="2">最高限额
(元)</th></tr>
<tr><th>社区</th><th>二</th><th>三</th></tr>
<tr><td rowspan="4">2015</td><td>新农合</td><td>参合人</td><td>0</td><td>55</td><td>50</td><td>25</td><td>1 000</td></tr>
<tr><td rowspan="3">城居保</td><td>老年居民
其他居民</td><td rowspan="2">200</td><td>60</td><td colspan="2">50</td><td rowspan="2">900</td></tr>
<tr><td>80 周岁
以上居民</td><td>65</td><td colspan="2">55</td></tr>
<tr><td>学生儿童</td><td>0</td><td>60</td><td colspan="2">50</td><td>300</td></tr>
<tr><td rowspan="4">2016</td><td>新农合</td><td>参合人</td><td>0</td><td>55</td><td>50</td><td>25</td><td>1 000</td></tr>
<tr><td rowspan="3">城居保</td><td>老年居民
其他居民</td><td rowspan="2">200</td><td>60</td><td colspan="2">50</td><td rowspan="2">900</td></tr>
<tr><td>80 周岁
以上居民</td><td>65</td><td colspan="2">55</td></tr>
<tr><td>学生儿童</td><td>0</td><td>60</td><td colspan="2">50</td><td>400</td></tr>
</table>

注:① 合理转区外定点医院就诊的可报药费补助 25%,其他不报,就诊医院分为社区医院和非社区医院,其中非社区医院一般指二、三级医疗机构。

② 80 岁以上参合人员医疗费用在原补偿基础上再提高 5%比例,门诊封顶线提高到 1 100元。

③ 参保居民在外地就诊发生的门诊费用由个人承担,基金不予补助。

④ 基金支付比例指政策范围内支付比例。

(2) 门诊慢性病

新农合针对门诊慢性病在起付线标准方面,不设置起付线,每人每年累计报销额为 1 400 或 1 800 或 2 200;在支付比例方面,社区的基金支付比例为 55%,二、三级医疗机构的支付比例分别为 50%和 25%。新农合 2016 年的起付标准、报销比例与累计报销限额与 2015 年相同,城居保未涉及门诊慢性病。

比较发现,其一,横向比较来看,新农合为部分高血压和糖尿病患者提供门诊慢性病保障,虽然在起付线标准和基金支付比例上与普通门诊报销政策一致,但提高了每人每年累计报销限额,这为慢性病患者常年用药量大提供更好的保障。城居保门诊慢性病未有特别介绍，应参照普通门诊政策执行。其二，纵向比较来看，2015 年至 2016 年，门诊慢性病政策未发生变化。

表 3-1-13　南京市栖霞区城乡居民医保普通门诊慢性病报销政策

时间	医保类型	人群类别	起付标准	基金支付比例(%)			每人每年累计报销限额(元)
				社区	二	三	
2015	新农合	参合人	0	55	50	25	1 400 或 1 800 或 2 200
	城居保	无					
2016	新农合	参合人	0	55	50	25	1 400 或 1 800 或 2 200
	城居保	无					

注：① 南京市栖霞区新农合门诊慢性病是指：高血压Ⅱ级、高血压Ⅲ级；Ⅰ型糖尿病、Ⅱ型糖尿病。

② 基金支付比例指政策范围内支付比例。

(3) 门诊特定病种补助

针对门诊特定病种补助，城居保居民血友病按照轻、中、重分类型，基金支付限额分别为 1 万、5 万和 10 万，限额内基金支付比例为 70%。2016 年较 2015 年政策未发生改变。

表 3-1-14　南京市栖霞区城乡居民医保门诊特定病种报销政策

时间	医保类型	起付标准(元)	基金支付比例(%)	最高限额(元)
2015	新农合	无		
	城居保	0	70	注
2016	新农合	无		
	城居保	0	70	注

注：① 血友病按照不同严重程度，分别设置不同报销封顶线，基金支付限额分别为 1 万、5 万和 10 万。

② 基金支付比例指政策范围内支付比例。

比较发现，其一，横向比较来看，城居保为血友病人群提供更好的保障待遇，基金支付比例和最高限额均高于普通门诊保障水平。新农合未涉及门诊特定病种政策。其二，纵向比较来看，2015 年至 2016 年，门诊特定病种政策未发生变化。

（4）门诊大病补助

门诊大病补助主要针对城居保中的居民和学生儿童，没有设置起付线和最高限额，在所有医疗机构，居民可享受的支付比例统一为 80%，学生儿童的报销比例为 85%。2016 年较 2015 年政策没有变化。新农合门诊大病为政策规定的几种大病提供额外政策支持，进一步提高该部分人群的保障待遇。

比较发现，其一，横向比较来看，新农合和城居保均为居民提供门诊大病补助，区别是新农合仅为几种政策规定的大病提供更高的保障待遇，而城居保未规定特定病种，为所有人群提供大病补助。其二，纵向比较来看，2015 年至 2016 年，政策未发生变化。

表 3-1-15　南京市栖霞区城乡居民医保门诊大病补助报销政策

<table>
<tr><th rowspan="2">时间</th><th rowspan="2">医保类型</th><th rowspan="2">覆盖人群</th><th rowspan="2">起付标准（元）</th><th colspan="3">基金支付比例（%）</th><th rowspan="2">最高限额</th></tr>
<tr><th>一级</th><th>二级</th><th>三级</th></tr>
<tr><td rowspan="3">2015</td><td>新农合</td><td colspan="6">注①</td></tr>
<tr><td rowspan="2">城居保</td><td>居民</td><td rowspan="2">0</td><td colspan="3">80</td><td rowspan="2">无</td></tr>
<tr><td>学生儿童</td><td colspan="3">85</td></tr>
<tr><td rowspan="3">2016</td><td>新农合</td><td colspan="6">注①</td></tr>
<tr><td rowspan="2">城居保</td><td>居民</td><td rowspan="2">0</td><td colspan="3">80</td><td rowspan="2">无</td></tr>
<tr><td>学生儿童</td><td colspan="3">85</td></tr>
</table>

注：① 南京市栖霞区新农合中属于恶性肿瘤、器官移植术后抗排异和学生血友病、再障、系统性红斑狼疮等门诊相关药费、放疗费用按 50%比例给予补助，相关检查费按 30%比例给予补助，纳入住院补助总额计算。

② 基金支付比例指政策范围内支付比例。

（三）住院报销政策

新农合参合人群在一级、二级和三级医院的住院起付线分别为 200 元、400 元和800元，对应的报销比例分别为90%、80%和55%，最高限额为20万元。城居保参保人群除学生儿童外人群在一级、二级和三级的起付标准分别为300元、500元和900元，对应统筹基金支付比例分别为90%、85%和65%，学生儿童在一级、二级和三级的起付标准分别为300元、400元和500元，统筹基金支付比例分别为95%、90%和80%，保障待遇高于参加城居保其他人群。个人基金每年最高支付限额与个人缴费的年限挂钩。

比较发现，其一，横向比较来看，大体上，新农合起付线低于城居保，但基金支付比例与最高限额均低于城居保，整体保障水平城居保更高。其二，纵向比较来看，2015年至2016年，住院报销政策未作调整，城乡居民住院保障待遇仍存在一定差距。

表3-1-16　南京市栖霞区城乡居民医保住院报销政策

时间	医保类型	覆盖人群	起付标准（元/次）			基金支付比例（%）			最高限额（万元）
			一级	二级	三级	一级	二级	三级	
2015	新农合	参合人群	200	400	800	90	80	55[①]	20
	城居保[④]	老年其他	300	500	900	90	85	65	注释②
		学生儿童	300	400	500	95	90	80	
2016	新农合	参合人群	200	400	800	90	80	55[①]	20
	城居保	老年其他	300	500	900	90	85	65	注释②
		学生儿童	300	400	500	95	90	80	

注：① 转本市市级定点医院每次住院的可补助费用800元以上部分和转本市省级定点医院每次住院的可补助费用1 000元以上部分，均按55%给予补助。80岁以上参合人员医疗费用在原补偿基础上再提高5%的比例。

② 基金最高支付限额与个人缴费年限挂钩，参保缴费第一年，其住院、门诊大病和门诊医疗费用，基金累计最高支付限额29万元，连续缴费每增加1年，最高支付限额增加1万，最高可

增加到 36 万元。中断缴费再次参保的，基金最高支付限额按第一年重新计算。

③ 大病保险：大病保险的起付标准以本市上一年度城镇居民年人均可支配收入的 50%左右设置，对起付标准以上费用实行“分段计算，累加支付”，不设最高支付限额。起付标准为 2 万元，2 万元到 4 万元，支付 50%；4 万元至 6 万元，支付 55%；6 万元到 8 万元，支付 60%；8 万元至 10 万元，支付 65%；10 万元以上，支付 70%。

④ 2015 年，“城居保”参保人员在一个自然年度内多次住院的，起付标准逐次降低，第二次及以上住院按规定住院起付标准的 50%计算，但最低不低于 150 元。

⑤ 基金支付比例指政策范围内支付比例。

（四）模式小结

南京市栖霞区尚处于城乡医保未统筹状态，城乡基本医疗保险仍主要由职工医保、城居保与新农合构成。其中，新农合隶属卫生局管理，基金经办则由下属新农合管理办公室负责；职工医保与城居保隶属南京市人社局管理，基金经办统一由南京市社会医疗保险基金管理中心负责。此外，险种间不允许自由选择参保，仍呈现出城乡二元特则，依据户籍和就业划分参保人群。2015 年至 2016 年，城居保与新农合政策几乎未发生变化。整体上，城居保保障待遇好于新农合。

五、四地城乡医保模式总结

综合分析四个地区的制度异同发现：第一，太仓市和宜兴市于 2008 年，常州市新北区于 2016 年实施城乡居民医保统筹制度，在医保政策上已经把城镇居民和农村居民纳入同一个保障体系下，而南京市栖霞区的城镇居民和农村居民仍然分别参加城居保和新农合，暂时未开展城乡居民医保统筹。

第二，从管理体制上来看，四地职工医保均隶属人社部门；城乡居民医保方面，太仓市和常州市新北区统筹后划给当地的人社部门，而宜兴市则划归给当地卫生部门负责管理，南京市栖霞区城居保仍然隶属当地人社部门，而新农合则隶属当地卫生局管理，具体经办由卫生局下属的新型农村合作医疗管理办公室负责。

第三，正是上述第二点的区别，使得太仓市、常州市新北区和宜兴市在统筹后有了一系列的差异。由于太仓市两大险种都隶属人社局，调查期间太仓市允许居民根据自身特征不同在两大险种间自由选择参保，并且给予参加城乡居民医保的弱势群体选择参加职工医保时一定费用减免，并直接将失地农民纳入职工住院保险之中。因此太仓市的两大险种实际上可以视为该地推行出的两个档次的医疗保险，前者缴费和待遇相比于后者更高。常州市新北区则暂时不允许参加城乡居民医保的人群选择参加职工医保。宜兴市由于城乡居民医保和职工医保分属于两个不同的部门管理，宜兴市在医保统筹上虽然打破了户籍界限，实现了“城乡统筹”，一定程度上消除了由户籍带来的医疗保险歧视，但仍会存在机会不平等问题。以失地农民为例，太仓市失地农民在住院医保方面直接纳入太仓市职工医保，而宜兴市失地农民在获得一定的失地补偿款后，如果想参加职工医保，必须在满足年龄限制的条件下，缴纳较高的医保费用（约每年 8 000 元）；此外，灵活就业人员在选择参加职工医保时，须同时参加职工养老保险和医疗保险，不可以只参加医疗保险而不参加养老保险（而太仓市农村居民可以在任意医疗保险中选择），这对于收入不高的农民而言，仍是一笔不小的开支。即便宜兴市农民缴费后参加了职工医保，还会出现手续繁琐、信息系统转接等琐碎的问题。

由此可以发现，太仓市、常州市新北区、宜兴市和南京市栖霞区的医疗保障制度均具有一定的代表性。太仓市的统筹城乡医保模式是最符合机会平等原则的一种模式，不仅消除户籍带来的限制，还充分考虑到户籍带来的“偏环境”效应，本书将与太仓市做法相类似的统筹模式称为“实质公平式”模式。常州市新北区仅限统筹城乡居民医保，尚不允许统筹后的城乡居民医保覆盖人群自由选择参加职工医保，本书将与常州市新北区做法类似的统筹模式称为“二元分层基金统一”模式。宜兴市的统筹城乡医保模式很好地消除户籍界限，使农村居民和城镇居民享受同等待遇，实现户籍上无政策壁垒，完成城乡医保统筹，但忽视了对“偏环境”效应的考虑，统筹后的城乡医保仍然包含原来的三个医保基金，本书将与宜兴市做法相类似的统筹模式称为“二元分层基金分立”模式（又称“平整竞技场式”模式）。南京市栖霞区尚未实行城乡医保统筹，本书将尚未实现城乡医保统筹的地区类似的模式称为“待统筹”模式。

回顾俞德鹏（2001）界定的正义社会三个阶段，可以发现，南京市栖霞区的医疗保险政策处于第一阶段，即城乡居民的医保政策形式不平等，实质也不平等。常州市新北区和宜兴市的医疗保险政策处于第二阶段，即城乡居民的医保政策形式平等，但实质上还欠缺公平，没有考虑到城乡居民在收入等社会经济地位上存在的差异，可能会导致“农帮城”的现象。太仓市的医疗保险政策处于第三阶段，是一种形式上向弱势群体倾斜但促进实质公平的阶段。上述几种典型的医保制度，为本书提供良好的素材，表 3-1-17 对此进行简要总结。

表 3-1-17 四地城乡医保模式总结

	太仓市	常州市新北区	宜兴市	南京市栖霞区
医保险种	职工医保 城乡居民医保	职工医保 城乡居民医保	职工医保 城乡居民医保	职工医保 城居保 新农合
管理部门	人社局	人社局	人社局 卫生局	人社局 人社局 卫生局
城乡医保统筹	是	是	是	否
基金 个数	2	2	3	3
是否允许 自由选择	是	否	是	否
机会平等	机会平等 实质公平式 正义社会 第 3 阶段	平整竞技场式 无政策壁垒[①] 正义社会 第 2 阶段	平整竞技场式 无政策壁垒 正义社会 第 2 阶段	待统筹 有政策壁垒 正义社会 第 1 阶段

注：根据调研期间材料总结得出。

---

① 没有政策壁垒(no legal bar)，罗默也将这样的思想称为“传统”机会平等思想(traditional view of equal opportunity)(Roemer, 1996)。

第二章　分析框架与调查设计

一、分析框架

（一）机会平等理论分析框架

如前文所述，回顾前人理论与我国统筹城乡医保实践的基础上，本书试图将罗默的机会平等理论与健康经济学理论相联系，以期构建一个适应我国城乡医保统筹制度的理论分析框架，为今后的政策实施提供有益的参考与建议。

（1）罗默机会平等理论的数理形式

根据罗默的机会平等理论框架，个体“优势”（advantage，记作 y）被认为由两方面因素决定：“环境”（circumstance，记作 c）和“努力”（effort，记作 e）①，即

$$y_i = y(c_i, e_i) \tag{3-2-1}$$

如果将环境分为 J 类，把处在同一环境中的个体定义为一个“类型”（type）。当给定个体的努力程度时，无论该个体处于何种类型中，其获得的优势是相等的。奖励个体由努力带来的优势，补偿由环境造成的劣势。② 罗默强调，一个公正的社会应使那些处于最不利环境的人群的优势最大化，即：

$$\max \min_c y(c, \tilde{e}) \tag{3-2-2}$$

① 下文出现的“优（劣）势”、“环境”、“努力”均为机会平等理论专业名词。

② 这就是对“奖励原则”与“补偿原则”的简单认识，后文将详细讨论这两个原则的联系与区别。

把社会中各给定努力水平$\tilde{e}$下个体的优势进行加总，(3-2-2)式可以写成：

$$\max\int_{e}\min_{c}y(c,e)f(e)\mathrm{d}e \tag{3-2-3}$$

其中，$f(e)$表示努力的密度函数。这与前文提到的罗尔斯极大极小原则相似。

值得注意的是，罗默(1998，pp. 5－32)多次强调，某些努力会受环境因素的影响，必须考虑环境对努力的偏效应，因环境造成的努力差异也是不公平的。这被称为“偏环境问题”(partial circumstance problem)。在这种情况下，罗默提出了一种分析思路：社会根据人们在所属类型中的相对努力水平(degree)来分配资源，而不是他们的绝对努力程度(level)①。因此，罗默用个体在所属类型中努力的分位数 π 来衡量相对努力程度，得(3-2-4)式：

$$\max\int_{x}\min_{c}y(c,\pi)\mathrm{d}\pi \tag{3-2-4}$$

这就是罗默的极大极小原则。

(2) 机会平等理论与统筹城乡医保

虽然前述罗默的类型法思路新颖且简便易行，但是进行实证仍存在问题：第一，目前缺乏权威的分类方法，不同的分类可能会导致结论的差异，这使得研究缺乏严谨性。第二，按照罗默分类法进行的实证研究，多采用随机占优方法，但是该方法对样本量的要求非常高，需要每个类型都有足够多的样本量(Ferreira and Gignoux, 2011)，国内数据很难满足。因此，本书借鉴 Fleurbaey (2008)选择性平等(selective egalitarianism)思想，结合罗默机会平等理论，对我国城乡居民医疗服务利用差异进行研究。

将机会平等理论纳入健康经济学的研究，关键在于划分 c 与 e，即区分造成城乡医疗差异的合理因素与不合理因素。为简化模型，本书假设 c 中只包含户籍这一个因素，e 中只包含医疗需要这一个因素，以个体获得的医疗服务利用作为优势

① 例如，以受教育程度作为个体的努力，假设差类型中个体的受教育年限在[2,10]区间内服从正态分布；好类型中个体的受教育年限在[4,20]区间内服从正态分布。个体 A 的受教育年限处于差类型的中位数 6 年上；个体 B 处于好类型的中位数 12 年上。罗默论证，如果 A 和 B 最终没能获得同等优势，就存在机会不平等。因为各类型中的个体无需对他们所处类型受教育年限的分布负责，他们只需对自己处于该类型中的分位点负责。不同类型间个体努力上的差别，是社会的责任，应当由社会来承担。

y，记某项促进城乡医疗公平的制度性转移支付为 tr。① 假设一种简单的情形：$y=c\times e+tr$。

如表 3-2-1，低需要的农村居民 y 为 1，高需要的农村居民 y 为 3，低需要的城镇居民 y 为 3，高需要的城镇居民 y 为 9。自由至上主义(Libertarianism)持一种自由放任(Laissez-faire)政策，即转移支付 $tr=0$。②

表 3-2-1　自由至上主义自由放任政策

	低医疗需要 $e=1$	高医疗需要 $e=3$
农村居民 $c=1$	1 $tr=0$	3 $tr=0$
城镇居民 $c=3$	3 $tr=0$	9 $tr=0$

表 3-2-2 展示了平等主义(egalitarianism)的政策理念。通过转移支付，拿出 5 个单位高医疗需要城镇居民的医疗资源利用，转移 1 个单位给低医疗需要城镇居民，转移 1 个单位给高医疗需要农村居民，转移 3 个单位给低医疗需要农村居民。这样每个格子里的人群均消费 4 个单位的医疗资源，实现完全平等。但是这显然是不合理的，也是不公平的，因为让高医疗需要的人没有得到相对应的医疗服务。

表 3-2-2　平等主义政策

	低医疗需要 $e=1$	高医疗需要 $e=3$
农村居民 $c=1$	4 $tr=+3$	4 $tr=+1$
城镇居民 $c=3$	4 $tr=+1$	4 $tr=-5$

① 为避免不必要的语句冗长，下文有些地方只写 y,c,e，而省去前面的汉字优势、环境、努力。

② 自由至上主义者反对社会保障领域国家强制性的再分配政策。但即便是最极端的自由至上主义者，如 Nozick，都表示自由放任的前提是初始拥有的正当性和程序的正当性(Nozick, 1974, pp. 149 - 164)。但这两点在我国现阶段均不满足，因为城乡差异本身就是个历史遗留问题，并且目前我国的医保政策也呈城乡分割状。显然自由放任政策不适用于我国当下医疗的城乡差距，本文不再赘述。

一种最简单常见的做法是通过描述性统计观测城乡之间均值上的差异。即将研究焦点放在$E(y|c_i)$上，然后研究不同c下$E(y|c_i)$之间的不平等程度。[①] 这种方法称为"均值平等"（equality of means）。政策制定者关心的就是城乡均值上的差异程度，如表3-2-1，城镇y的均值为6，农村y的均值为2，政策目标在于拉平这两个数值。

表3-2-3　按"均值平等"进行的一种矫正

	低医疗需要 $e=3$	高医疗需要 $e=1$
农村居民 $c=1$	3 $tr=+2$	5 $tr=+2$
城镇居民 $c=3$	2 $tr=-1$	6 $tr=-3$

如表3-2-3，通过一定的转移支付，可使无论城乡y的均值都等于4。但这种做法很容易犯引言中提到的错误，即统计数据表面上看城乡居民做到了平等，但实际上这是不公平的。例如，同为高的医疗需要，城镇居民利用6个单位医疗资源，而农村居民利用5个单位；反之同为低的医疗需要，农村居民利用3个单位医疗资源而造成居民利用2个单位。并且这违背补偿原则（Fleurbaey and Schokkaert，2009），即无论身处怎样的c，同样e要有同样y。

1）补偿原则

补偿原则（compensation principle）指的是在同等努力下，补偿因环境造成的劣势，直至同样的努力对应有同样的优势。在本例中就是，同等医疗需要时，无论城镇居民还是农村居民，不能因户籍的不同而造成医疗资源利用的不同。如果农村居民因为户籍而造成医疗资源利用偏少，则需要对其进行补偿。显然，"均值平等"无法满足补偿原则的要求。

通过图形可以更直观地反映上述内容，并且可以把e从二值放宽到连续的情

① 这里的例子c只取2个值，所以就直接用城乡均值相减或相除，以观测不平等程度。如果c能取很多值，此时可以求$E(y|c_i)$的基尼系数等。

形。如图 3-2-1 左边所示，两条曲线分别代表了城镇居民和农村居民的机会曲线，即当他们 e 取一定值时所对应的 y 的取值。其中，U 代表城镇，R 代表农村。“均值平等法”实际上要求两条曲线积分面积相等。图 3-2-1 左边说明：虽然两条曲线的积分面积相等，但除交点外，其余点上城乡居民相同的 e 对应 y 都不同，因此没有满足补偿原则。只有当城乡居民的机会曲线重合为一条曲线，即机会曲线呈现出图 3-2-1 右边时，个体 y 的不同仅来自 e 的差异，满足补偿原则的要求。

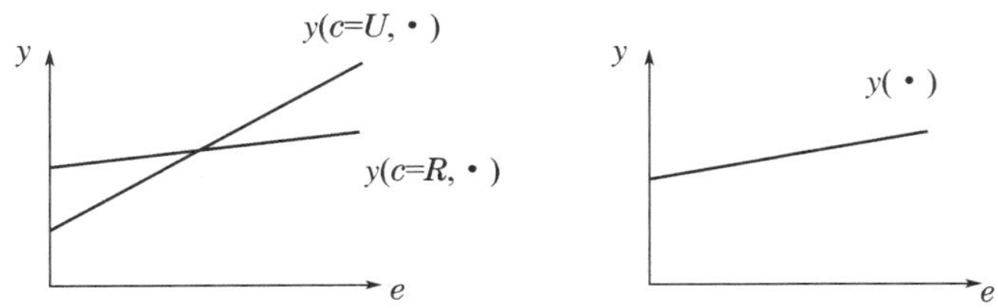

图 3-2-1　补偿原则示意图

假设总人群 $N=\{1,2,\cdots,n\}$，记 $(c_N,e_N)=((c_1,\cdots,c_N),(e_1,\cdots,e_N))$。因此，经济体为 $G=((c_N,e_N),\Omega)$，其中 Ω 指该经济体所有转移支付的总和，在上面的例子中 $\Omega=0$，现实中如果部分地区得到了上级的拨款或者当地加大医疗领域投入，则 $\Omega>0$。[①] 用 D 代表该经济体所能达到的范围，$S(G)$ 代表各种可选政策的集合。

补偿原则要求：同等努力，对应同等优势，与环境无关（equal y for equal e）。[②] 即 $\forall G\in D, \forall tr_N\in S(G), \forall i,j\in N$，如果 $e_i=e_j$，则 $y_i=y_j$（Fleurbaey，2008）。

Fleurbaey and Schokkaert(2011)介绍了补偿原则下度量机会不平等的一种方法：给定一个参照的 c 的分布（记为 $\tilde{c}$），则 y_i 的参照分布为 $\tilde{y}_i=y(\tilde{c},e_i)$，可将机会不平等定义为 $(y_i-\tilde{y})$，即同等努力时，只有个体环境与参照环境而导致的优势上的差异。在本例中，将城镇居民作为参照组，当农村居民的环境改变为与城镇居民一致时，他们的医疗资源利用将变为 $\tilde{y}$，$\tilde{y}$ 与 y_i 之间的差值就是城乡居民医疗上

① 在后面分析中，我们将设定 $\Omega=0$。一方面是为了简化；另一方面，各地的难题正是在于资源稀缺外来补贴有限的情况下如何更好地促进城乡机会平等。

② 第一个 Equal 又常被替换为 Maximin，意指如果差距实在太大以至于无法完全拉平（equality），那退一步，也要求对最差的那部分人予以优先（priority），尽可能大地促进他们的优势。本文一律用拉平、平等，但它还包含了一层意思，即如果现阶段拉平不了，或这种拉平过大地损害了效率，那么也要做到对农村居民予以优先。这契合了罗尔斯极大极小原则的思想。

的机会不平等，即"公正缺口"(fairness gap)。这种思路在哲学上称为等价平等主义(egalitarian-equivalence，简称 EE)。

Fleurbaey(2008)提出补偿原则下的 EE 政策，通过设置 tr_i 以消除公正缺口。即：

$$\widetilde{c}\in C, \forall G\in D, \forall tr_N\in S_E(G), \forall i\in N$$

$$tr_i = -y(c_i, e_i) + y(\widetilde{c}, e_i) + 1/n\sum_{j\in N}[y(c_j, e_j) - y(\widetilde{c}, e_j)] + \Omega/n \quad (3\text{-}2\text{-}5)$$

使得 $\forall i\in N$，均有

$$y_i = y(\widetilde{c}, e_i) + constant \quad (3\text{-}2\text{-}6)$$

借鉴 Fleurbaey(2008)，用表格对城乡医疗公正缺口问题进行直观解释。公式(3-2-5)中的 $y(c_j, e_j) = y(\widetilde{c}, e_j)$ 即为公正缺口，如表 3-2-4，以农村居民的环境为参照，此时对于农村居民而言，公式(3-2-5)前半部分 $-y(c_i, e_i) + y(\widetilde{c}, e_i)$ 为 0，因为真实的农村居民的 y 等于农村居民在农村环境下的 y。后半部分 $1/n\sum_{j\in N}[y(c_j, e_j) - y(\widetilde{c}, e_j)] + \Omega/n$，表示整个经济体的公正缺口分摊到每个个体的值，该值表示每个农村居民究竟该被补偿多少。本例中，该值为[0+0+(9−3)+(3−1)]/4=2，即如表 3-2-4，每个农村居民获得 2 单位的转移支付。对于城镇居民而言，公式(3-2-5)前一项 $y(c_i, e_i) - y(\widetilde{c}, e_i)$ 表示城镇居民所获得的不公正的优势，这部分在再分配中进行调整，公式(3-2-5)后一项表示农村居民实际获得的转移支付，因此前后两项之差即城镇居民应该进行的转移支付。在 EE 政策下，通过如表 3-2-4 的转移支付，使同等 e 的农村居民与城镇居民的 y 相等，与 c 无关，实现了机会平等，满足(3-2-6)式。其中，constant 代表固定常数，本例中为 2。[①]

但要注意的是，这个常数并不是个确定值，选取不同的参照组，该值会发生变化。若以城镇居民的环境作为参照组，则如表 3-2-5 所示。此时，constant 为−2。

① 因为 $y(\widetilde{c}, e_i)$ 横着看 4 个值依次为 1、3、1、3，y_i 为 3、5、3、5，所以 constant 为 2。

表 3-2-4 EE 政策(以农村环境作为参照组)

	低医疗需要 $e=1$	高医疗需要 $e=3$
农村居民 $c=1$	3 $tr=+2$	5 $tr=+2$
城镇居民 $c=3$	3 $tr=0$	5 $tr=-4$

表 3-2-5 EE 政策(以城镇环境作为参照组)

	低医疗需要 $e=1$	高医疗需要 $e=3$
农村居民 $c=1$	1 $tr=0$	7 $tr=+4$
城镇居民 $c=3$	1 $tr=-2$	7 $tr=-2$

按照 EE 的思路进行补偿,虽然能消除公正缺口,保证同样 e 都有同样的 y,但是不同 e 对应多少 y 是随意的(constant 不是定值),EE 思想并没有给出一个准则。如同以农村作为参照组的表 3-2-4 认为,高医疗需要应分配到 5 单位的医疗资源,低医疗需要应分配到 3 单位医疗资源;而以城镇作为参照组的表 3-2-5 却认为,高医疗需要应分配到 7 单位的医疗资源,低医疗需要应分配到 1 单位的医疗资源。EE 思想保证了城乡居民的机会曲线重合在一起,即满足了补偿原则,但是机会曲线没有明确说明,而鼓励原则可以明确曲线形状,如图 3-2-2。

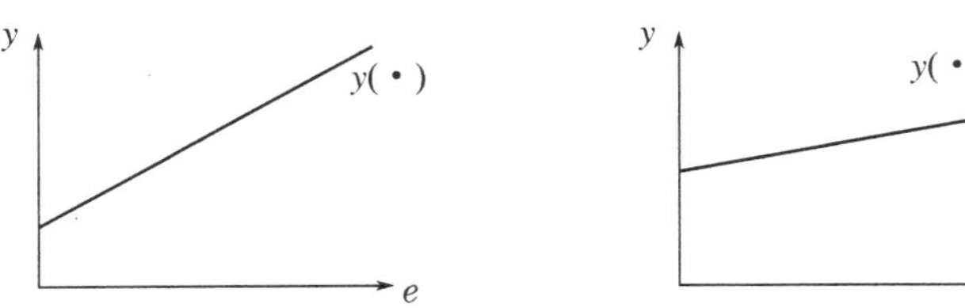

图 3-2-2 鼓励原则示意图

2) 鼓励原则

补偿原则是指在同等努力下,补偿因环境造成的劣势。鼓励原则(reward

principle)通俗说来，是在环境一定时，鼓励因努力而获得的优势。在本书中，该原则指的是鼓励个体根据自身不同的医疗需要相应就医。[①]

鼓励原则实际上考量在不同 e 之间究竟对应多少 y。最常见的对应法则是，在尽可能促进机会平等的同时，不对 e 与 y 之间的对应关系进行调整，因为那是合理的，无需处理。Fleurbaey(2008)把这称为偏向自由主义的鼓励原则。在本书中，自由主义鼓励原则保证对于不同 e 的人群只要按照他们自己的意愿合理就医即可。即自由主义鼓励原则满足在同等 c 时获得一致的转移支付 tr，tr 是独立于 e 的。[②]

自由主义鼓励原则要求：同等环境，对应同等的转移支付(equal tr for equal c)。即 $\forall G \in D$，$\forall tr_N \in S(G)$，$\forall i, j \in N$，如果 $c_i = c_j$，则 $tr_i = tr_j$。

与补偿原则下度量机会不平等的思路(EE)相似，在自由主义鼓励原则下度量思路为：给定一个参照的 e 的分布(记为 $\tilde{e}$)，则 y_i 的参照分布为 $\tilde{y}_i = y(c_i, \tilde{e})$。$\tilde{y}_i$ 的不平等程度，代表了自由主义鼓励原则下的机会不平等。因为这个不平等程度是在给定了 e 之后计算的，不同 e 之间没有再分配，$\tilde{y}_i$ 的不平等完全来自 c。该不平等程度被称为"直接不公正"(direct unfairness)。在经济哲学中被称为"条件平等"(conditional Equality，简称 CE)(Fleurbaey and Schokkaert，2011)。

CE 思想下的政策制定者，实际上仅在城乡间进行转移支付，同时使得个体在某个给定的医疗需要时能获得同等的医疗资源(Fleurbaey，2008)。即 $\tilde{e} \in E$，$\forall G \in D$，$\forall tr_N \in S_{CE}(G)$，$\forall i \in N$，

$$tr_i = -y(c_i, \tilde{e}) + 1/n \sum_{j \in N} y(c_j, \tilde{e}) + \Omega/n \tag{3-2-7}$$

---

① 在收入分配领域，该原则通常译为"奖励原则"，即高收入是对努力工作的人的奖励，这种收入的不平等是公正的。但在医疗领域，翻译成"奖励"有点不合宜，不能说多利用医疗资源是对生重病人的奖励，而是"鼓励"患大病的人更多地利用医疗资源。

② 还有一种比较常见的 e 与 y 的对应法则，即通过给不同 e 对应到不同的 y，而使得整个社会的 y 最大化，即偏向功利主义的鼓励原则。在本书背景下，这种功利主义鼓励原则意义不大，因为政府部门没有必要使得社会医疗服务利用总额最大化。不过当优势 y 为健康时，功利主义鼓励原则就有一定的意义，即如何给不同医疗需要的人进行转移支付，使得社会总健康水平最大化。例如封进和李珍珍(2009)，就是研究保小病还是保大病更能促进健康。

CE 政策就是通过设置这样的 tr_i，使得 $\forall i \in N, y(tr_i, c_i, \tilde{e})$ 的值均相等。

举例分析以简要说明 CE 的思想。如表 3-2-6 和表 3-2-7，分别以低医疗需要和高医疗需要作为参照组，这时符合自由主义鼓励原则，因为 tr 仅与 c 有关，与 e 无关。但可以发现，CE 政策仅仅在参照组上满足了补偿原则，在非参照组上并不满足补偿原则。例如表 3-2-6 的高医疗需要者，城镇居民就获得了更多的医疗资源。

表 3-2-6　CE 政策(以低医疗需要作为参照组)

	低医疗需要 $e=1$	高医疗需要 $e=3$
农村居民 $c=1$	2 $tr=+1$	4 $tr=+1$
城镇居民 $c=3$	2 $tr=-1$	8 $tr=-1$

表 3-2-7　CE 政策(以高医疗需要作为参照组)

	低医疗需要 $e=1$	高医疗需要 $e=3$
农村居民 $c=1$	4 $tr=+3$	6 $tr=+3$
城镇居民 $c=3$	0 $tr=-3$	6 $tr=-3$

回顾表 3-2-4 和表 3-2-5 可以发现，EE 政策虽然满足了补偿原则，但是并不满足自由主义鼓励原则，因为同等环境的个体对应了不同的转移支付(如表 3-2-4 的城镇居民和表 3-2-5 的农村居民)。

这体现了补偿原则与自由主义鼓励原则之间的冲突，通常情况下不可能同时满足这两个原则。从度量公式上看，CE 思想满足自由主义鼓励原则，因为计算 $\tilde{y}_i = y(c_i, \tilde{e})$ 的不平等程度时已经排除了 e 的影响；但是它不满足补偿原则，因为即使矫正后的 $\tilde{y} = y(c_i, \tilde{e})$ 完全平等("直接不公正"为 0)，也只能保证在给定 $\tilde{e}$ 的情况下，所有的 $\tilde{y}_i$ 相等，而不能保证任一相同的 e 都得到相同的 y。同样的，EE 思想满足补偿原则，因为 $y(c_i, e_i) - y(\tilde{c}, e_i)$ 直接度量了因为 c 造成的 y 上的差距；但是它不满足自由主义鼓励原则，因为“公正缺口”$y(c_i,e_i)-y(\tilde{c},e_i)$会受到 e 不同取值的影响。

(3) 健康经济学公平观与机会平等

健康经济学中最常见的公平概念是水平公平与垂直公平。其中，水平公平(horizontal equity)是指同等需要得到同等保健，而不应考虑个体的收入、地域和种族等因素。它实质上与补偿原则相适应，补偿原则要求同等 e 得到同等 y，与 c 无关。垂直公平(vertical equity)是指有不同医疗需要的人得到相适应的医疗保健水平(Morris et al.，2005)。从含义上看，它与鼓励原则相适应，鼓励原则要求鼓励由 e 造成的 y 的不平等。通过上述分析可以发现，利用机会平等的补偿原则与鼓励原则作为桥梁，可以将健康经济的公平概念与政治哲学、正义分配等哲学领域的理念相结合。

为了更直观理解，本书将上述几个概念进行了总结，见表 3-2-8。表面上看这两组概念是一致的，但通过上文分析发现，二者有一定区别，尤其是在对机会平等的测量上。这也提示了，在比较不同文献的实证结果时，必须首先确认它们是在同一框架下进行分析的，否则结论并不具有可比性。在进行实证分析时，也必须首先明确哲学原则。例如，Rosa Dias(2009)、Trannoy et al.(2010)在度量机会不平等时，首先用 y 对 c 进行回归，得到 y 的拟合值，并计算 y 拟合值的不平等程度。这种识别策略在第一步故意省略变量 e，相当于给定$\tilde{e}$等于 0，然后计算 $y(c,\tilde{e})$的不平等程度，因此可以视为自由主义鼓励原则下实证分析的特例。在对中国问题的研究中，Zhang and Eriksson(2010)用了类似方法，只不过他们研究的是收入的机会不平等。

表 3-2-8 鼓励原则与补偿原则

哲学思想	条件平等 conditional equality	等价平等主义 egalitarian-equivalence
关注焦点	$y(c,\tilde{e})$不平等程度 直接不公正	$y(c_i,e_i)-y(\tilde{c},e_i)$ 公正缺口
补偿原则	×	✓
功利主义鼓励原则	×	×

（续表）

哲学思想	条件平等 conditional equality	等价平等主义 egalitarian-equivalence
自由主义鼓励原则	√	×
水平公平	×	√
垂直公平	√	×
相应实证研究	Rosa Dias(2009) Trannoy et al. (2010)	

通过将机会平等引入健康经济学分析框架，在机会平等视角下考察统筹城乡医保制度实施效果，从鼓励原则和补偿原则角度分别考察我国医疗服务利用的机会不平等与城乡医疗服务利用不平等现状，并利用江苏省微观调研数据分析江苏省统筹城乡医保制度实施现状，以及统筹城乡医保对机会平等的促进作用，并考察不同统筹模式对机会不平等的影响效应，以期为统筹城乡医保制度的实施和发展提供有益参考。

（二）制度绩效与统筹城乡医保分析框架

2016 年 1 月 3 日，国务院印发《国务院关于整合城乡居民基本医疗保险制度的意见》（下文简称《意见》），《意见》要求整合城居保与新农合两项基本医疗保险，使城乡居民公平享有基本医疗保险权益，进一步促进社会公平正义，提高人民群众福利。《意见》中明确规定"六统一"要求，即统一覆盖范围、筹资政策、保障待遇、医保目录、定点管理和基金管理。本书将从政策及理论角度出发分析统筹城乡医保制度"六统一"的政策内涵，及其对城乡居民就医行为、医疗利用和健康水平的影响。

(1) 统一覆盖范围

《意见》中明确指出，统筹后的城乡居民医保制度，其覆盖人群为除应参加职工医保之外的全部城乡居民。打破以户籍、行政区划进行划分的医疗保障制度设计，将城乡居民作为一个统一整体，确保每个个体参加医疗保险的机会均等，保证医保制度的可及性和公平性，在促进城乡居民应保尽保的同时规避选择性参保和重复参保等问题，减轻财政重复补贴压力。覆盖范围扩大后，城居保与新农合基金池得以合并，依据大数法则，人群的医疗保障待遇将得以提高。

（2）统一筹资政策

统一筹资政策坚持多渠道筹资，继续实施政府财政补助与个人缴费相结合的筹资方式，在收支平衡的基础上合理确定城乡居民统一的筹资标准。各地在统筹城乡医保实践中，筹资普遍采取筹资标准“就低不就高”，降低原支付高人群的缴费负担。对于原来城乡居民参保筹资差距较大的地区，采取差别缴费，循序渐进地将筹资标准逐步统一，并逐步建立和完善与经济水平相适应的动态筹资方案。筹资政策的统一在综合考虑个人和政府财政承受能力的前提下，提高政府财政补助水平的同时，逐步提高个人缴费水平，能够促进医保基金平稳运行，加强基金的抗风险能力，满足不同人群的医疗服务需求。

（3）统一保障待遇

在保障适度、基金收支平衡原则下，统筹城乡居民医保制度使保障待遇更为均衡，使城乡居民在医疗保障方面享有平等权利，享受公平化的服务，逐步缩小因城乡二元经济结构造成的医疗保障方面的差距与不平等。各地统筹城乡医保实践中多采取保障待遇“就高不就低”做法，预期进一步提高原待遇较低人群的保障待遇。《意见》中规定城乡居民医保住院政策范围内补偿比例维持在75%左右，在稳定住院保障水平的情况下逐步提高门诊补偿待遇水平，逐步缩小政策和实际报销比之间的差距。

（4）统一医保目录

《意见》要求城乡居民医保药品目录和医疗服务项目目录保持统一。《意见》中指出要在现有城居保和新农合目录基础上，结合参保（合）者需求进行调整，并优化和完善医保目录相关管理。目前已经实施城乡医保制度统筹的地区均遵循医保目录“就宽不就窄”的原则，意味着医保报销范围和可用药范围的扩大，尤其对于原参合新农合人群，新农合医保目录范围远小于城居保医保目录范围，统一按照城居保医保目录后，将进一步提高个体可享受的医疗服务标准和质量。

（5）统一定点管理

整合城乡居民基本医保制度也要求医保定点机构管理的统一，通过强化管理，建立和完善医保定点机构的考核评价标准，并实施动态的准入退出机制，通过制定定点机构的管理原则和准入办法，加强对定点医疗机构的监督和管理，对社会办医采取一视同仁的政策，能够使城乡居民享受医疗服务更为放心。定点医疗机构的统一将扩大原新农合人群对医疗机构选择的范围，尤其将城市高等级的医疗机构纳入城定点管理之后。

（6）统一基金管理

基金管理是医保制度正常运行和发挥保障功能的核心和关键，通过对医保基金合并运行与统筹管理，有利于提高基金的共济性及其运行效率，助力实现城乡居民享受均等医疗服务。不同医疗保险分管职能部门不一致，医保各部门间相互分割，管理成本高昂，致使各险种之间无法有效衔接。基金合并后，将原新农合与城居保基金经办与管理部门统一后，可以进一步降低成本，实现医保信息系统并网管理，有利于更加安全有效地管理医保基金。

（三）机会平等、制度绩效与统筹城乡医保分析框架

综合分析统筹城乡医保关于覆盖范围、筹资政策、保障待遇、医保目录、定点管理与基金管理政策内涵，以及各地统筹实践普遍采取筹资“就低不就高”、保障待遇“就高不就低”、医保目录“就宽不就窄”等做法，整体来看，统筹将提高所有统筹城乡医保覆盖人群的保障待遇，无论是对于原新农合参合人群，还是城居保参保人群。分人群来看，对于原参加新农合人群而言，政策变化主要表现在定点医疗机构统一和医保目录统一，这将为原新农合人群选择医疗机构提供更多选择，尤其是对高级别医疗机构的选择，医保目录覆盖范围与数量的巨大提升亦将会进一步降低原新农合参合人群的用药等负担，提高诊断治疗费用的实际报销比例。对于原城居保参保人群而言，政策变化主要体现在覆盖范围的统一和基金统一管理，依据大数法则，可预测统筹对原城居保参保人群亦带来积极福利效应。

理论上，统筹城乡医保提高保障待遇同时又不增加筹资负担，促进城乡居民的医疗服务利用，进而有助于改善城乡居民健康水平。本书将从经济绩效与健康绩效两个方面考察统筹城乡医疗保障制度的政策效应。我国大多涉及城乡医保统筹方面的研究侧重于经济绩效，而较少对健康绩效展开研究。而对医保统筹制度健

康绩效的考察更应该成为医保统筹绩效考察的起点与基础。结合各地统筹城乡医保模式及实施时间节点构建课题实证分析框架，以期比较统筹与否以及不同模式对城乡居民医疗服务利用、健康结果与医疗享有的机会均等影响。

表 3-2-9 统筹城乡医保制度分析框架

模式比较	经济绩效		健康绩效	
	医疗利用	医疗利用机会平等	健康水平	健康机会平等
“实质公平式”模式与“待统筹”模式				
“二元分层基金统一”模式与“待统筹”模式				
“二元分层基金分立”模式与“待统筹”模式				
“实质公平式”模式与“二元分层基金分立”模式				

二、调查设计

为了深入了解各地统筹城乡医保的政策与现状，国家自然科学基金课题《城市化进程中城乡医疗保障的统筹模式研究：效应评估与最优模式选择》(2011—2013)课题组成员，于 2011 年 5 月—8 月走访了浙江省杭州市、嘉兴市，重庆市，安徽省马鞍山市，江苏省泰州市、苏州市和无锡市的社会医疗保险管理部门，对各地城乡统筹医疗保障制度的运行现状、管理体制等做面上调研。同时利用参加 2011 年“南京大学统筹城乡医疗保险制度研讨会”、2012 年 5 月“第六届中国医保研究会年会暨和谐社会与医疗保险论坛(武汉)”以及 2013 年 10 月南京大学“第九届中国医药卫生管理学院院长论坛”等各种大型交流会议，对各省市人力资源和社会保障厅医疗保险处的工作人员以及各地医院院长就城乡医疗保障统筹情况进行访谈和交流。在《城市化进程中城乡医疗保障的统筹模式研究：效应评估与最优模式选择》课题中，课题组的微观问卷调研采取多阶段随机整群抽样方法进行抽样，将所有统筹区县作为总体。在 2011 年进行了深度政府部门调研后，确定了苏州市下辖的太仓市(县级市)和无锡市下辖的宜兴市(县级市)作为将来长期追踪调研对象。[①] 2012—2014 年,课题组成员走访了江苏省各地人力资源与社会保障局和卫生局,对江苏省城乡医保统筹制度的政策情况做了深入调研。

本书实证部分数据来自国家层面大型社会调查以及国家自然科学基金《统筹城乡医疗保障制度对城乡居民健康及医疗利用的影响研究——基于自然实验框架下的分析》(2014—2017)调研数据。该国自科课题调研分阶段进行,第一阶段,基于前一个国自科课题研究,继续把太仓市和宜兴市纳入本课题研究选点。此外,根据课题设计,参照经济发展水平及人口学特征,选取南京市栖霞区作为待统筹的代表地区。调查涉及医疗保险机构和城乡居民个体两个层面。

医疗保险机构问卷包括城乡医保统筹制度运行的背景、试点时间、统筹模式、医保政策和统筹前后的制度运行状况。其中,统筹模式又包含筹资模式、补偿模式和衔接管理模式,制度运行状况包括保险覆盖情况、基金运行情况等内容。医疗保险机构问卷调查由课题组对医疗保险管理及经办机构工作人员采用访谈的形式进行。调研机构包括太仓市人力资源和社会保障局、太仓市医疗保险基金结算中心、宜兴市卫生局,宜兴市人力资源和社会保障局社会保险科和宜兴市城乡居民医疗保险业务管理中心,以及南京市社保基金管理中心和南京市栖霞区卫生局等部门。

居民问卷包括城镇居民和农村居民两个部分,采取入户调查方式。问卷内容包括调研时间点最近 1 年以来的就医行为、医疗费用支出、医疗保险购买行为、医保补偿水平、对医保的满意度和医疗保险筹资意愿等。同时还包括被访者的个体特征信息,包括家庭社会经济特征、健康状况、疾病史、患病情况以及日常健康行为等问题。以上数据都来自入户调查。

调查之前,课题组对调查问卷进行了多次讨论和修改,并将每个地区的第一天作为预调查,熟悉问卷,发现问题,及时改正。调查小组分为农户组和城镇组,由农业经济、社会保障和卫生管理等专业的学生组成。调查员经过严格的问卷培训和讨论,并每天进行问卷的讨论和检查,以便及时纠正问题。问卷调查从 2014 年 3

① 这两个地区的政策设计很具代表性,后文将会介绍。

月 5 日起到 2014 年 4 月 18 日，历时一个多月时间，共调研 820 份，剔除遗漏和缺失的问卷，得到有效问卷 780 份，其中，农村居民 846 个，城镇居民 1 267 个，共包含 2 113 个个体信息。

第二阶段，围绕课题中自然实验的分析框架，搜集整理各省市及典型地区统筹医保相关政策，对江苏省人社厅医疗保险处、江苏省卫计委体改处与信息处、常州市社会保险基金管理中心和南京市栖霞区卫生局新型农村合作管理办公室等政府有关部门进行访谈。访谈中获知自 2016 年 1 月 1 日起，常州市新北区城乡居民医保将实现整合。整合政策基本符合课题中对“二元分层基金统一”模式的描述，符合自然实验框架下对实验组条件的要求。根据课题自然实验框架设计，继续选取南京市栖霞区作为对照组，其 2015 年与 2016 年均处于城乡居民医保未统筹状态。

微观入户调研设计拟采取多阶段随机整群抽样方法。第一阶段，将地区按照统筹与未统筹分类，把城乡居民作为总体，根据统筹模式及时间(经济发展水平和城市化水平)对各地区进行初级分类，从中分别选取 2015 年均未实施统筹，2016 年实施统筹(未实施统筹)的实验组(对照组)地区作为二级单元。第二阶段，以二级单元为单位，每个单元随机抽取 2 个街道和 2 个乡镇作为三级抽样单元。第三阶段，在每个三级抽样单元随机调查 120 户左右城镇或农村家庭。

在此基础上，选取作为实验组的常州市新北区两个街道(三井街道与河海街道)与两个乡镇(新桥镇与罗溪镇)，每个街道(乡镇)分别至少选取三个社区(行政村)，依经济水平分层抽取不同小区与自然村(行政村组)，在此基础上，实现入户随机调查。常州市新北区共计调研 208 户，其中社区 101 户、行政村 107 户。作为对照组的南京市栖霞区共计调研 212 户，其中社区 104 户、行政村 108 户。共调研 420 户家庭，合计 840 份问卷。数据质量把控方面，针对调研过程中部分居民对报销费用认知模糊，通过问卷提供的个体医保证号或身份证号查询其年度医疗消费相关信息，进一步提高问卷调研的数据真实性。第二次调查样本构成表如下。

表 3-2-10　第二次调研样本构成表

调查时间 2016 年 12 月	样本区	调查对象	街道/乡镇	社区/行政村
11—12	南京市栖霞区	城镇居民组	龙潭街道 （合并四个乡镇）	怡江苑社区
				丽江苑社区
13—14		农村居民组		飞花村
				花园村
19、23、24	常州市新北区	城镇居民组	三井街道	府田社区
				飞龙社区
				澡江社区
				巢湖社区
				三井社区
				洪福社区
				华山社区
				府成社区
			河海街道	河海街道
20、25、26				富都社区
				河海社区
				燕兴社区
				天安社区
21	常州市新北区	农村居民组	新桥镇	朱家行政村
				史墅行政村
				仲家行政村
22			罗溪镇	邱庄行政村
				彭家行政村
				空港行政村
				南站行政村

第四部分

机会平等与统筹城乡医保

第一章　城乡医疗患何不均?
——关于医疗公平观的一个经验证据

关注国民健康与就医行为差异问题有着重要的意义。健康不仅是发展的手段,更是发展的目标,基本的医疗服务利用保证公民获得健康权利,医疗服务利用的公平也是一国正义感的重要组成部分。农村人均卫生费用仅为城市人均卫生费用的 30%左右,且这一差距还有进一步扩大的趋势。这势必影响到农村居民的人力资本与生活满意度,并与建设社会主义新农村、推进公共服务均等化的要旨相背离。

这也是“城乡医保统筹”政策之所以产生的一大重要原因。但是统计数据显示的城乡“不平等(inequality)”是否等价城乡“不公平(inequity)”现象呢?假设城镇老龄化率高于农村,通常老年人有着更高的医疗保健需要,那么城镇医疗保健支出必然高于农村,如果差异仅仅来源于老龄化率这类人口学特征,那么这个差异是不公平的吗?同理,如果城镇居民的身体健康状况普遍较差而导致医疗保健支出多,这是不公平吗,是城乡分割吗?

在这个问题上,国内现有卫生经济学文献鲜有探讨,而英文卫生经济学文献中,“差异 differences”与“分割 disparities”,“平等 equality”与“公平 equity”这两组词之间有着明确的界限。对城乡医保统筹的研究,应把目光聚焦于城乡分割和城乡不公平,而不是城乡差异和城乡不平等。仅关注统计数据上的城乡差异和城乡不平等可能会对统筹政策制定产生误导:① 统计数据的平等可能是非效率的;② 统计数据的平等可能掩盖了实质上的不公平。

那么如何清晰界定上述概念,并在其基础上度量出城乡分割?本章仅从一种示例性的做法中看出其中的一个先验思想。[①]

一、我国医疗支出的城乡不公平现状

在中国的医疗卫生领域，健康与就医的不均等有很大一部分源自城乡之间，并越来越受到政策制定者的关注。学术界对城乡健康及医疗服务利用不均等也给予了广泛关注。胡琳琳和胡鞍钢(2003)指出，中国城乡居民在健康、卫生服务的可及性、实际卫生服务利用和筹资这四个阿玛蒂亚·森提出的"医疗保健的平等指标"上都存在较大的不公平现象(Sen，2002)。魏众等(2005)指出，城市与农村居民医疗支出严重失衡是我国医疗支出不公平的根源。陈浩和周绿林(2011)从医疗资源的角度，对1993—2009年的卫生不均等结构进行了实证研究，研究表明中国的卫生不均等中以城乡间差距最为突出。刘柏惠等(2012)对老年人社会照料和医疗服务使用的不均等性分析发现，城乡分布和收入水平可以解释大部分的不均等，并且城乡分布的作用在2008年对不均等的贡献率达29.12%，超过收入的25.32%，成为最主要的影响因素。Wu et al.(2012)利用1991年至2003年的混合数据进行实证研究，研究表明我国城乡医疗保健支出间存在着显著的不公平，但是随着农村居民社会经济地位的提高和针对农村的医疗服务投资增多，城乡分割正在缩小。

二、群体间不公平的度量方法

卫生统计和卫生经济领域，在度量与收入或社会经济地位相关的医疗服务利用不均等[②]时，学者大多采用集中系数CI及其分解方法(如Kakwani et al.，1997；Wagstaff et al，2003；魏众和古斯塔夫森，2005；解垩，2009；刘柏惠等，2012)。但是如果考察城乡间的不公平时，由于城乡是二值分类变量，这种情况下集中系数不再适用，无法用集中系数及类似的体系进行分析。一种普遍的做法是，在回归方程中加入户籍虚拟变量 R，检验该虚拟变量系数的显著性，并以此作为城乡医疗保健的不公平。即考察(4-1-1)式中 β 的显著性。

---

① 本章作为引子，仅提平等、公平和分割等概念，暂不提"机会平等"。

② 医疗服务利用不均等中与收入或社会经济地位相关的那部分，实际上也是不公平的一部分。但这些文献都仅仅是一种"测量"，并不是一种在与正义思想相关理论之下的探讨。

$$hc_i=\alpha+\beta R_i+\gamma\psi(SES_i)+\delta\chi(hn_i)+\theta\upsilon(P_i)+\varepsilon_i \tag{4-1-1}$$

其中，SES 代表社会经济地位，hn 代表健康需要，P 代表偏好。但是这样的做法存在很多问题：首先，这里有个暗含的假定，城镇居民与农村居民的各个变量对于医疗保健有着相同的影响力，即相同的系数，这与事实并不符合；其次更为重要的是，如果两类群体因为社会经济地位因素不同而导致医疗保健差异，这部分也应当认为是不公平的。例如农村居民的社会经济地位较低，由此造成的医疗保健支出少于城镇居民，这部分不合理的差异无法通过虚拟变量的方法度量。

在测算两类人群就医决策行为不公平的时候，目前学术界主流的方法是进行反事实（counterfactual）分析。其最基本的思想如（4-1-2）式：

$$dis=E(hc_i|U)-E(hc_i|R=0,SES=R,hn=U,P=U) \tag{4-1-2}$$

用医疗服务支出作为个体医疗决策行为的代理变量。上式前一项代表了城镇居民医疗服务利用的均值，后一项代表了如果农村居民与城镇居民有着同样的医疗需求与就医偏好，保持他们原有的社会经济地位与户籍状况时，他们的医疗服务利用均值。这样二者之差就是城乡医疗服务利用的不公平，部分研究与此类似（Alegría et al.，2002；Fiscella et al.，2002；Wells et al.，2001a；b）。在此思想上，很多学者在方法上做出了改进。McGuire et al.（2006）提出了秩替换法（rank-and-replace）构造反事实分布，Cook et al.（2009）在此基础上进一步改进，提出了倾向得分秩替换法。

三、分解方法与数据

（一）分解方法

按照 Fleurbaey and Schokkaert（2011）总结的理论，就医决策行为的代理变量医疗服务利用（health care），可以看作由社会经济地位（socioeconomic status）、健康需要（health care needs）和个人偏好（preferences）决定的函数。记为（4-1-3）式：

$$hc_i=f(SES_i,hn_i,P_i) \tag{4-1-3}$$

其中，社会经济地位变量 SES 通常包括了收入、教育程度等；需要类变量通常包括个体的身体状况及诸如年龄、性别之类的人口学方面的变量；个人偏好通常难以度量，并且在研究时经常被忽视（Ayanian et al，1999）。

借鉴 Machado and Mata (2005)和 Melly (2006)对性别差异分布的分解方法，尝试从城乡居民医疗支出的分布的角度进行分析，更全面地探讨医疗服务利用的城乡分割问题。思路如下：

首先采用 Koenker and Bassett (1978)提出的分位数回归方法，分别对城镇居民和农村居民的医疗服务支出方程进行估计，即估计出医疗服务支出的条件分布。但是条件分布并不能反映(4-1-3)式中自变量对医疗服务支出分布的影响，因此条件分布不能直接用于医疗服务支出变动的分解，必须通过概率积分转换得到医疗服务支出边缘密度函数的一致估计。再通过随机替代构造反事实分布，以分解城乡医疗服务利用分布差异的原因。

具体分解步骤如下：① 从均匀分布 U[0,1]中生成 m 个数 $u_1,\cdots,u_m$。② 利用农村居民的数据(SES_r,hn_r,P_r)对每个分位点$\{u_t\}$进行分位数回归，即 $Q_{u_i}(hc_r \mid SES_r,hn_r,P_r)$，从而产生 m 列分位数回归估计系数 $\beta_r(u_t)$。③ 从农村样本(SES_r,hn_r,P_r)中随机抽取 m 行，表示为$\{SES_{tr}^*,hn_{tr}^*,P_{tr}^*\},t=1,\cdots,m$。④ 根据 $hc_t^*(r)=(SES_{tr}^*,hn_{tr}^*,P_{tr}^*)\beta_r(u_t)$即可获得$\{hc_{tr}^*\}_{t=1}^m$。利用该样本就可以得到农村医疗保健支出的边缘密度函数 $f^*(hc_r;SES_r,hn_r,P_r)$。同理也可以得到城镇居民医疗保健支出的边缘密度函数。⑤ 如果将第③步中的(SES_r,hn_r,P_r)替换为(SES_u,hn_r,P_r)，即可构造反事实分布 $f^*(hc_r;SES_u,hn_r,P_r)$。它表示农村居民的社会经济地位变得与城镇居民一样，需求与偏好保持不变，继续按照农村居民的医疗保健支出方程估计农村居民的医疗服务利用分布。依此类推。⑥ 这样，城乡居民医疗服务支出分布的差异就可以分解为(4-1-4)式，如下：

$$
\begin{aligned}
& v[f(hc_v)]-v[f(hc_r)] \\
& =v[f^*(hc_u;SES_u,hn_u,P_u)]-v[f^*(hc_r;SES_r,hn_r,P_r)] \\
& =\{v[f^*(hc_u;SES_u,hn_u,P_u)]-v[f^*(hc_u;SES_u,hn_r,P_r)]\}+ \\
& \{v[f^*(hc_u;SES_u,hn_r,P_r)]-v[f^*(hc_r;SES_u,hn_r,P_r)]\}+ \\
& \{v[f^*(hc_r;SES_u,hn_r,P_r)]-v[f^*(hc_r;SES_r,hn_r,P_r)]\}
\end{aligned}
\tag{4-1-4}
$$

上式第一项代表城乡居民因需求与偏好的不同而造成的医疗服务利用差异，

第三项代表城乡居民因社会经济地位的不同而造成的医疗服务利用差异,第二项表示,即便城乡居民在社会经济地位、需求和偏好完全一致的情况下,仍然会因为条件分位回归系数的不同而造成差异。因此,第一项可以认为是合理的差异,而第二项与第三项则代表了不合理的差异,即界定的城乡医疗保健的不公平和城乡分割现象。

(二) 数据和变量

本章研究数据来源于中国健康和营养调查(CHNS)数据集。CHNS是由美国北卡罗来纳大学人口中心、中国疾病预防和控制中心、营养和食品安全研究所组织的一项长期的研究项目,该调查覆盖了9个省(黑龙江、山东、江苏、辽宁、河南、湖南、湖北、广西和贵州)的城镇和农村,采用了多阶段分层整群随机抽样方法。该数据涵盖了被调查者的人口学特征、收入状况、医疗保险、医疗服务利用和健康状况等信息。本章选用CHNS2009年的截面数据进行分析。

以"过去4周因病就诊所发生的医疗费用"为被解释变量,作为衡量居民医疗决策行为的代理变量。解释变量包括社会经济地位SES、健康需要hn和个人偏好P,结合大多数文献的做法(Case et al., 2002; Case et al., 2007; Cook et al., 2009; Fleurbaey and Schokkaert, 2009, 2011; Kawachi and Kennedy, 1997; Kennedy et al., 1998; Lê et al., 2010),社会经济地位变量SES包括家庭人均收入、医保类型、共付率、地域和受教育年限。需要类变量hn包括4周患病的疾病严重程度、是否有慢性病和年龄、性别和婚姻状况的人口学变量。

反映个人就医行为偏好的变量较为特殊,大多文献都没有考虑这个因素,从而造成了遗漏变量偏误(Armstrong et al., 2006)。并且正如前文所述,如果两个人的医疗服务支出差异仅仅是由于就医行为偏好的不同而造成,那么这个差异不应该视为不公平。不过衡量个人偏好难度较大,实际操作中通常从医学角度构造一系列指标加以衡量(如Ayanian et al., 1999; Armstrong et al., 2006),尽管如此,在学术界这样的做法仍然有很大争议。由于数据限制,无法从医学角度构造各种指标,而是通过用问卷中"当你感到不舒服时,你是怎么做的"这一问题,一定程度上控制偏好因素。变量的具体描述见表4-1-1。

表 4-1-1 主要变量的描述统计

变量名称		总体		城镇		农村	
		均值	标准差	均值	标准差	均值	标准差
因变量	过去 4 周医疗支出	724.47	4 003.72	1 409.07	7 003.15	461.61	1 778.90
社会经济地位	受教育年限	5.60	4.15	7.38	4.43	4.92	3.82
	医保类型	0.38	0.71	1.31	0.74	0.02	0.15
	家庭人均收入	9 251.42	9 843.84	12 231.67	9 915.75	8 107.08	9 580.77
	共付率	62.06	44.52	51.23	45.41	66.21	43.51
	地域(0=东部,1=其他)	0.55	0.50	0.55	0.50	0.55	0.50
健康需要	慢性病(0=否,1=是)	0.33	0.47	0.46	0.50	0.28	0.45
	疾病严重程度	1.72	0.63	1.69	0.64	1.73	0.63
	婚姻(0=未婚,1=已婚)	0.78	0.42	0.74	0.44	0.79	0.41
	年龄	53.28	18.03	56.19	17.78	52.16	18.01
	性别(0=男,1=女)	0.58	0.49	0.54	0.50	0.59	0.49
个体偏好	就医偏好	2.60	0.65	2.69	0.78	2.57	0.60
样本量		829		230		599	

注:① 医保类型:0=新农合,1=城居保,2=职工医保;② 疾病严重程度:1=不严重,2=一般,3=很严重;③ 疾病就医偏好:1=自我治疗,2=卫生员,3=医生。

由表 4-1-1 可以看出,4 周患病的城乡居民在门诊医疗支出上存在很大的差异,农村居民仅为城镇居民的 32.76%,差值达到 947.46 元。但是不能武断下定论这些差距就是城乡分割造成的,因为城镇居民的年龄均值大,患有慢性病的明显多于农村居民,这些因素会导致城镇居民有更多的医疗需要,并导致支出多于农村居民,而这部分差异不能认为是不公平。但是另一方面,在社会经济地位上,城镇居民相比农村居民有着明显的优势,主要体现为更高的收入和更低的共付率,由这部分因素导致的医疗支出的差额才可以被认为是医疗保健的城乡分割。这部分数值具体是多少,需要进行如下实证分析。

四、医疗支出差异性分析

(一) 医疗支出的分位数回归

分位数回归最早由 Koenker and Bassett 于 1978 年提出，近年来已在经济学领域中被广泛运用。相比于古典的条件均值 OLS 回归，分位数回归有着强大的优势：首先，它可以刻画自变量对因变量条件分布的位置及形状的影响，获得更多的信息；其次，能估计具有异方差的模型，而且对异常值的敏感程度大大降低。因此下文将对城镇居民和农村居民分别进行分位数回归分析，全面分析影响城乡居民医疗支出的因素，并比较城乡居民间的异同。按照习惯，汇报了 0.1、0.25、0.5、0.75和 0.9 这 5 个分位点上的系数估计值，结果见表 4-1-2：

表 4-1-2　城镇居民医疗支出的分位数估计

变量	分位点				
	0.1	0.25	0.5	0.75	0.9
因变量：过去 4 周医疗支出对数值					
社会经济地位 SES					
受教育年限	−0.127*** (0.034 1)	−0.080 2*** (0.029 7)	−0.024 1 (0.030 7)	0.022 9 (0.033 7)	−0.025 3 (0.053 2)
对数家庭人均收入	0.347** (0.134)	0.343*** (0.126)	0.354*** (0.133)	0.282* (0.168)	0.350 (0.303)
共付率	−0.004 61* (0.002 63)	−0.004 00 (0.002 49)	−0.002 14 (0.002 79)	−0.004 00 (0.003 00)	−0.002 69 (0.004 89)
东部地区(中西部)	−0.149 (0.268)	−0.135 (0.258)	−0.004 74 (0.257)	0.101 (0.263)	0.444 (0.471)
健康需要 hn					
有慢性病(无)	0.506 (0.313)	0.234 (0.288)	0.153 (0.283)	−0.105 (0.348)	−0.124 (0.510)
疾病一般严重(不严重)	1.072*** (0.340)	0.652** (0.288)	0.643** (0.297)	0.629* (0.337)	0.758 (0.540)

(续表)

变量	分位点				
	0.1	0.25	0.5	0.75	0.9
疾病很严重(不严重)	1.671*** (0.412)	1.160*** (0.362)	1.172** (0.471)	1.309 (1.178)	2.838** (1.263)
已婚(未婚)	0.697* (0.391)	0.173 (0.328)	0.439 (0.316)	0.243 (0.297)	0.764 (0.591)
年龄	−0.016 0 (0.010 2)	0.004 89 (0.007 93)	0.003 04 (0.008 13)	0.010 8 (0.010 4)	0.001 82 (0.015 3)
男性(女性)	0.082 2 (0.248)	0.120 (0.235)	0.229 (0.251)	0.361 (0.319)	0.175 (0.454)
个体偏好 P					
找卫生员(自我治疗)	−0.249 (0.783)	−0.933 (0.725)	−1.108* (0.613)	−0.799 (0.523)	−0.612 (0.957)
看医生 (自我治疗)	0.187 (0.766)	−0.104 (0.657)	−0.550 (0.479)	−0.117 (0.479)	0.230 (0.817)
常数项	1.282 (1.560)	1.493 (1.367)	1.960 (1.292)	2.472* (1.482)	2.792 (3.000)
样本量	230	230	230	230	230

注:① 括号内为标准差;② *、**、*** 分别代表在 10%、5%和 1%的水平上显著;③ 在估计过程中采用 bootstrap 法在一定程度上减轻样本量较少的问题;④ 变量下括号内为对照组。

样本中城镇居民很少有加新农合的(16.52%),而农村居民基本都是参加的新农合(98.66%),几乎没有参加城居保和职工医保,因此在回归方程中设置参保类型虚拟变量就没有太大意义。考虑到不同医保类型最直接的表现是共付率的不同,在方程中放入共付率这一变量,就可以很好地起到考察医保制度的作用。

表 4-1-3　农村居民医疗支出的分位数估计

变量	分位点				
	0.1	0.25	0.5	0.75	0.9
因变量:过去 4 周医疗支出对数值					
社会经济地位 SES					
受教育年限	−0.003 11 (0.025 2)	0.013 3 (0.028 1)	−0.013 5 (0.025 6)	0.011 0 (0.025 9)	−0.000 166 (0.033 6)
对数家庭人均收入	−0.168 (0.134)	−0.055 7 (0.074 0)	−0.005 40 (0.064 2)	0.040 1 (0.086 6)	−0.021 9 (0.116)
共付率	−0.001 91 (0.001 94)	−0.001 67 (0.001 99)	−0.003 46 (0.002 14)	−0.003 80* (0.002 06)	−0.006 24* (0.003 26)
东部地区(中西部)	−0.172 (0.186)	0.212 (0.176)	0.402*** (0.150)	0.527*** (0.173)	0.567** (0.244)
健康需要 hn					
有慢性病(无)	0.525** (0.259)	0.662*** (0.193)	0.657*** (0.193)	0.519** (0.232)	0.357 (0.262)
疾病一般严重(不严重)	0.292* (0.172)	0.525*** (0.167)	0.459** (0.182)	0.600*** (0.185)	0.647*** (0.246)
疾病很严重(不严重)	1.977*** (0.308)	1.788*** (0.271)	1.606*** (0.297)	1.651*** (0.321)	1.719*** (0.399)
已婚(未婚)	0.370* (0.220)	0.289 (0.207)	0.486** (0.199)	0.408** (0.202)	0.892*** (0.218)
年龄	0.002 51 (0.005 55)	−0.002 90 (0.004 97)	−0.001 32 (0.005 00)	0.005 35 (0.004 76)	0.002 72 (0.004 97)
男性(女性)	−0.233 (0.175)	−0.003 20 (0.158)	−0.053 2 (0.165)	−0.102 (0.196)	−0.371 (0.247)
个体偏好 P					
找卫生员(自我治疗)	−0.362 (0.396)	−0.625 (0.518)	−0.897* (0.457)	−0.832** (0.352)	−0.939* (0.488)
看医生(自我治疗)	0.161 (0.386)	0.0769 (0.523)	−0.315 (0.454)	−0.471 (0.344)	−0.514 (0.453)
常数项	3.797*** (1.218)	3.646*** (0.869)	4.357*** (0.763)	4.567*** (0.833)	6.102*** (1.308)
样本量	599	599	599	599	599

注:① 括号内为标准差;② *、**、*** 分别代表在 10%、5%和 1%的水平上显著;③ 在估计过程中采用 bootstrap 法在一定程度上减轻样本量较少的问题;④ 变量下括号内为对照组。

对比表 4-1-2 和 4-1-3，在社会经济地位变量中，家庭人均收入与农村居民的医疗支出并没有显著的相关关系，而与城镇居民的医疗支出有着显著的正向关系，这与齐良书等(2006)的研究结论一致。可能的原因是城市居民在就医时是考虑自身经济实力的，是根据自身家庭收入的高低选择不同质量的治疗。也就是说医疗费用高的城镇居民通常有着高收入，这缓解了他们的压力；而有着高医疗消费的农村居民却不一定有高的收入，农村居民生病时的就诊往往是迫不得已的。这一点同样可以解释农村居民受教育年限与医疗支出间没有显著关联，而在城镇，医疗支出较低的那部分人的医疗支出与受教育年限呈反向关系，这主要是因为受教育程度高的人本身具备了较好的自我治疗知识，同时受教育程度高的人通常有着更高的时间成本(顾海和李佳佳，2012)。共付率虽然不是在每个分位点上都显著，但在每个分位点上的系数都为负，表明无论城乡，共付率低的参保人群倾向于购买更高质量更贵的医疗服务，这体现了不同医保类型对于个人医疗消费的影响(Wagstaff and Lindelow，2008)。

健康需要类变量对医疗支出有着显著的影响，无论城乡，疾病越严重，医疗支出越高。同时，有无慢性病对于农村居民的医疗支出，有着显著的正向影响。此外，需要类变量中的人口学变量，如婚姻状况、年龄和性别对城乡居民的医疗支出影响不大。另外方程中加入了个体偏好变量，用以控制不同个体对于医疗行为的不同偏好，使得以下对城乡医疗差异的分解更加合理。

(二) 城乡医疗支出差异分布的分解

按照之前所述的分解方法，从城乡居民医疗支出分布的角度进行分析，将城乡差异分解为三部分：城乡居民因健康需求与偏好的不同而造成的医疗支出差异，即 hn+P 效应；城乡居民因社会经济地位的不同而造成的医疗支出差异，即 SES 效应；由于城乡间条件分位回归系数的不同而造成的差异，即系数效应。hn+P 效应可以认为是合理的，而 SES 效应与系数效应相加则代表了不合理的差异，即本章界定的城乡医疗服务利用的不公平与城乡分割现象。具体分解结果如下，汇报了

0.1、0.2 至 0.9 这 9 个分位点上的分解数据，见表 4-1-4。①

表 4-1-4　城乡医疗差异分解

分位点	0.1	0.2	0.3	0.4	0.5	0.6	0.7	0.8	0.9
城乡差异	0.695	0.789	0.709	0.752	0.877	0.854	0.726	0.794	0.621
hn+P 效应 （百分比）	0.292 41.94	0.041 5.20	−0.007 −0.99	−0.050 −6.60	0.033 3.82	0.140 16.34	0.096 13.27	0.213 26.84	0.059 9.55
城乡分割 （百分比）	0.403 58.1	0.748 94.8	0.716 101.0	0.801 106.6	0.843 96.2	0.714 83.7	0.629 86.7	0.581 73.2	0.562 90.5
SES 效应 （百分比）	−0.142 −20.4	0.087 11.1	0.027 3.8	0.083 11.1	0.167 19.0	−0.030 −3.5	−0.104 −14.3	−0.052 −6.5	0.104 16.8
系数效应 （百分比）	0.545 78.4	0.661 83.7	0.689 97.2	0.718 95.5	0.677 77.2	0.744 87.2	0.734 101.1	0.633 79.7	0.458 73.7

为了使结果更加直观，把每个分位点的分解结果用一条平滑的曲线连起来，如图 4-1-1。图 4-1-1 将城乡差异分解为 hn+P 效应、SES 效应和系数效应三个部分。结合表 4-1-4 和图 4-1-1，发现城乡间医疗支出差异主要体现在小额费用中，在 0.9 分位点之前，城乡医疗支出差异的对数值均在 0.6 以上。如图 4-1-1 的实线显示那样，大约在 0.8 分位点的地方，城乡差异曲线呈迅速向下拐的趋势，表明在大额门诊费用支出上，城市与农村居民的差异并不大。表面上看似乎城乡间最不公平之处在于小额医疗支出上。但是如果结合 hn+P 效应、SES 效应与系数效应这三个效应来看，发现小额医疗支出中（0.1 分位点向左的部分），虽然城乡差异最大，但相比于其他分位点，其不公平的程度并不大，0.1 分位点上的不公平“仅”占 58.1%。反观最大额的医疗支出（0.9 分位点向右的部分），虽然表面上城乡并没有表现出太大的差异，但却是最不公平的，0.9 分位点上的不公平达到了 90.5%。

① 此外，在实证分析时通过添加或删减诸如医保类型、家庭人口等一系列变量，作为稳健性检验，其结果与所汇报差别不大。限于篇幅，故不再汇报。

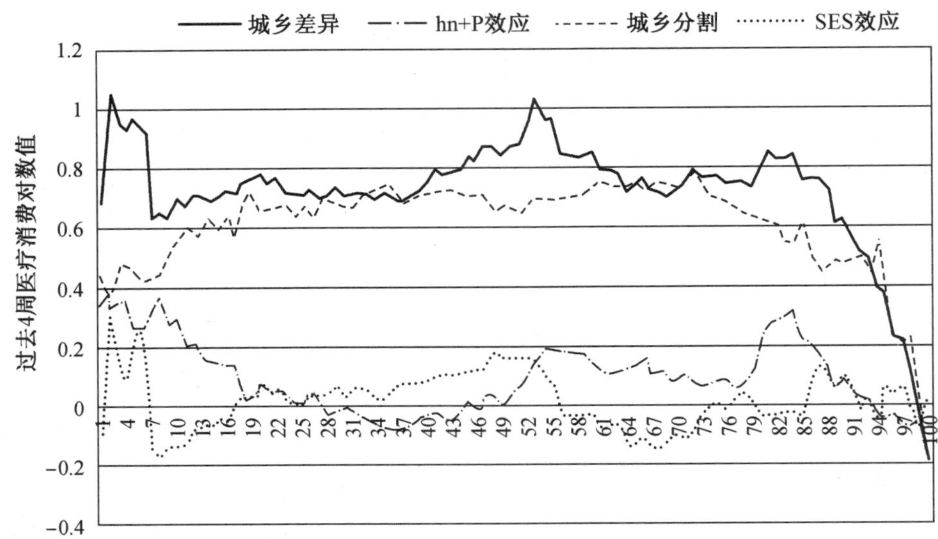

图 4-1-1　城乡医疗支出差异分解 1

图 4-1-2 将 SES 效应和系数效应在竖直方向上进行加总，形成了一条代表城乡分割的曲线。正如图 4-1-2 中显示的那样，0.9 分位点后，代表城乡分割的点线与代表城乡差异的实线几乎重合起来。这实际上从另一个角度佐证了分位数回归的一个结论：城镇居民的医疗消费支出是与收入紧密挂钩的，而农村居民则不然。也就是说医疗费用高的城镇居民通常有着高收入，而有着高医疗消费的农村居民却不一定有着高收入，相对于城镇居民来说他们的医疗负担更重。农村居民生病时的就诊往往是迫不得已的，尤其是面对大额医疗费用的时候，虽然表面上他们面对的费用与城镇居民相差无几，但是因为农村居民本身的收入低于城镇居民，医疗保障制度对疾病负担的补贴程度也较弱，所以从疾病对家庭造成的经济负担角度来看，这恰恰是最不公平的地方。这也是中国农村“因病致贫、因病返贫”的原因。医疗卫生服务的不公平导致了“疾病—贫困—疾病”的恶性循环（解垩，2009）。同时，上述事实也有力地表明，如果学术研究仅仅停留在观测城乡医疗服务利用之间的差距上，并以此作为对不公平和城乡分割的度量，可能会得到有偏的结论。

此外，对每个分位点上不公平所占的百分比求均值，其均值高达 88.1%。也就是说，如果一个城镇居民比农村居民在医疗保健上多花了 100 元，只有 11.9 元是由于需要的不同或偏好的不同而导致，另外 88.1 元都可以看作是不公平的。这也与 Grand(1987)和 Alleyne et al. (2000)的结论类似:医疗的不公平反映在诸如低收入、医疗保障的缺乏等限制条件上。从这个角度看,国内文献医疗服务利用"不均等"与"不公平","城乡差异"与"城乡分割"的混用也并非毫无意义,因为二者在均值上几乎相等,统计数据所反映的城乡差异,将近 90%都可以算作是不公平的。

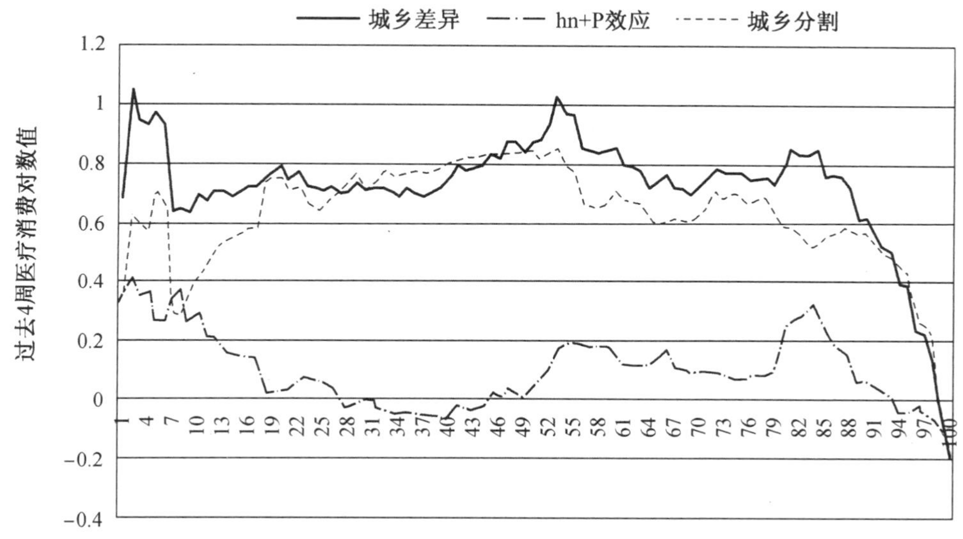

图 4-1-2　城乡医疗支出差异分解 2

有一点需要注意的是,从图 4-1-1 可以看出,不公平的两个组成部分——SES 效应与系数效应之间的差别比较大。如图,代表 SES 效应的点线与代表系数效应的断线在各个分位点上的分离程度都较大。但这并不意味着城乡社会经济地位间的差别对不公平起的作用小,因为系数效应的含义是:城乡间不同的条件分位回归系数而造成的差异。事实上,齐良书(2006)指出,中国的经济和社会呈现明显的城乡二元分割状态,居住在农村还是城镇,本身就是社会经济地位的一个重要特征。所以这里的系数效应,本质上还是反映了一种城乡社会经济地位的差别。也有文献 Machado and Mata(2005)把系数效应理解为歧视,但无论哪种理解,系数效应都属于不公平的部分。鉴于此,将不在 SES 效应和系数效应间作严格的区分,而是把二者合并作为一个整体,用以度量医疗城乡分割,重点考察的正是城乡医疗差异中不公平部分和合理部分之间的区分。

五、研究结论与政策含义

通过借鉴国际上关于“差异”与“分割”、“平等”与“公平”概念的界定，结合我国城乡二元特征，利用CHNS2009年具有全国代表性的样本数据，并借助反事实分析思路，对我国城乡医保支出差异进行分解发现：小额医疗支出方面，城乡间的差异明显，但是不公平现象并不是最严重的，0.1分位点上的不公平占总差异的58.1%。大额医疗支出方面，城乡间的差异有明显的缩小的趋势，但是统计数据表面上差异的缩小，并不代表着不公平的缩小，恰恰相反，大额医疗支出上的不公平最严重，0.9分位点上的不公平达到了90.5%。平均而言，城乡分割(不公平)可以解释城乡医疗差距的88.1%，仅有11.9%的差异可以认为是合理的。

正如Fleurbaey and Schokkaert(2011)提醒我们，医疗服务利用数据上的不平等并不代表不公平，两个群体之间的差异并不等于群体间的分割，在讨论不公平和城乡分割之前，必须要对统计数据进行校正，否则可能会对政策制定产生误导。因此对城乡医保统筹问题的研究，首先应将研究焦点从城乡不平等转移到城乡不公平，只有从数据表面的“不平等”中，分解出隐藏在背后的“不公平”，并对其进行深入的探讨，才能对政策有更实在的把握。区分出造成“不平等”的两类因素，一类是合理的需要鼓励，另一类是不合理的应予以补偿。这对我国统筹城乡医保政策具有一定启示。

第二章 “鼓励原则”视角下城乡医疗利用的机会不平等分析

健康作为一项重要的人力资本，对国民经济的发展起到积极作用，这点在国内外学术界已被多次证实；同时，健康本身就是社会发展目标中的固有部分，也是个体福利的重要组成部分。基本的医疗服务可以保证公民获得健康的权利，与收入不平等一样，医疗服务利用的不平等将会极大损害公民福利。Mooney(2003)曾明确提出，健康问题中平等与效率的权衡取舍，应优先考虑平等。而我国目前在健康及医疗服务利用上存在着严重的不平等现象，该问题得到了政府部门的高度重视。[①] 在这样的背景下，对我国医疗服务利用公平性问题的探讨就有着极为重要的意义。

学术界对医疗服务利用不平等程度的测度指标主要是基尼系数与集中指数。基尼系数(Gini Coefficient)[②]的优势在于能快速简明地给出不平等程度，但是它的一大弊端在于：基尼系数测算的是“不平等(inequality)”程度，而不是“不公平(inequity)”程度。例如某地区身患重病群体支付了高额的医疗费用，而身体健康者医疗费用为0，如果直接计算基尼系数，会得出健康服务利用严重不平等的结论，但这是公平合理的，体现了医疗资源的有效配置。政府部门不需要缓解这种不平等程度，反而应鼓励这种按需就医的行为。反过来说，如果该地区患大病群体由

---

① 例如2012年国务院印发的《国家基本公共服务体系“十二五”规划》中，强调“推进基本公共服务均等化”。

② 由于基尼系数通常等同于收入不平等指数，卫生经济学家借用基尼系数来测度健康和医疗服务利用不平等，卫生经济学文献里经常将其写成“pseudo-Gini index”。

于缺乏医疗保障而不得不缩减其医疗支出，患小病群体由于报销比例高而引致过度需求，这样由基尼系数测算出的低的不平等程度，实际上掩盖了不公平。①

为避免上述这个明显的缺陷，我国越来越多的学者开始利用集中指数(Concentration Index, CI)进行分析，如胡琳琳(2005)、解垩(2009)、齐良书和李子奈(2011)等，对"与收入相关的医疗服务利用不平等"问题进行研究，以洞悉隐藏在表面"不平等"背后的实质内容，并得出了相近的结论：他们均认为我国健康服务利用上存在着亲富人的不平等。这类研究属于部分公平(partial equity)分析，因为由收入因素造成的"不平等"是"不公平"的一部分。但上述研究存在一个共同的缺陷：由于CI方法技术上的弊端，只能研究与某一个变量相关的不平等。

综上所述，对于医疗服务利用公平性问题的探讨，关键在于识别出造成医疗差异的不合理因素，并从一个更广阔的角度进行定量分析。借助罗默用数理方式提出的机会平等理论框架，可以解决上述两大难题。近年来罗默机会平等理论越来越受卫生经济学家的推崇，并成为该领域的一大新兴热点话题。而我国卫生经济学领域，尚无此类研究。② 因此，本章将在罗默机会平等理论框架下，从一个更迂阔的角度探讨我国健康服务利用的公平性问题，主要研究两方面内容：① 我国健康服务利用的机会不平等到底有多少；② 机会不平等到底是通过怎样的机制产生。试图给政策制定者提供有效的经验证据，同时是理论研究上的抛砖引玉，以期我国卫生领域将来能出现大量该方面的研究。

一、理论分析

(一) 机会平等理论

机会平等这个哲学理念由罗尔斯于1971年最早提出(Rawls, 1971)，他强调

① 正如这个例子所示，在卫生经济学里，平等(equality)与公平(equity)二词有着明确的界线。平等仅指相等和等同。健康服务利用上的不平等是指由统计数据观测到的差异，不公平是指剔除了医疗服务利用的合理差异之后剩下的不合理部分。

② 史军和赵海燕(2010)指出健康机会平等的重要性，并认为社会中可以允许一部分合理的健康不平等，即"差异原则"，该文完全是哲学分析方法。马超等(2012)从经济伦理角度，对医疗保健的"城乡差异"与"城乡分割"进行界定，并做实证研究，但与很多卫生经济学文献一样，缺乏理论分析。该文可以纳入本书阐述的机会平等这样一个更一般的理论框架下，并视为"补偿原则"下对城乡公平性问题研究的一个特例。

一个公正的社会应该保证"社会首要善"(social primary goods)的平等。相比于传统功利主义注重结果的做法,罗尔斯更看重一种实质公平。如果一个正义的社会能保障社会首要善的平等,那么由于个体能够负责的而导致的结果不平等就是可以接受的。但机会平等这个理念并不是罗尔斯和阿玛蒂亚·森著作中的主要讨论内容。德沃金系统探讨了机会平等这个理念,他认为社会应该补偿由个体无力控制因素造成的劣势,对于个体选择或能负责的部分,社会无需承担责任(Dworkin, 1981a, 1981b)。

在此基础上,罗默(1993,1998,2002)用数理方式将该哲学概念引入经济学,构建了经济理论框架。简单说来就是假设一个人的"优势(advantage, 记为 y)"由"环境(circumstance, 记为 c)"和"努力(effort, 记为 e)"两方面决定,即每个个体可以表示为(y_i;c_i,e_i)。将处在相同"环境"中的个体定义为同一"类型(type)"。机会平等的实质在于:当给定一个人的努力程度时,无论该人处在怎样的"类型"中,他所获得的"优势"都是相等的。考虑到"环境"对个体"努力"的偏效应,罗默用个体所在"类型"的相对努力程度(分位数)来衡量个体的"努力"。即

$$y^k(\pi)=y^l(\pi) \quad \forall \pi, k, l \tag{4-2-1}$$

其中,k、l 代表不同的"类型",π 代表个体所在该类型中"努力"程度的分位数。补偿由个体所处"环境"导致的"劣势",鼓励由个体"努力"造成的"优势",这就是机会平等的补偿原则与鼓励原则。

(二) 机会平等理论在卫生经济学中的运用

卫生经济学家 Daniels(1985, 1996)曾提到,在基本的医疗需要上,每个人应该享有平等的机会,而不应考虑个体种族、经济和地域等因素。但直到 Rosa Dias and Jones(2007)发表社论后,机会平等理论才真正意义上进入卫生经济学,并有了一系列相应研究。[①]

将机会平等理论纳入医疗服务利用的研究中,关键之处在于如何划分"环境"

---

① 作为卫生经济学公平性研究中平行的两部分内容——健康与卫生服务利用(health and health care),这些文献均是对健康机会不平等的研究,而本章旨在对后者进行研究,因此不再具体介绍上述文献的结论。

变量 c 与“努力”变量 e。一种通常的做法是用医疗支出、门诊次数等衡量健康服务利用的变量作为一个人的“优势”y；将地域、政策和社会经济地位等这些可能造成健康服务利用差异的不合理因素，作为一个人的“环境”变量 c；而将造成医疗服务利用差异中一些合理的因素，如就医需要(health need)、就医偏好等作为“努力”变量 e。① 如果 y 的不平等是由于 c 而非 e 造成的，那就是医疗服务利用的机会不平等。

如前文所述，机会平等理论有鼓励原则与补偿原则。其中，鼓励原则是指鼓励由 e 造成的 y 的不平等；补偿原则是指补偿由 c 造成的 y 的不平等。而经典卫生经济学中的垂直公平是指不同医疗需要的人能得到相对应的不同的医疗服务利用；水平公平是指同等的医疗需要能得到同等的医疗服务利用。从该层面来看，鼓励原则实际上与垂直公平相一致，补偿原则与水平公平相一致。这也是将机会平等理论纳入卫生经济学公平性分析的一个重要的契合点。

（三）机会平等的度量

对应鼓励原则，即 y 的不平等可以由 e 造成。因此要度量机会不平等的大小，应首先剔除 e 对 y 不平等的影响。通常的做法是，给定一特定的努力程度 $\tilde{e}$，这样计算出的矫正后的个体优势 $\tilde{y}_i$($\tilde{y}_i=y(c_i,\tilde{e})$)，就剔除了 e 的影响。然后再计算 $\tilde{y}_i$ 的基尼系数，以此作为机会不平等的测度，这个不平等程度称为直接不公正，该方法在经济哲学中被称为条件平等。

对应补偿原则，即对于同样的 e，无论他们的 c 如何，都应该得到同样的 y。因此在计算机会不平等时，先给定一个基准 c^* 的分布，将机会平等定义为，基准 c^* 分布下的 y_i^* 与实际值 y 之差，即($y_i-y_i^*$)，称此为公正缺口，该方法在经济哲学中被称为等价平等主义。

条件平等法满足鼓励原则的要求，但不满足补偿原则的要求，因为即便所有 $\tilde{y}_i$ 完全平等(直接不公正为 0)，也只是在特定 $\tilde{e}$ 的情况下，所有的 y 相等，而不能保证任一相同的 e 有相同的 y，这点不符合鼓励原则的要求。而等价平等主义法虽然

---

① 为避免不必要的读写冗长，本部分叙述时省略掉前面的汉字，只写英文字母 y、c、e。

符合补偿原则的要求，但它通常不满足鼓励原则，因为不同的 e_i 会导致不同的公正缺口 $y(c_i,e_i)-y(c^*,e_i)$。只有在 c、e 相互独立的情况下(即 $y(c_i,e_i)=f(c_i)+g(e_i)$)，上述两种方法才会相互兼容。

表 4-2-1　相关概念汇总

机会平等原则	卫生经济学公平原则	经济哲学理念	机会平等数量分析
鼓励原则 reward principle	垂直公平 vertical equity	条件平等 conditional equality	直接不公正 direct unfairness $\tilde{y}_i=y(c_i,\tilde{e})$
补偿原则 compensation principle	水平公平 horizontal equity	等价平等主义 egalitarian-equivalence	公正缺口 fairness gap $y(c_i,e_i)-y(c^*,e_i)$

资料来源：根据相关理念整理而成。

对上述出现的概念进行简要的归纳，如表 4-2-1，同一横排代表在同一种框架下。鼓励原则(垂直公平)与补偿原则(水平公平)看似一样，却有实质性的差别，因此在做实证研究时，必须首先明确所处原则框架。罗默提示在对有关正义问题研究时，需要结合哲学与经济学研究方法。过度倾向于哲学的研究，往往试图彻底改造某个理论，提出过于美好的政策建议却不具有可行性；过度倾向于经济学的研究，往往沉迷于对技术方法的钻研，而在不同的原则框架下对实证结果进行无意义的比较。

二、不平等的数理形式

(一) 模型设定

研究群体间公平性问题时通常在补偿原则下进行分析，研究某群体内部的公平性问题时通常是在鼓励原则指导下进行。本章旨在研究我国居民健康服务利用的公平性，因此后文的实证分析是在鼓励原则下进行。

按照“条件平等法”的分析思路，首先忽略“努力”变量，即给定努力程度 $\tilde{e}$ 为 0，建立回归方程，如(4-2-2)式。

$$y_i = \alpha + \beta c_i + \varepsilon_i \tag{4-2-2}$$

计算拟合值$\hat{y}_i$的基尼系数$G(\hat{y}_i)$。由于在计算$G(\hat{y}_i)$时不可能穷尽所有的"环境"变量，可认为$G(\hat{y}_i)$代表了机会不平等的下限。令$G(y_i)$代表原始y_i的基尼系数，则$G(\hat{y}_i)/G(y_i)$可视为机会不平等的相对程度，并以此作为度量机会不平等的指标。这与 Rosa Dias(2009)的计算方法类似。

Gravelle(2003)批评条件平等法在回归方程中遗漏"努力"变量，造成偏误。但现在学术界的一种观点是：这个遗漏是经过深思熟虑的，因为在罗默框架下，"环境"不仅直接影响"优势"，还通过影响"努力"的分布而对"优势"起间接作用，这也被视为机会不平等。因此，忽略"努力"这个变量后算出的机会不平等，实际上包含了"环境"的直接作用与间接作用，这与罗默理论是相吻合的。

进一步，本章继续分解出每个"环境"变量对于机会不平等的贡献。例如，在对(4-2-2)式估计时，忽略"环境"变量中的一个变量c_1，然后计算拟合值的基尼系数，记为$G(\hat{y}_{i-c1})$，则$[G(\hat{y}_i)-G(\hat{y}_{i-c1})]/G(\hat{y}_i)$就代表了"环境"变量$c_1$对机会不平等的贡献程度，依此类推，可以计算出每个"环境"变量对机会不平等的贡献程度。该思路与 Zhang and Eriksson(2010)在计算收入的机会不平等时所用的分解方法相似。

(二) 数据与变量

(1) 数据介绍

本章使用 CHNS 中国健康与营养调查数据。不同医疗保险制度对居民的医疗行为有着重要的影响，同时也是"环境"的重要组成部分。由于城居保 2007 年才在全国试点而 CHNS 数据库中最早仅 2009 年数据包含三种基本医疗保险的参保情况，本章选用 CHNS2009 年截面数据进行分析。

(2) 变量：优势、环境和努力

用"过去的 4 周中，你是否生过病或受过伤？是否患有慢性病或急性病？"这个问题，挑选出回答"有"的那部分个体，并用"过去 4 周因病就诊所发生的医疗费用"衡量居民健康服务利用，作为个体的"优势"y。在实际操作中，剔除医疗支出 1%

分位点以下与99%分位点以上的样本。

在相关研究中，通常将诸如社会经济地位(SES)、政策和地域这些导致医疗不平等的不合理因素视为“环境”变量，将医疗需要、就医偏好这些导致医疗不平等的合理因素视为“努力”变量。“环境”变量包含家庭人均收入、地域、户籍、医保类型、报销比率和受教育年限；“努力”变量包括治疗方式是门诊还是住院、疾病严重程度、是否有慢性病、就医偏好和年龄、婚姻和性别等人口学变量。需要说明的是，考虑到基本医疗保险通常是由个人的户籍和工作等决定，而商业保险一般自主决定，因此把是否有商业保险归入“努力”变量。① 变量的描述信息见表4-2-2。

表4-2-2　变量描述性统计分析

变量	样本量	均值	标准差	最小值	最大值
优势 *y*					
4周医疗支出	1 076	1 293.351	5 091.718	0	90 000
环境 *c*					
受教育年限	1 076	5.769	4.253	0	18
医保类型	1 076	1.276	0.797	0	3
家庭人均收入(元)	1 076	9 599.888	10 631.730	0	127 788.900
报销比率(%)	1076	82.293	27.699	0	100
地域(0=东部，1=其他)	1 076	0.304	0.460	0	1
户籍(0=城市，1=农村)	1 076	0.679	0.467	0	1
工作(0=无，1=农民，2=其他)	1 076	1.253	0.860	0	2
努力 *e*					
慢性病(0=否，1=是)	1 076	0.811	0.392	0	1
疾病严重程度	1 076	1.787	0.655	1	3
治疗方式(0=门诊，1=住院)	1 076	0.094	0.292	0	1
婚姻(0=未婚，1=已婚)	1 076	0.763	0.425	0	1

① 诚然，这些“努力”变量或多或少会受“环境”变量的影响，但正如前文所述，本文的实证方法在计算机会不平等时实际上已经考虑了“努力”与“环境”之间的偏相关。此外，后文还将探讨“努力”与“环境”之间的这种偏相关。

（续表）

变量	样本量	均值	标准差	最小值	最大值
年龄	1 076	53.160	18.748	6	89
性别（0＝男，1＝女）	1076	0.558	0.497	0	1
就医偏好	1 076	2.703	0.538	1	4
是否有补充商业保险（0＝无，1＝有）	1 076	0.035	0.185	0	1

注：① 医保类型：0＝无，1＝新农合，2＝城居保，3＝职工医保；② 疾病严重程度：1＝不严重，2＝一般，3＝很严重；③ 就医偏好：1＝自我治疗，2＝卫生员，3＝医生，4＝不治疗。

三、机会不平等与环境

（一）机会不平等的度量

如前文所述，本章在机会平等鼓励原则下，按照条件平等法的思路度量我国居民健康服务利用上的机会不平等，结果见表 4-2-3：

表 4-2-3　机会不平等的度量

<table>
<tr><td>机会不平等上限</td><td>$G(y_i)$</td><td colspan="3">0.850</td></tr>
<tr><td>机会不平等下限（绝对程度）</td><td>$G(\hat{y}_i)$</td><td colspan="3">0.462</td></tr>
<tr><td>机会不平等（相对程度）</td><td>$G(\hat{y}_i)/G(y_i)$</td><td colspan="3">0.544</td></tr>
<tr><td rowspan="2">各“环境”变量的贡献</td><td rowspan="2">$[G(\hat{y}_i)-G(\hat{y}_{i-cj})]/G(\hat{y}_i)$</td><td>教育 0.002</td><td>工作 0.009</td><td>收入 0.004</td></tr>
<tr><td>共付率 0.278</td><td>地域 0.014</td><td>户籍 0.019</td></tr>
</table>

资料来源：根据 CHNS 数据计算得出。

第一行是用 4 周医疗支出数据 y 直接计算的基尼系数 $G(y_i)$，它代表的是我国健康服务利用的不平等程度，该值高达 0.850，[①]表明我国在医疗资源利用上存

① 医疗的基尼系数通常看起来会比收入的基尼系数大些。

在严重的不平等现象。但是正如前文所述，这个不平等程度不代表不公平。因为机会不平等是由于“环境”造成的不平等，而 $G(y_i)$ 这个值包含了所有的因素，$G(y_i)$ 衡量了机会不平等的上限。

第二行是用拟合值 $\hat{y}_i$ 计算的基尼系数 $G(\hat{y}_i)$，它度量了只由“环境”造成的“优势”不平等，因此该值反映了机会不平等的绝对程度，为 0.462。由于计算 $G(y_i)$ 时包含了所有的因素，而计算 $G(\hat{y}_i)$ 时又不可能穷尽所有的“环境”变量，通常情况下可以认为前者代表了机会不平等的上限，后者代表了机会不平等的下限。即我国居民健康服务利用的机会不平等在 0.462～0.850 之间。

通常研究更强调机会不平等的相对程度，并将其作为衡量机会不平等的指标，即表 4-2-3 的第三行数据 $G(\hat{y}_i)/G(y_i)$，该数据表明我国居民健康服务利用的机会不平等约为 54.4%，它意味着总不平等中有 54.4%是由机会不平等造成的，反映了机会不平等的相对程度。由此可见，我国医疗支出存在巨大的不平等是不争的事实，更重要的是，不平等中有超过一半来源于机会的不平等。

同时，表 4-2-3 还汇报了每个“环境”变量对机会不平等的贡献程度，以观测各“环境”变量的相对重要程度。分析发现，共付率对机会不平等的相对贡献最大，达到 0.278，且远大于其他“环境”变量的贡献程度，表明个体面对的政策因素是造成健康服务利用机会不平等的最主要因素。此外，地域(0.014)和户籍(0.019)因素也是造成机会不平等的重要因素。相对而言，教育(0.002)、工作(0.009)和收入(0.004)对机会不平等的贡献程度较小。

(二)“环境”的作用机制探讨

上文测算了机会不平等的大小及各“环境”因素的相对重要程度，本部分重点解释机会不平等的作用机制，即重点考察贡献度较高的那些“环境”因素(共付率、地域和户籍)，通过怎样的路径影响到居民的医疗服务利用。

户籍一直是我国卫生经济学公平性问题的研究焦点，因此在进行回归分析时，又汇报了城乡分别回归的结果。前三个方程汇报的是只有“环境”变量时的回归结果，即对(4-2-2)式的估计，后三个方程汇报的是同时包含“环境”与“努力”变量的结果，回归结果见表 4-2-4。

由前三列回归结果可知，农民工的医疗支出显著低于其他职业，尤其在农村，表明在医疗方面，农民仍是弱势群体。共付率是影响医疗支出最显著的因素，无论城乡，共付率越高，即报销比率越低，医疗支出越低。另外，本章发现收入与医疗支出间的关系并不显著，这表明在很多情况下医疗支出是被动的，是一种不得不做出的支出，而与自身经济状况关系不大，由此可见，如果那些经济状况较差同时报销比率较低的人患病的话，这种由医疗支出造成的负担将会很大。

这里的研究重点在于对比后三个方程与前三个方程“环境”变量系数的变化情况，即考察加入了“努力”变量后，“环境”对“优势”的影响力的变化，以此判断“环境”对于“优势”是起直接效应还是间接效应。这种思路在机会平等研究中很普遍。分析发现，当加入“努力”变量后，共付率前面系数的显著性降低了，且边际效应也大大减少了。这表明报销比例对医疗支出的不平等起着部分的间接作用：享受高报销的患者会影响就医时的方式(例如在去看医生还是自我治疗或不治疗时，高报销者会倾向于前者；在既可以门诊又可以住院的时候，高报销者选择住院的倾向更强)，从而影响到医疗支出；同时还有一部分不用通过医疗需要与就医方式即能影响到医疗支出，对此的解释是——道德风险：在给定了就医方式时，当医生知道患者的报销政策后，面对同样就医需要的患者，会给报销多的患者提供更贵的药品或医疗服务；或者患者拥有更好的报销条件时，会产生过度需求。这不仅是对医疗资源的浪费，同时也是对低报销弱势患者机会的掠夺。

表 4-2-4 “环境”对医疗服务利用的作用机制分析

变量	Ⅰ总体	Ⅱ城镇	Ⅲ农村	Ⅳ总体	Ⅴ城镇	Ⅵ农村
优势 *y*	因变量：4 周医疗支出对数值					
环境 *c*						
受教育年限	0.001 23 (0.014 4)	−0.020 0 (0.024 0)	0.013 9 (0.018 1)	0.019 5 (0.013 5)	0.017 6 (0.020 9)	0.018 2 (0.017 7)
新农合(无医保)	−0.220 (0.230)				−0.0232 (0.205)	
城居保(无医保)	−0.476* (0.278)				−0.384 (0.235)	

（续表）

变量	Ⅰ总体	Ⅱ城镇	Ⅲ农村	Ⅳ总体	Ⅴ城镇	Ⅵ农村
职工医保(无医保)	0.068 3 (0.272)				−0.157 (0.237)	
有医保(无医保)		−0.053 9 (0.272)	0.039 7 (0.310)		−0.057 5 (0.240)	0.225 (0.287)
家庭人均收入对数	0.055 1 (0.050 0)	0.093 6 (0.085 5)	0.036 6 (0.061 3)	0.012 5 (0.041 4)	0.032 6 (0.079 3)	−0.003 93 (0.048 7)
共付率	−0.017 1*** (0.002 51)	−0.016 2*** (0.003 94)	−0.018 5*** (0.003 26)	−0.005 94*** (0.002 26)	−0.005 41 (0.003 79)	−0.006 40** (0.002 74)
东部地区(中西部)	0.143 (0.123)	−0.007 37 (0.211)	0.244 (0.155)	0.290*** (0.105)	0.321* (0.179)	0.282** (0.134)
农村户口(城镇)	−0.557*** (0.190)			−0.586*** (0.156)		
其他工作(农民)	0.319* (0.183)	0.639 (0.592)	0.276 (0.211)	0.310* (0.162)	−0.203 (0.546)	0.279 (0.190)
无工作(农民)	0.502*** (0.142)	0.720 (0.557)	0.521*** (0.150)	0.460*** (0.126)	0.022 0 (0.512)	0.501*** (0.135)
努力 *e*						
有慢性病(无)				0.210* (0.126)	0.158 (0.214)	0.267* (0.154)
疾病一般严重(不严重)				0.650*** (0.109)	0.725*** (0.211)	0.632*** (0.130)
疾病很严重(不严重)				1.505*** (0.172)	1.369*** (0.337)	1.579*** (0.203)
住院治疗(门诊治疗)				2.098*** (0.170)	2.276*** (0.263)	1.964*** (0.225)
已婚(未婚)				0.428*** (0.119)	0.216 (0.194)	0.589*** (0.152)
年龄				0.008 39*** (0.002 88)	0.004 80 (0.005 76)	0.009 13*** (0.003 44)
男性(女性)				0.081 6 (0.103)	0.333* (0.173)	−0.0467 (0.129)

（续表）

变量	Ⅰ总体	Ⅱ城镇	Ⅲ农村	Ⅳ总体	Ⅴ城镇	Ⅵ农村
找卫生员 （自我治疗）				−1.001*** (0.258)	−0.966* (0.537)	−0.995*** (0.319)
看医生（自我治疗）				−0.381 (0.244)	−0.359 (0.447)	−0.372 (0.309)
不治疗（自我治疗）				−2.375*** (0.807)	−1.471 (1.229)	−3.172*** (0.811)
有商业保险（无）				−0.117 (0.263)	−0.117 (0.347)	−0.0491 (0.355)
常数项	6.239*** (0.546)	6.043*** (0.928)	5.619*** (0.691)	4.269*** (0.566)	4.996*** (1.023)	3.478*** (0.688)
样本量	1 076	345	731	1 076	345	731

注：① 括号内为稳健标准差；② *、**、*** 分别代表在10%、5%和1%的水平上显著；③ 城镇居民参加新农合的很少，农村居民参加城居保及职工医保的很少，因此在分城乡分别进行分析的时候，不适合按参加险种的具体种类设虚拟变量，而是按是否有医疗保险设定虚拟变量。④ 变量名下括号内为对照组。

户籍变量系数的显著性与边际效应在加入"努力"变量后都得以保持，表明户籍对医疗支出起着直接的作用。在控制了其他因素的前提下，户籍的差别并不是通过影响居民的就医需要来影响医疗支出，户籍分割本身就是一种机会的不平等。

另外，地域变量系数的显著性与边际效应在加入"努力"变量后反而得以增强，表明地域对医疗支出除了直接的影响外，还存在着反向的间接影响机制。对此的解释是，这种反向间接主要来源于地域与是否住院的相关性上（如果以是否住院为被解释变量，对其余变量进行 logit 回归的话，地域虚拟变量显著为负，参见下表4-2-5第3列）。在控制了其他因素的条件下，东部地区住院的人显著少于中西部，因此造成了这样的对医疗支出的反向作用机制。前3列中地域变量之所以不显著是因为没有控制是否住院这个因素，而一旦控制了是否住院（后3列），地域间医疗的差异立即就体现了出来。而当剔除住院样本仅采用门诊样本进行同样的分析时，发现此时地域因素同户籍一样，对医疗支出不平等起着明显的直接作用。这也表明了我国地域间存在着医疗保健利用上的不平等现象，与魏众和古斯塔夫斯

(2005)的结论“中国医疗支出的不公平性很大程度上是地区间不公平所致”基本一致。

此外，通过观察后三个方程的“努力”变量，发现无论城乡，医疗方式、疾病严重程度和就医偏好这几个因素都非常显著地与医疗支出相关，这也符合常理。婚姻也是个重要的因素，在农村已婚者的医疗支出显著高于未婚者，可能的原因是，已婚者对自身健康的责任感会加强，同时，夫妻对对方的关心和督促，会促使患病者产生更多的医疗支出。

那么，对于这些对医疗支出有显著作用的“努力”变量，“环境”究竟是通过怎样的路径影响它们，本章进行了简要的分析，分别以是否有慢性病、疾病严重程度、是否住院、婚姻状况和就医偏好为被解释变量，建立相应回归方程。具体回归时，本章将上述5个方程联立进行系统估计(system estimation)以提高估计效率。[①] 回归结果见表4-2-5。

表4-2-5　“环境”对“努力”的影响路径

	Ⅰ 有慢性病(无) logit	Ⅱ 疾病严重程度(不严重) Ordered logit	Ⅲ 住院(门诊) logit	Ⅳ 已婚(未婚) logit	Ⅴ 自我治疗	卫生员(看医生) Multinomial logit	不治疗
教育年限	0.005 23 (0.023 9)	−0.035 0** (0.017 8)	0.024 1 (0.035 6)	0.165*** (0.024 9)	0.067 3 (0.051 7)	−0.043 2* (0.023 2)	0.053 3 (0.145)
新农合(无医保)	−0.428 (0.342)	−0.121 (0.236)	0.105 (0.567)	0.298 (0.306)	−0.248 (0.675)	0.869** (0.356)	13.97 (1769.3)
城居保(无医保)	−1.082*** (0.401)	0.347 (0.299)	0.126 (0.645)	−0.110 (0.375)	0.448 (0.838)	0.993** (0.479)	15.86 (1769.3)
职工医保(无医保)	−0.189 (0.434)	0.660** (0.296)	−0.097 9 (0.619)	0.034 0 (0.390)	0.643 (0.788)	0.820* (0.496)	15.67 (1769.3)
收入对数	−0.234*** (0.084 7)	0.065 4 (0.053 7)	0.000 360 (0.116)	0.105 (0.066 6)	0.208 (0.193)	−0.077 9 (0.066 3)	−0.346 (0.420)

① 本文采用GHK仿真，进行完全信息的极大似然估计。该方法近年来已在卫生经济领域被广泛运用，具体可参考文献，本文不再详述。关于GHK的软件操作可以参考文献。

（续表）

	I 有慢性病（无） logit	II 疾病严重程度（不严重） Ordered logit	III 住院（门诊） logit	IV 已婚（未婚） logit	V 自我治疗	卫生员（看医生） Multinomial logit	不治疗
共付率	−0.004 07 (0.003 49)	−0.000 278 (0.002 43)	−0.029 4*** (0.003 91)	−0.010 6*** (0.003 76)	0.005 83*** (0.001 32)	0.005 73* (0.003 37)	0.032 6 (0.039 0)
东部地区（中西部）	0.332 (0.217)	−0.088 8 (0.140)	−0.591** (0.296)	0.113 (0.193)	0.586 (0.370)	0.237 (0.173)	0.304 (0.962)
农村户口（城镇户口）	0.013 5 (0.283)	0.365 (0.209)	−0.155 (0.428)	0.259 (0.279)	0.758 (0.589)	0.969*** (0.307)	0.228 (1.731)
其他工作（农民）	0.017 4 (0.259)	0.192 (0.198)	0.511 (0.449)	−0.446 (0.316)	0.069 4 (0.536)	−0.123 (0.246)	−0.231 (1.510)
无工作（农民）	−0.004 07 (0.216)	0.080 0 (0.161)	0.447 (0.365)	−1.725*** (0.238)	−0.025 1 (0.483)	−0.137 (0.189)	−2.096 (1.565)
一般严重（不严重）	0.439** (0.173)	1.267*** (0.436)	−0.207 (0.188)	0.158 (0.397)	−0.544*** (0.166)	−1.368 (0.992)	
很严重（不严重）	1.258*** (0.360)		3.179*** (0.463)	0.147 (0.294)	0.126 (0.595)	−0.561** (0.278)	−14.38 (1186.2)
住院治疗（门诊治疗）	0.042 9 (0.351)	1.912*** (0.231)		−0.143 (0.322)	−0.305 (0.683)	−1.708*** (0.539)	−11.71 (1351.6)
已婚（未婚）	−0.231 (0.226)	−0.028 7 (0.160)	−0.210 (0.320)		0.879 (0.601)	0.012 5 (0.201)	13.31 (773.0)
年龄	0.011 9** (0.005 10)	0.011 8*** (0.003 83)	0.011 5 (0.008 93)	0.038 4*** (0.004 97)	−0.007 65 (0.013 2)	0.002 85 (0.004 71)	0.049 0 (0.047 4)
男性（女性）	−0.103 (0.170)	0.046 5 (0.127)	0.028 7 (0.257)	0.112 (0.174)	0.521 (0.370)	−0.025 5 (0.162)	0.564 (0.999)
找卫生员（自我治疗）	0.087 8 (0.478)	−0.563 (0.353)	−1.423* (0.844)	−0.803 (0.590)			
看医生（自我治疗）	−0.118 (0.452)	−0.049 5 (0.335)	0.103 (0.663)	−0.809 (0.572)			
不治疗（自我治疗）	−2.823** (1.200)	−1.139 (0.938)					

(续表)

	Ⅰ 有慢性病(无) logit	Ⅱ 疾病严重程度 (不严重) Ordered logit	Ⅲ 住院 (门诊) logit	Ⅳ 已婚 (未婚) logit	Ⅴ 自我治疗	卫生员 (看医生) Multinomial logit	不治疗
有商保 (无)	0.887 (0.559)	0.414 (0.345)	−0.477 (0.838)	−1.295*** (0.458)	0.195 (0.806)	0.215 (0.415)	−12.88 (1851.4)
有慢性病 (无)		0.578*** (0.157)	−0.210 (0.358)	−0.208 (0.223)	0.093 2 (0.447)	0.197 (0.203)	−2.812** (1.150)
常数项	3.422*** (1.061)		−2.233 (1.582)	0.052 2 (1.040)	−7.360*** (2.152)	−2.197*** (0.840)	−32.94 (1 930.8)
样本量	1 076	1 076	1 070	1 070	1 076		

注:① 括号内为稳健标准;② *、**、*** 分别代表在10%、5%和1%的水平上显著;③ 变量名下括号内为对应的参照组。

由表4-2-5发现,地域变量与是否住院有显著的相关性,这验证了上文有关地域变量起直接与间接作用的那段解释。类似的,在农村居民生病时去看卫生员,而城镇居民偏好去看医生这点上,城乡居民有差别外,户籍变量与“努力”变量并没有显著的相关性。这也印证了前文所述观点,户籍分割具有直接效应,它本身就是一种机会不平等,而不是通过影响居民的就医需要而影响健康服务利用水平。此外,共付率越高,相比于看医生,患者更有可能选择自我治疗或找卫生员,同时患者在门诊与住院之间更可能选择门诊。因此,认为共付率对医疗支出起的间接作用,主要是通过影响个体的就医偏好而产生的。这点与Grand(1987)、Alleyne et al.(2000)的结论略显不一样,他们认为医疗支出的不平等来自约束条件的不同,而不是偏好的不同。约束条件会通过影响偏好进而影响到医疗支出的不平等。

四、研究结论与政策含义

本章指出在对医疗服务利用公平性问题的研究中,采用传统基尼系数与集中指数的弊端,因此接着阐述了如何将罗默机会平等理论纳入卫生经济学公平性分析框架中,接着利用CHNS数据,在鼓励原则下进行实证研究。得出以下两点结论:第一,我国居民健康服务利用的机会不平等的下限为 0.462,上限为 0.850。总不平等中约有 54.4%是由机会不平等造成的,它反映了机会不平等的相对程度。由此可见,我国居民健康服务利用上存在着严重的不平等,更重要的是,这个不平等中有超过一半来源于机会的不平等。第二,共付率、户籍差异和地域差异这些"环境"因素是造成医疗支出不平等的主要原因。其中,共付率的贡献程度最大,它不仅直接影响居民的健康服务利用,还通过影响个体的就医偏好和医疗方式选择,从而对健康服务利用产生间接影响。户籍差异对健康服务利用起着直接作用。

因此,一项合理的制度应当"鼓励"个体间仅①因为"努力"变量而造成的医疗服务利用差异,只需保障所有公民在医疗服务利用中有平等的机会。保障机会的平等,不仅无碍效率,更是一种实质公平,体现了社会的正义。

① "仅"指由"环境"而造成"努力"的差异也是机会的不平等,不包含在"鼓励原则"之列。

第三章　“补偿原则”视角下城乡医疗利用的机会不平等分析

前文已经在理论上进行了分析，并指出应当以机会平等“补偿原则”为核心指导思想去研究城乡医保统筹如何最大限度地促进城乡公平。那么，我国医疗服务利用方面城乡机会不平等的现状到底如何？只有将这个问题洞察清楚了，才可以对城乡医保统筹制度进行指导。

一、城乡医疗服务利用差异的来源界定

（一）城乡医疗服务利用差异来源分解模型

为了考察城乡居民医疗利用上的机会不平等，在模型中，将户籍虚拟变量作为居民的“环境”变量 c，$c=1$ 代表城镇，$c=0$ 代表农村；将其余变量视为“努力”变量 e；“优势”y 为个体医疗服务利用。值得注意的是，在 IOM（2002）和 Cook et al.（2010）的界定中，因户籍差异而造成的政策法规、医保制度和社会经济地位同样也是不合理的，这与前文提到的“偏环境”问题类似。借鉴了罗默处理“偏环境”问题时用分位点来衡量“努力”程度的思想，将“努力”变量 e 又分为 e^1 和 e^2 两类，e^1 代表政策法规、医保制度和社会经济地位，e^2 代表个体就医需要和偏好。其中，设 e^1 为“环境”c 和个体相对“努力”程度 π（分位数）的函数，即

$$e_i^1=\eta(c_i,\pi_i^1) \tag{4-3-1}$$

将个体医疗服务利用设为如下形式：

$$y_i=\alpha+\beta c_i+(\gamma+\mu c_i)e_i^1+(\delta+\rho c_i)e_i^2+\varepsilon_i \tag{4-3-2}$$

其中,$\alpha,\beta,\gamma,\delta,\mu,\rho$ 分别为各参数前的系数,ε 为残差。

若以城镇居民的"环境"作为理想的"环境",则衡量城乡居民间机会不平等的"公正缺口"为 $y(\tilde{c},e_i)-y(c_i,e_i)$[①],由于城镇居民的 $y(\tilde{c},e_i)$ 与 $y(c_i,e_i)$ 相等,相减为 0。因此这个"公正缺口"实际上就成了"当农村居民在城镇'环境'下医疗服务利用的反事实估计"减去"农村居民的实际医疗服务利用"。即选取出农村居民:

$$\begin{aligned} f.g. &= y(c=1,e_i^2,\pi_i^1)-y(c=0,e_i^2,\pi_i^1) \\ &= \hat{\beta}+\hat{\rho}e_i^2+\hat{\gamma}[\eta(c=1,\pi_i^1)-\eta(c=0,\pi_i^1)]+\hat{\mu}\eta(c=1,\pi_i^1) \end{aligned} \tag{4-3-3}$$

这样得到一个类似 O—B 分解的形式(Blinder, 1973; Oaxaca, 1973)。截距项系数β可以看成是一列全为 1 的变量前的系数,[②] ρ 代表了城乡居民在 e^2 变量上的系数差,因此(4-3-3)式前两项的含义为,由于 e^2 边际效应上存在城乡差距,导致农村居民实际医疗支出的医疗差距,称之为"e^2 系数效应";第 3 项表示,给定 e^1 的边际效应等于农村 e^1 边际效应 γ,每个农村居民保持着在农村中 e^1 的相对分布状况 π^1,但让他们身处城镇的"环境"中,这样产生的反事实 e^1 与实际 e^1 之差造成的医疗支出差异,为"环境 e^1 特征效应",这看成是户籍因素导致城镇居民在 e^1 上相对于农村居民有"优势"而造成的医疗差距;第 4 项表示,当农村居民身处城镇"环境"中已经形成了一个新的 e^1,由于城乡居民在 e^1 上边际效应存在差异 μ,还会导致一部分的医疗支出差距,为"环境 e^1 系数效应"。

"e^2 系数效应"和"环境 e^1 系数效应"都意味着当城乡居民的某些特征已经一致时,仍然会因为特征边际系数上的差异导致医疗服务利用的差异,这反映了一种由户籍造成的歧视,由"环境"造成的直接不公平。"环境 e^1 特征效应"表示户籍差异导致了城乡居民政策法规、医保制度和社会经济地位上的差异,并进而导致医疗服务利用上的差异,这与 IOM 界定的第(2)部分一致,也是罗默机会平等里谈到的"偏环境"问题。

在具体实证研究对各参数进行估计时,将(4-3-1)式的函数形式写成线性回归的形式,如(4-3-4)式,然后对(4-3-2)式和(4-3-4)式进行联合估计,

---

① 为了使结果为正,这里对前文介绍的公正缺口取了相反数。

② 这列全为 1 的变量可以看成是 e^2 中的一个,因此(4-3-3)式的前两项可以看成是同一类。

$$e_i^1 = a + bc_i + (d + hc_i)\pi_i^1 + \tau_i \tag{4-3-4}$$

当 e^1 是收入等连续型变量时，可以直接计算出该变量在城镇或农村样本中的分位数 π；当 e^1 是地域等离散型变量时，先通过 logistic 模型计算每个样本的倾向值(propensity score)，再根据倾向值换算每个样本的分位数 π。考虑到上述两个回归方程有一定的内在联系，并且两方程残差项 ε 和 τ 可能存在相关性，分别估计可能会导致估计系数有偏且不一致，本研究将上述两个方程联合进行系统估计，通过 Geweke-Hajivassiliou-Keane(GHK)平滑递归模拟进行完全信息极大似然估计，以提高估计效率。[①] 在健康经济学中，GHK 模拟在多方程估计时被广泛运用(Balia and Jones，2008；Deb and Trivedi，2006；Rosa，2010)。

(二) 数据、变量与统计描述

使用中国健康和营养调查数据(CHNS)，挑选出过去 4 周患病个体，考虑到 1989、1991、1993 年问卷中关于 4 周患病变量情况与后续调查口径上有差异，且时间较为久远，故未使用；2009 年问卷中患病情况的调查与之前也出现了差异，且没有“自评健康”这一衡量就医需要的关键指标，因此选取了 1997、2000、2004 和 2006 年 4 期调研数据。

对于医疗服务利用的度量，大多数文献用总医疗支出或门诊支出(Cook et al.，2009，2010)，或者用一定时期内看病次数来衡量(Van Doorslaeret al.，2008)。本章以“过去 4 周因病就诊所发生的医疗费用”作为衡量个体医疗服务利用的代理变量，而未采用看病次数作为指标的原因有如下：第一，在我国有关医疗不平等的研究中，解垩(2009)、齐良书和李子奈(2011)等已经用住院、次数或是否住院作为因变量进行了分析；第二，医疗费用是比是否住院更好的指标；第三，CHNS 问卷在看病情况上，或没有统计，或口径不一，因而无法使用看病次数或门诊次数作为指标(齐良书和李子奈，2011)，如果以医疗次数作为指标的话只能用住院次数。而是否住院具有较强的特殊性，与患病情况有着更强的关联，住院多为被

---

① 该方法的具体细节不再阐述，有兴趣的读者可以参考 Gates(2007)。Stata 也有了与之对应的 cmp 命令，具体可以参考 Roodman(2009)。

动无奈的选择。因此在没有足够详细病情信息的情况下，用是否住院或住院次数作为医疗资源利用指标，很难反映出真实的不公平程度。用是否住院、自评健康和患病情况等医疗需要因素进行控制，以医疗费用作为指标进行分解则会更贴近所阐述的机会不平等。

e^1 变量代表政策法规、医保制度和社会经济地位等，e^2 变量代表个体就医需要和偏好等。具体说来，变量 e^1 主要包含 3 类：① 家庭人均收入、受教育年限等社会经济地位 SES 变量；② 报销比率等个体面对的政策性变量；③ 地域、骑车去附近的医疗机构所需时间、当地医疗机构是否能提供所需药品等，反映地区医疗资源环境的变量。变量 e^2 主要包括 4 类：① 年龄、婚姻和性别等人口学变量；② 自评健康、是否有高血压和是否有糖尿病等反映自身健康水平的变量；③ 过去 4 周是否患有发烧、腹泻、哮喘、头痛和皮炎等症状，该疾病严重程度、是否住院等衡量过去 4 周个体身体情况的变量；④ 就医偏好。

需要说明的是，对于患者而言，医疗保险的终极目的在于报销上（Wagstaff, 2010），各地参保居民可能参保险种相同但实际报销比不同，因此，相比于是否参保、参保险种，实际报销比是最好的衡量保障水平的指标。但有些 4 周患病的人医疗支出为 0，因此无法直接观测出该人的实际报销比。对于这部分样本，用问卷中“门诊（住院）费用的百分之几可由您的保险支付”作为实际报销比，如果该人没有任何医疗保险，则以 0 补齐数据。但该变量存在较多缺失值，用相同地区中参保相同险种且工作类型相同的个体汇报的值，对缺失值进行补齐。另外，就医偏好是一个重要变量，但在很多研究中被忽视（Armstrong et al.，2006）。通过问卷中“当你感到不舒服时，你是怎么做的”这一问题，一定程度上控制偏好因素。所有价格均按 2009 年指数调整。

剔除缺失值后，共有样本 4 168 个。其中 1997 年 432 个（10.4%），2000 年 644 个（15.5%），2004 年 1695 个（40.6%），2006 年 1 397 个（33.5%）；农村样本 2 473个（59.3%），城镇样本 1 695 个（40.7%）。考虑到单个年份样本量不大，且新农合是 2003 年实施，因此将 1997 年与 2000 年样本合并（下文称之为时期 1），将 2004 年与 2006 年样本合并（下文称之为时期 2）。变量具体的描述信息见表 4-3-1。

表 4-3-1　变量描述性统计分析

变量名	时期 1 城镇		时期 1 农村		时期 2 城镇		时期 2 农村	
	均值	标准差	均值	标准差	均值	标准差	均值	标准差
Y								
4 周医疗支出	779.76	2 201.55	554.66	2 189.79	709.83	5 039.77	441.68	2 351.33
e^1								
所需药品	0.951	0.215	0.967	0.179	0.988	0.111	0.985	0.121
所需分钟	17.197	20.373	16.089	18.706	14.499	14.464	13.439	17.789
受教育年限	7.124	4.730	5.066	4.031	7.836	4.819	5.516	4.181
家庭人均收入	6 943.78	7 030.38	4 569.00	5 328.66	10 729.15	10 548.70	5 796.85	8 870.30
报销比	26.036	37.793	6.143	23.223	25.116	34.834	9.360	24.019
地域	0.383	0.487	0.325	0.469	0.486	0.500	0.411	0.492
e^2								
年龄	53.008	16.252	52.322	15.692	54.145	15.897	55.435	14.686
性别	0.422	0.495	0.438	0.497	0.434	0.496	0.423	0.494
婚姻	0.801	0.400	0.797	0.403	0.796	0.403	0.811	0.392
自评健康	2.138	0.750	2.056	0.819	2.228	0.797	2.061	0.785
是否吸烟	0.250	0.434	0.304	0.460	0.313	0.464	0.307	0.462
是否喝酒	0.316	0.465	0.280	0.449	0.341	0.474	0.280	0.449
有无高血压	0.182	0.386	0.148	0.355	0.246	0.431	0.170	0.376
有无糖尿病	0.158	0.365	0.123	0.329	0.194	0.396	0.132	0.339
有无心肌梗塞	0.015	0.120	0.014	0.116	0.014	0.118	0.009	0.094
有无中风	0.039	0.193	0.027	0.163	0.034	0.180	0.025	0.156
有无慢性病	0.874	0.332	0.883	0.322	0.634	0.482	0.669	0.471
生病时怎么做	2.522	0.908	2.706	0.751	2.074	1.168	2.472	1.048
有无发烧等	0.359	0.480	0.357	0.479	0.373	0.484	0.362	0.481
有无腹泻等	0.126	0.332	0.131	0.338	0.156	0.363	0.153	0.360

（续表）

变量名	时期1城镇		时期1农村		时期2城镇		时期2农村	
	均值	标准差	均值	标准差	均值	标准差	均值	标准差
有无头痛等	0.306	0.461	0.283	0.451	0.253	0.435	0.265	0.441
有无关节酸痛等	0.165	0.372	0.181	0.385	0.260	0.439	0.281	0.450
有无皮疹等	0.032	0.175	0.024	0.153	0.036	0.186	0.024	0.152
有无眼病等	0.034	0.181	0.026	0.158	0.062	0.240	0.050	0.217
有无心脏病等	0.102	0.303	0.069	0.254	0.112	0.316	0.082	0.274
有无感染病	0.032	0.175	0.032	0.175	0.047	0.211	0.050	0.217
有无其他疾病	0.158	0.365	0.149	0.356	0.244	0.430	0.187	0.390
疾病严重程度	1.740	0.689	1.640	0.674	1.687	0.657	1.702	0.665
是否住院	0.092	0.290	0.074	0.262	0.031	0.174	0.030	0.170
样本量	412		664		1 283		1 809	

注：① 所需分钟代指骑车去附近医疗机构所需分钟；② 所需药品代指附近医疗机构是否能提供所需药品；③ 地域：1＝东部，0＝其他；④ 性别：1＝男，0＝女；⑤ 婚姻：1＝在婚，0＝其他；⑥ 自评健康：4＝非常好，3＝好，2＝一般，1＝差；⑦ 生病时怎么做：4＝在家，3＝找医生，2＝找卫生员，1＝自己；⑧ 该疾病严重程度：3＝严重，2＝一般，1＝不严重；⑨ 问题带有“是否”或“有无”，赋值肯定为1，否定为0；⑩ 从有无发烧到有无其他疾病变量均指的是过去4周内。

由表4-3-1中“优势 y”可以直观地发现，样本在4周医疗支出上存在着明显的城乡差距。在比较 e^1 因素时，发现在反映地区医疗资源环境的变量上，城乡间差别并不大，可能的原因是“附近医疗机构是否能提供所需药品”，该变量只能反映药品提供状况，而无法体现城乡医疗质量上的差距。而在反映个体社会经济地位的变量（收入和教育）上，城乡间存在着明显的差距。在反映医疗政策的报销比上，城乡间也存在明显的差距。而这些变量间的差距到底带来了多少城乡机会不平等，需要下文进一步的实证分析。

二、医疗服务利用影响因素分析

通过回归分析，考察居民医疗服务利用的影响因素，做一个简单的前期判断，并作为后文“公正缺口”分解的基准。回归结果如下表 4-3-2 所示。

这部分内容并不是研究的重点，只能算一个前期描述，作为后文“公正缺口”分解的中间过程，因此这里不再对每个变量的影响力进行逐一阐述。此外，时期 1 和时期 2 有很多变量的显著性发生了改变，这可能因为时期 1 是新农合试点之前，而时期 2 是新农合试点之后，居民的就医行为已经发生了一些改变。例如，时期 1 中家庭人均收入前的系数为 0.203，通过了 1％的显著性检验，但时期 2 的家庭人均收入前的系数仅为 0.004 56，比起时期 1 小了很多，且没有通过 10％的显著性检验，这暗示着在收入因素这个重要的变量上，可能在新农合试点前后出现了结构性变化，这点在后文将会讨论。

表 4-3-2　医疗服务利用的回归分析

被解释变量:4 周医疗支出	时期 1		时期 2	
附近机构能提供所需药品(不能)	−0.347	(0.848)	0.0870	(0.245)
骑车去附近医疗机构所需分钟	0.002 38	(0.006 48)	−0.001 46	(0.001 74)
受教育年限	−0.076 0	(0.052 0)	0.011 8	(0.008 24)
家庭人均收入	0.203***	(0.067 2)	0.004 56	(0.003 16)
报销比	0.002 65	(0.005 70)	0.001 25	(0.001 07)
东部(其他地区)	−0.196	(0.406)	0.289***	(0.061 5)
年龄	−0.048 7**	(0.022 3)	−0.000 417	(0.002 41)
男性(女性)	0.329	(0.506)	0.033 4	(0.081 4)
在婚(其他)	0.355	(0.486)	0.238***	(0.074 5)
健康一般(健康差)	0.626	(0.458)	−0.220***	(0.080 6)
健康好(健康差)	0.296	(0.585)	−0.302***	(0.093 1)
健康非常好(健康差)	0.232	(0.310)	−0.203	(0.164)
吸烟(不吸)	0.166	(0.558)	−0.069 0	(0.081 3)
喝酒(不喝)	−0.263	(0.492)	−0.038 7	(0.074 2)

（续表）

被解释变量:4 周医疗支出	时期 1		时期 2	
有高血压(无高血压)	1.077	(0.748)	−0.194	(0.143)
有糖尿病(无糖尿病)	0.801*	(0.410)	0.304*	(0.155)
有心肌梗死(无心肌梗死)	−0.090 1	(1.107)	0.115	(0.281)
有中风(无中风)	0.267	(0.546)	−0.195	(0.182)
有慢性病(无慢性病)	0.278***	(0.012 4)	0.235***	(0.065 0)
生病找卫生员(生病自我治疗)	−0.858	(1.994)	3.388***	(0.113)
生病找医生(生病自我治疗)	−0.507	(1.921)	4.000***	(0.0704)
生病在家(生病自我治疗)	−0.793	(2.306)	−0.028 8	(0.092 4)
过去 4 周有发烧、咽喉痛、咳嗽(无)	−0.430	(0.465)	−0.109*	(0.066 0)
过去 4 周有腹泻、胃痛(无)	0.367	(0.731)	0.085 2	(0.081 3)
过去 4 周有头痛、眩晕(无)	−0.711*	(0.400)	−0.019 0	(0.067 2)
过去 4 周有关节、肌肉酸痛(无)	−0.455	(0.598)	0.151**	(0.068 3)
过去 4 周有皮疹、皮炎(无)	0.098	(0.102)	0.108	(0.172)
过去 4 周有眼、耳疾病(无)	−1.652	(1.733)	−0.016 8	(0.129)
过去 4 周有心脏病、心口痛(无)	0.040 1	(0.605)	0.350***	(0.104)
过去 4 周有感染病(无)	−1.056	(1.268)	0.556***	(0.139)
过去 4 周有其他疾病(无)	−0.085 1	(0.642)	0.133	(0.081 6)
疾病严重程度一般(疾病不严重)	0.885**	(0.428)	0.276***	(0.063 5)
疾病很严重(疾病不严重)	0.881	(0.587)	1.023***	(0.108)
住院(其他)	2.259***	(0.540)	3.193***	(0.177)
截距	5.866*	(2.976)	−0.413	(0.318)
样本量	1 076	3 092		

注:① 变量列括号中为对照组;② 括号内为标准差;③ *、**、*** 分别代表在 10%、5%和 1%的水平上显著。

三、城乡居民医疗服务利用的“公正缺口”分解

（一）“公正缺口”分解

按照本章第一部分所述方法，本部分分别对时期 1 和时期 2 数据进行分析，试图分解出我国城乡居民医疗服务利用上的“公正缺口”，用以洞悉我国城乡居民在就医上的机会不平等。分解结果如表 4-3-3。

表 4-3-3　“公正缺口”分解结果

	时期 1 实际平均城乡差距： 225.096		时期 2 实际平均城乡差距： 268.149	
	公正缺口	公正缺口/实际城乡差距	公正缺口	公正缺口/实际城乡差距
e^2 系数效应				
年龄	387.248	1.720	−801.470	−2.989
男性	76.158	0.338	251.163	0.937
再婚	−123.302	−0.548	−105.519	−0.394
健康一般	166.831	0.741	−593.614	−2.214
健康好	56.920	0.253	−305.803	−1.140
健康非常好	18.001	0.080	−29.494	−0.110
吸烟	−3.613	−0.016	−54.234	−0.202
喝酒	−165.846	−0.737	−103.918	−0.388
有高血压	54.396	0.242	0.897	0.003
有糖尿病	−79.090	−0.351	51.664	0.193
有心肌梗塞	6.067	0.027	−4.507	−0.017
有中风	7.781	0.035	−3.898	−0.015
有慢性病	667.391	2.965	−165.665	−0.618
生病找卫生员	0.692	0.003	−20.647	−0.077
生病找医生	163.488	0.726	189.518	0.707

(续表)

	时期1 实际平均城乡差距: 225.096		时期2 实际平均城乡差距: 268.149	
	公正缺口	公正缺口/实际城乡差距	公正缺口	公正缺口/实际城乡差距
生病在家	31.194	0.139	55.693	0.208
过去4周有发烧、咽喉痛、咳嗽	−136.195	−0.605	90.036	0.336
过去4周有腹泻、胃痛	−28.023	−0.124	−44.276	−0.165
过去4周有头痛、眩晕	78.907	0.351	−48.257	−0.180
过去4周有关节、肌肉酸痛	−1.126	−0.005	41.766	0.156
过去4周有皮疹、皮炎	4.013	0.018	40.411	0.151
过去4周有眼、耳疾病	−42.756	−0.190	24.671	0.092
过去4周有心脏病、心口痛	34.711	0.154	63.017	0.235
过去4周有感染病	39.230	0.174	17.924	0.067
过去4周有其他疾病	−64.060	−0.285	46.340	0.173
疾病程度一般	111.614	0.496	−4.149	−0.015
疾病程度严重	82.171	0.365	133.673	0.499
住院	−8.388	−0.037	43.000	0.160
年度	−27.906	−0.124	−99.114	−0.370
截距	−1154.844	−5.130	1649.307	6.151
	151.663	**0.674**	**314.513**	**1.173**
环境 e^1 特征效应				
附近医疗机构能提供所需药品	1.352	0.006	0.373	0.001
骑车去附近医疗机构所需分钟	−9.245	−0.041	−0.729	−0.003
受教育年限	70.475	0.313	13.324	0.050
家庭人均收入	−15.542	−0.069	147.014	0.548
报销比	53.126	0.236	0.793	0.003
东部	−8.402	−0.037	−20.763	−0.077
	91.763	**0.408**	**140.011**	**0.522**
环境 e^1 系数效应				

（续表）

	时期 1 实际平均城乡差距： 225.096		时期 2 实际平均城乡差距： 268.149	
	公正缺口	公正缺口/实际城乡差距	公正缺口	公正缺口/实际城乡差距
附近医疗机构能提供所需药品	4.564	0.020	−58.499	−0.218
骑车去附近医疗机构所需分钟	−68.028	−0.302	21.779	0.081
受教育年限	129.135	0.574	16.578	0.062
家庭人均收入	−28.221	−0.125	87.714	0.327
报销比	16.633	0.074	10.050	0.037
东部	−34.839	−0.155	−64.626	−0.241
	19.244	0.085	12.997	0.048
总	**262.670**	**1.167**	**467.521**	**1.744**

由表 4-3-3 发现，时期 1“公正缺口”与实际平均城乡医疗服务利用差异的比值为 1.167。该数值表示，如果直接从统计数据上观测到城镇居民比农村居民平均医疗支出多花 100 元，隐藏在该数据背后的是，农村居民实际上本该比城镇居民多需要花 16.7 元，结果却表现为少花了 100 元，因此这时“公正缺口”为 116.7 元。同样，时期 2“公正缺口”与实际平均城乡医疗服务利用差异的比值高达 1.744，如果观测到农村居民比城镇居民少支出 100 元，那么此时他们应多花 74.4 元才合理。两个时期的“公正缺口”均超过了 100%，时期 2 的“公正缺口”大于时期 1。这表明，统计数据上直接观测到的“城乡差距”，低估了城乡间实质上的不公平。即农村居民遭受到的机会不平等比结果不平等更为严重。且时期 2 比时期 1 机会不平等程度更大，表明我国城乡居民医疗上的机会不平等有进一步拉大的现象。

在表 4-3-3 的三个部分中，“环境 e^1 系数效应”对“公正缺口”的作用不大。时期 1 与时期 2 中“环境 e^1 系数效应”与实际城乡差距的比值分别占 0.085 和 0.048。即如果农村居民获得了城镇居民那样的社会经济地位、政策与医疗环境（e^1）时，由 e^1 边际系数造成的城乡居民医疗服务利用差距将不会太大。这意味着，农村居民在如何“使用”e^1 上与城镇居民差异不大，举个例子说明：假设某农村居民参加了报销比较低的新农合，而某城镇居民参加了报销比例较高的职工医保，其余收入、教育、身体状况和患病情况均一致，由于新农合保障待遇较低，农民的医疗支出低于城镇居民。现在假设给该农民配上与城镇居民同样的职工医保，那么农村居民在医疗支出方面跟城镇居民就没有太多差距，即在给予农村居民城居保后，农村居民在如何“使用”职工医保上与城镇居民并无差别。同样，农村居民在如何“使用”社会经济地位、政策与医疗环境方面，与城镇居民也没有太多区别。这点比较符合直觉。

无论时期 1 还是时期 2，“e^2 系数效应”均为比重最大的部分，时期 1 中“e^2 系数效应”与实际城乡差距的比值为 0.674，时期 2 为 1.173。即农村居民在面对与城镇居民同样的医疗需要和就医偏好时，由于城乡边际效应的不同，城乡医疗支出存在差异。举例以简要说明：假设某农村居民患了感冒，城镇居民也患了同样的感冒，且该农村居民与城镇居民在收入、医保待遇和政策等各方面都一致，但该农村居民随便买了点便宜的药或者根本就没有去治病，而该城镇居民去医院花了很多钱去看感冒，由类似这样原因造成的城乡医疗差距非常大，是造成医疗缺口的最主要部分。对于这样 e^2 上的边际效应差异，可解释为：第一，城乡居民在就医观念上存在着根深蒂固的差异，城镇居民更偏好于对健康人力资本的投资；第二，城乡医疗质量上的差异，同样的疾病，城镇居民享受更好的药物与器材，可理解为“户籍歧视”。以上“环境 e^1 系数效应”和“e^2 系数效应”都意味着当城乡居民的某些特征已经一致时，仍然会因为特征边际系数上的差异导致医疗服务利用的差异，这代表着由“环境”造成的直接不公平。

此外，时期 1 的“环境 e^1 特征效应”与实际城乡差距的比值为 0.408，时期 2 为 0.522。这反映了户籍差异导致城乡居民政策法规、医保制度和社会经济地位上的差异，并进而导致医疗服务利用上的差异，即罗默机会平等里谈到的“偏环境”效应。这反映了城乡居民在禀赋上的差异造成的医疗不公平，在这些禀赋中，在时期 1 中作用不大的收入因素(0.069)，在时期 2 中起的作用大幅提升(0.548)，几乎等于了“环境 e^1 特征效应”的全部(0.522)。可解释为：第一，时期 1 是新农合开展之前，很多农村居民缺乏有效的医疗保障，对于患大病的农村低收入居民，依旧须支出高额的医疗费用，医疗支出是一种被动消费，与收入相关性不强，因此时期 1 中收入并不能解释太多的“公正缺口”。而时期 2 是新农合开展之后，大量的农村居民被逐步纳入了社会保障体系。很多地区的新农合只报销大病或住院，对发生费用较小的疾病不予报销。这样农民在患大病时也有了一定的保障(住院农村居民的报销比由时期 1 的 13.020%提高到时期 2 的 17.704%)；而在患小病时，由于农民的收入较低，一般选择不去治疗或者自我治疗，这时医疗支出更多成为一种主动消费，收入与医疗的关系加大，收入对“公正缺口”具有更强的解释力。对该解释验证如下：以对数家庭人均收入作为被解释变量，对 4 周医疗支出进行分位数回归，以考查不同收入分位点上收入与医疗支出的相关关系。回归结果如表 4-3-4，对于时期 1 而言，只有在家庭人均收入 0.9 分位点时，收入与医疗支出的相关关系才显著，对于收入不高的农民而言，收入与医疗支出关系不显著。反观时期 2，0.25、0.5 和 0.75 收入分位点上的农村居民，其家庭人均收入与医疗支出有着显著的正向相关关系。这也验证了上述的第一个解释。第二，从表 4-3-1 的描述信息中可以发现，时期 1 城乡家庭人均收入分别为 6 943.78 元和 4 569.00 元，时期 2 城乡家庭人均收入分别为 10 729.15 元和 5 796.85 元。城镇居民的收入增长明显(3 785.37 元)，而农村居民收入增长缓慢(1 227.85 元)，这进一步加剧了城乡收入差距。收入与医疗支出的相关程度变大，城乡收入差距也在拉大，显然收入在时期 2 解释了更多的机会不平等。

表 4-3-4　农村居民分位数回归分析

分位点		0.1	0.25	0.5	0.75	0.9	样本量
被解释变量： 对数家庭人均收入							
时期 1	对数 4 周 医疗支出	0.025 (0.036)	0.024 (0.022)	0.026 (0.021)	0.025 (0.020)	0.036* (0.021)	1809
时期 2	对数 4 周 医疗支出	0.015 (0.025)	0.040*** (0.014)	0.032*** (0.010)	0.018* (0.010)	0.007 (0.013)	664

注：① 其他控制变量略；② 括号内为标准误；③ ***、**、* 分别代表在 0.01、0.05 和 0.1 水平上显著。

综上所述，现阶段造成城乡居民医疗上机会不平等的最主要因素有两个：第一，e^2 系数效应，即当农村居民和城镇居民有着同样的医疗需要和就医偏好时，仍然会因为观念、医疗质量等差异而导致城乡医疗服务利用的机会不平等;第二,城乡收入差距越来越大,且收入差异是所有特征差异中造成医疗机会不平等中最大的一个。

(二)“公正缺口”分解的稳健性检验

补偿原则会因参照组的不同而有不同的结果,这类似 O-B 分解的“指数基准”问题(index number problem),即不同基准下的分解结果可能差别很大。因此按照 DeMurger et al.(2007)的提法,以农村居民的“环境”为“理想”的“环境”(基准),再进行一次上述分解,作为稳健性检验。结果显示差别不大,对结论基本没有影响。具体分解结果见表 4-3-5。

表 4-3-5 稳健性检验:以农村为“理想”环境的分解结果

	时期 1 实际平均城乡差距: 225.096		时期 2 实际平均城乡差距: 268.149	
	公正缺口	公正缺口/ 实际城乡 差距	公正缺口	公正缺口/ 实际城乡 差距
e^2 系数效应				
年龄	392.324	1.743	−782.817	−2.919
男性	73.391	0.326	257.510	0.960
再婚	−123.965	−0.551	−103.547	−0.386
健康一般	192.867	0.857	−556.721	−2.076
健康好	61.505	0.273	−410.789	−1.532
健康非常好	13.187	0.059	−39.637	−0.148
吸烟	−2.969	−0.013	−55.150	−0.206
喝酒	−186.812	−0.830	−126.831	−0.473
有高血压	67.092	0.298	1.297	0.005
有糖尿病	−101.040	−0.449	75.892	0.283
有心肌梗塞	6.518	0.029	−7.149	−0.027
有中风	11.146	0.050	−5.252	−0.020
有慢性病	660.779	2.936	−156.815	−0.585

（续表）

	时期 1 实际平均城乡差距： 225.096		时期 2 实际平均城乡差距： 268.149	
	公正缺口	公正缺口/实际城乡差距	公正缺口	公正缺口/实际城乡差距
生病找卫生员	0.367	0.002	−8.647	−0.032
生病找医生	151.617	0.674	124.701	0.465
生病在家	26.976	0.120	53.760	0.200
过去 4 周有发烧、咽喉痛、咳嗽	−137.071	−0.609	92.643	0.345
过去 4 周有腹泻、胃痛	−26.994	−0.120	−45.075	−0.168
过去 4 周有头痛、眩晕	85.231	0.379	−46.166	−0.172
过去 4 周有关节、肌肉酸痛	−1.028	−0.005	38.642	0.144
过去 4 周有皮疹、皮炎	5.254	0.023	60.954	0.227
过去 4 周有眼、耳疾病	−56.747	−0.252	30.534	0.114
过去 4 周有心脏病、心口痛	51.078	0.227	86.451	0.322
过去 4 周有感染病	39.139	0.174	16.848	0.063
过去 4 周有其他疾病	−67.785	−0.301	60.327	0.225
疾病程度一般	122.736	0.545	−4.157	−0.016
疾病程度严重	103.797	0.461	124.753	0.465
住院	−10.483	−0.047	44.911	0.167
年度	−24.483	−0.109	−97.180	−0.362
截距	−1 154.844	−5.130	1 649.307	6.151
	170.783	0.759	272.597	1.017
环境 e^1 特征效应				
附近医疗机构能提供所需药品	2.793	0.012	0.519	0.002
骑车去附近医疗机构所需分钟	−4.561	−0.020	−2.447	−0.009
受教育年限	18.030	0.080	6.352	0.024
家庭人均收入	−0.874	−0.004	72.381	0.270
报销比	16.448	0.073	−16.123	−0.060
东部	−2.170	−0.010	−9.087	−0.034
	29.667	**0.132**	**51.594**	**0.192**
环境 e^1 系数效应				
附近医疗机构能提供所需药品	2.187	0.010	−58.644	−0.219

（续表）

	时期 1 实际平均城乡差距：225.096		时期 2 实际平均城乡差距：268.149	
	公正缺口	公正缺口/实际城乡差距	公正缺口	公正缺口/实际城乡差距
骑车去附近医疗机构所需时间(分钟)	−72.712	−0.323	23.497	0.088
受教育年限	181.580	0.807	23.550	0.088
家庭人均收入	−42.889	−0.191	162.347	0.605
报销比	53.310	0.237	26.966	0.101
东部	−41.072	−0.182	−76.301	−0.285
	80.404	**0.357**	**101.414**	**0.378**
总	**280.854**	**1.248**	**425.605**	**1.587**

由表 4-3-5 可以发现，时期 1“公正缺口”与实际城乡差距的比值为 1.248，其中，“e^2 系数效应”、“环境 e^1 特征效应”和“环境 e^1 系数效应”与城乡差距的比值分别为 0.759、0.132 和 0.357；时期 2“公正缺口”与实际城乡差距的比值为 1.587，其中，“e^2 系数效应”、“环境 e^1 特征效应”和“环境 e^1 系数效应”与城乡差距的比值分别为 1.017、0.192 和 0.378。对比表 4-3-3 可以发现，以城镇为基准和以农村为基准结果差别不大，并不会因基准的选取而导致不同的结论。

四、研究结论与政策含义

通过利用相对较早时期的全国代表性数据分析发现，1997—2000 年的时期 1 和 2004—2006 年时期 2 机会不平等与实际城乡医疗服务利用差距的比值分别为 1.167 和 1.744，表明若直接观测统计数据的结果将会低估城乡的实质不公平；进一步分析原因发现，医疗的城乡歧视和过大的城乡收入差距是造成机会不平等的重要原因。

结合实证结论，本章讨论了该如何“补偿”农民政策推论：一方面，城乡医保统筹将会极大地缓解城乡居民医疗上的机会不平等；另一方面，面对过大的城乡收入差距，统筹城乡医保将有助于缓解甚至减小城乡收入分配差距。

第四章　统筹城乡医保与机会不平等

前面几章分别从不同视角，结合不同时间段 CHNS 调研数据，分析了统筹城乡医保之前我国城乡医疗服务利用的差异与机会不平等程度。本章将结合依托国自科第一阶段在江苏省的调研数据，进一步分析统筹城乡医保是否有效缓解了城乡医疗服务利用与健康的机会不平等程度，以及不同统筹模式的作用效果。

依托课题之所以选择江苏省的调研数据进行分析，主要出于两个方面的原因：第一，江苏省是我国统筹城乡发展的先行地区，也是开展城乡医保统筹试点的先行地区，截至 2014 年已有 32 个县(区)对城乡医疗保障制度进行了不同程度的统筹试点，模式不同、效果各异，提供了较为丰富的研究资料；第二，江苏省的苏南、苏中和苏北地区，在经济发展和城市化水平上有着较大差异，与我国东、中、西部的差异有一定的相似之处，以江苏省为研究对象具有较强的代表性，得出的结论也会具有一定的普遍性。

一、江苏省城乡医保统筹现状

我国先后出台了多项政策，鼓励和支持地方层面探索医疗保障体系的建设。中华人民共和国成立以后，我国政府一直致力于医疗保障制度的建立和完善。2009 年 4 月新医改方案出台，将建立覆盖城乡居民的基本医疗保障体系作为改革目标之一，事实上，随着 1998 年职工医保、2003 年新农合以及 2007 年城居保的逐步试点与推进，中国覆盖城乡居民的基本医疗保障体系已经初步形成，截至 2011 年底，三项医疗保障制度已经覆盖了 12.95 亿人，综合参保率达 95%。如《中华人民共和国社会保险法》明确了包括医疗保险在内的多项社会保险基金要逐步实行

“省级统筹”,《“十二五”期间深化医药卫生体制改革规划暨实施方案》和党的十八大报告,也分别提出了探索建立城乡统筹的居民基本医保制度的要求。随着我国城乡进程的加快,统筹城乡医疗保障制度已经迫在眉睫。中国医疗保障制度从宏观角度来看,有很多深层次的管理体制问题,最大的问题是社会医疗保险制度碎片化,因为原有的医保制度从户籍、身份、就业与非就业等方面来划分参保对象,造成全体城乡居民参保的机会不公平;制度上的城乡分割、行政分割,更加剧了制度本身的非均衡性,无法适应中国社会经济快速发展的要求。而统筹城乡医保制度的意义在于:能够降低医疗保险基金的风险,能够减少城乡间重复参保的问题,减少国家财产损失,同时降低管理成本,提高医保经办的效率,并且有利于劳动者的自由流动,促进社会经济的发展,加快城镇化进程。

长期以来,江苏省各级人力资源与社会保障部门和卫生部门深入贯彻落实科学发展观,顺应新医改的要求,推动江苏省社会医疗保障体系不断完善。江苏省于2003年7月正式启动新农合,至2013年末,江苏省全省参加新型农村合作医疗的人数达到0.41亿人,新型农村合作医疗人均筹资394.60元,年度筹资总额为160亿元,补偿受益人次达到1.44亿人次。江苏省城居保于2007年7月正式实施,截至2013年末参保人数达到1 152.9万人,城居保收入646 542万元,支出550 372万元,累计结余444 297万元。此外,江苏省职工医保2013年末参保人数达到2 274.7万人,其中在岗职工1 731.1万人,退休人员543.6万人,全年职工医保收入6 103 487万元,支出4 953 637万人,基金累计结余7 514 159万元。至2013年底,江苏省三项基本医疗保障制度基本上实现了对全省人民的全覆盖。

据江苏省2018年统计年鉴,江苏省全省辖南京市、无锡市、徐州市、常州市、苏州市、南通市、连云港市、淮安市、盐城市、扬州市、镇江市、泰州市、宿迁市等13个地级市,96个县级单位,其中市辖区55个,县级市21个以及20个县。2017年末人口数为8 029.30万人,其中城镇人口5 520.95万人,乡村人口2 508.35万人。2017年江苏省地区生产总值达到85 900.94亿元,位列全国第二,人均地区生产总值达到107 395元,位列全国第四。2017年,全省居民人均可支配收入达35 024.09元,位居全国第五,其中,城镇常住居民人均可支配收入达到43 622元,农村居民人均可支配收入达到19 158元。由此可见,在江苏省实行城乡居民医保统筹具有良好的经济基础。

截至2014年4月，江苏省已有32个县(区)开展了城乡医保统筹制度的试点，包括南京高淳区，镇江市区、丹徒区、句容市、扬中市，常州武进区、金坛区(原金坛市)、溧阳市，无锡市区、江阴市、宜兴市，苏州昆山市、太仓市、张家港市、常熟市、市辖区，南通市区、海安县，泰州市区、海陵区、高港区、兴化市、靖江市，扬州仪征市，淮安清河区、楚州区。[①] 从地区分布来看，试点地区多分布在苏南地区。

二、医保统筹试点部分地区调研概况

调查样本的个体特征如表4-4-1所示。各个地区调查样本的平均年龄都在44岁左右。调查样本的男性约占47%，女性约占53%。有75%的样本是已婚者。在受教育程度上，三地差异不大，均在10年上下，南京市栖霞区略高。在收入水平上，由高到低依次是南京市栖霞区、太仓市和宜兴市。非农户口的观测样本占60%左右。

表4-4-1　样本特征描述信息

	总样本		宜兴市		太仓市		南京市栖霞区	
	均值	标准差	均值	标准差	均值	标准差	均值	标准差
年龄	44.00	18.90	43.87	18.59	44.30	19.85	43.80	18.19
性别	0.47	0.50	0.46	0.50	0.48	0.50	0.47	0.50
婚姻状况	0.75	0.43	0.73	0.44	0.77	0.42	0.74	0.44
教育年限	10.03	4.95	10.03	4.94	9.38	4.67	10.74	5.18
人均收入	34 170.55	24 521.36	33 134.62	25 709.89	33 225.22	24 265.20	36 412.05	23 259.80
户籍	0.60	0.49	0.61	0.49	0.54	0.50	0.66	0.48
样本量	2 113		746		719		648	

注：① 婚姻状况的其他包括未婚、离异、丧偶三种情况；② 性别：1=男性，0=女性；③ 婚姻状况：1=在婚，0=其他；④ 户籍：0=农业，1=非农。

---

① 2012年3月笔者调研的时候，这32个区县就都已经开始了城乡医保统筹试点，到2014年4月，尚未有新的地区开展试点。

调查样本的健康状况和健康行为如表 4-4-2 所示。总体来说，这些指标在三地之间差异不大。三地的自评健康状况都为一般偏上，三地患有慢性病的概率都略高于 20%，曾患过大病的个体占总样本的 6.8%，住院率在 6%左右，精神状况都较好。

表 4-4-2　样本健康状况和健康行为描述信息

	总样本		宜兴市		太仓市		南京市栖霞区	
	均值	标准差	均值	标准差	均值	标准差	均值	标准差
自评健康	3.56	1.01	3.65	0.99	3.72	1.21	3.37	0.69
是否有慢性病	0.22	0.41	0.21	0.41	0.23	0.42	0.22	0.41
是否患过大病	0.07	0.25	0.07	0.26	0.07	0.26	0.06	0.24
失能天数	3.90	28.09	4.78	33.16	4.76	27.93	1.93	20.95
是否住院	0.06	0.25	0.06	0.23	0.08	0.28	0.05	0.22
住院天数	1.72	14.54	1.15	9.30	2.64	18.20	1.37	14.87
是否住了重症监护室	0.00	0.06	0.00	0.05	0.01	0.07	0.00	0.06
睡眠质量	2.12	0.73	2.10	0.79	2.12	0.82	2.15	0.54
精神状态	1.97	0.64	1.91	0.67	1.92	0.73	2.11	0.47
吸烟	0.40	0.83	0.37	0.81	0.42	0.84	0.42	0.85
喝酒	0.45	0.79	0.43	0.77	0.39	0.77	0.55	0.83
油炸食品	0.51	0.66	0.60	0.74	0.52	0.62	0.39	0.59
作息	2.37	0.91	2.43	0.94	2.44	1.00	2.22	0.74
体育锻炼	2.00	1.44	2.25	1.51	2.00	1.36	1.70	1.38
样本量	2 113		746		719		648	

注：① 这里的大病指心肌梗塞、中风、骨折、肿瘤等；② 是否类问题赋值为：肯定为 1，否定为 0；③ 自评健康：5＝好，4＝较好，3＝一般，2＝较差，1＝差；④ 睡眠质量：1＝好，2＝较好，3＝一般，4＝较差，5＝差；⑤ 精神状态：1＝好，2＝较好，3＝一般，4＝较差，5＝差；⑥ 吸烟：0＝不吸，1＝一日半包以内，2＝半包－1 包，3＝1－2 包，4＝2 包以上；⑦ 喝酒：0＝不喝，1＝偶尔喝，2＝每周至少一次，3＝几乎每天喝；⑧ 油炸食品：0＝基本不吃，1＝偶尔吃，2＝经常吃，3＝爱吃；⑨ 作息：1＝毫无规律，2＝早睡早起，3＝早睡晚起，4＝晚睡早起，5＝晚睡晚起；⑩ 体育锻炼：1＝很少，2＝每两周一次，3＝每周一次，4＝每天一次，5＝介于 3、4 之间。

表 4-4-3 描述了样本的医疗消费情况。三地附近医疗机构均能提供所需基本药品，但是在医疗机构的远近方面三地差别稍大，南京市栖霞区居民离附近医疗机构的距离明显比其他两地远。太仓市医疗支出和年均报销费用都是最多的，南京市栖霞区年均报销费用略高于宜兴市，医疗支出方面略少于宜兴市。

表 4-4-3 样本医疗状况的描述信息

	总样本		宜兴市		太仓市		南京市栖霞区	
	均值	标准差	均值	标准差	均值	标准差	均值	标准差
所需药品	0.98	0.15	0.97	0.17	0.98	0.16	0.99	0.10
步行时间	25.17	27.47	22.52	22.12	14.15	10.65	40.46	37.36
年医疗支出	2 232.72	9 762.07	2 226.65	10 739.92	2 533.77	9 706.12	1 968.94	8 575.96
年门诊数	1.70	8.32	2.00	11.08	1.61	4.12	1.47	8.11
平均报销费用	1 155.03	6 465.13	1 081.24	6 920.81	1 396.01	6 226.84	1 160.88	6 808.05
样本量	2 113		746		719		648	

注：① 所需药品指附近医疗卫生机构是否能提供所需基本药品：1=是，0=否；② 步行时间指步行去附近医疗机构时间(分钟)。

三、城乡医保统筹对机会平等的促进作用

本部分内容试图探讨城乡医保统筹政策是否促进了城乡居民医疗服务利用上的机会平等，以及不同的统筹模式对促进城乡居民医疗服务利用机会平等的效果。城乡医保统筹政策将直接影响居民医疗服务利用的机会平等，并会进一步影响居民健康的机会平等，因此，用同样的方法再探讨城乡医保统筹是否促进了城乡居民健康的机会平等，不同统筹模式对促进健康机会平等的效果。[①]

由于江苏省调研与 CHNS 调研问卷上有差别，在具体变量选取上有着一定的区别。具体变量选取如下：在对医疗服务利用的机会不平等研究中，关注变量“优

① 如同很多健康经济学方面的文献，健康与医疗服务利用(health and health care)通常作为一组并列的研究对象出现(如 Fleurbaey and Schokkaert, 2011；解垩，2009；齐良书，李子奈，2011)。在本章中，在对医疗服务利用的机会平等研究之后，再用同样的方法对健康水平的机会平等进行研究。

势”为个体过去1年的医疗支出；e^1 变量代表政策法规、医保制度和社会经济地位等，具体包括受教育年限、对数家庭人均收入、报销费用、附近医疗机构是否能提供所需基本药品、步行至附近医疗机构分钟数；e^2 变量代表个体就医需要和偏好等，具体包括年龄、性别、婚姻状况、自评健康、是否患有慢性病、失能天数、是否患有大病、睡眠质量、精神状况、是否住院、住院天数和家庭规模。

在对健康水平的机会不平等研究中，关注变量“优势”为个体自评健康，虽然自评健康存在着主观性的缺点(Strauss and Thomas，1998)，但正如所言，自评健康与死亡率之间有着很强的相关关系(Idler and Benyamini，1997)，即便在控制了患病状况、医生评价等客观因素后仍然如此(Heidrich et al.，2002)。在一定程度上自评健康甚至比其他客观指标更准确，首先自评健康是一个最全面的指标，其次，它反映了个体对自身现有复杂的疾病程度的认知与判断，甚至还能反映那些没有被诊断出来却已经有症状的疾病。很多相关研究均对此进行过总结(如 Trannoy et al. 2010；Rosa Dias，2010；雷晓燕等，2010)。e^1 变量代表政策法规、医保制度和社会经济地位等，这点与上面对医疗服务利用的研究部分一致，包括受教育年限、对数家庭人均收入、报销费用、附近医疗机构是否能提供所需基本药品、步行至附近医疗机构分钟数；e^2 变量代表那些造成健康不平等的合理因素(或个体应对自己健康负责的那些因素)，包括年龄、性别、婚姻状况、吸烟状况、饮酒状况、吃油炸食品状况、作息时间安排和体育锻炼频率。

(一) 城乡居民医疗服务利用与健康状况影响因素分析

首先分别以个体过去1年的医疗支出和自评健康作为被解释变量，对全样本进行回归，以考察样本地区变量间关系的一些基本情况，并作为后文分析的基础。回归结果见表4-4-4和表4-4-5。

从表4-4-4可以发现，显著影响个体医疗服务利用的因素主要是个体的健康状况和医保情况，其他因素影响不大。具体而言，无论城镇居民还是农村居民，报销额与年医疗支出有着显著的正向关系，通过了0.01的显著性检验；慢性病患者相比于无慢性病者，住院患者相比于门诊患者有更高的医疗费用，且结果显著；家庭规模越大发生医疗费用越少。

表 4-4-4　医疗服务利用的回归分析

	农村居民		城镇居民	
被解释变量:年医疗支出				
受教育年限	−0.003 71	(0.021 2)	−0.010 7	(0.015 0)
对数人均家庭收入	0.028 3	(0.056 5)	0.003 97	(0.051 4)
非职工医保(职工医保)	0.059	(0.221)	0.382*	(0.156)
报销额	0.548***	(0.037 9)	0.759***	(0.021 6)
附近机构能提供所需药品(不能)	−1.251**	(0.568)	0.463	(0.447)
步行去附近医疗机构时间(分)	0.002 64	(0.003 39)	−0.006 48**	(0.003 26)
家庭规模	−0.389***	(0.064 8)	−0.133**	(0.064 6)
年龄	0.009 33	(0.006 04)	0.004 83	(0.005 21)
男性(女性)	−0.006 54	(0.175)	−0.151	(0.124)
在婚(其他)	0.037 9	(0.242)	0.050 9	(0.190)
健康状况较差	0.459	(0.559)	−0.222	(0.450)
健康状况一般	0.582	(0.525)	0.028 6	(0.425)
健康状况较好	−0.216	(0.520)	−0.360	(0.422)
健康状况很好	−0.518	(0.515)	−0.146	(0.423)
有慢性病(无)	0.731***	(0.235)	0.614***	(0.186)
失能天数(天)	0.005 01*	(0.002 93)	0.003 26	(0.003 26)
患有大病(无)	−0.110	(0.355)	0.243	(0.273)
睡眠质量较好	0.103	(0.278)	0.315	(0.197)
睡眠质量一般	0.243	(0.332)	0.058 3	(0.223)
睡眠质量较差	1.455***	(0.562)	0.656	(0.461)
睡眠质量很差			1.165	(1.041)
精神状况较好	−0.155	(0.277)	−0.415**	(0.203)
精神状况一般	−0.773**	(0.360)	−0.503**	(0.245)
精神状况较差	−1.788**	(0.783)	−0.167	(0.806)
精神状况很差	2.576	(2.493)	−0.058 7	(1.659)
住院天数(天)	0.009 14	(0.006 59)	−0.003 57	(0.005 56)
住院(门诊)	1.718***	(0.411)	0.719**	(0.362)

（续表）

	农村居民		城镇居民	
常数项	4.894***	(1.058)	2.147**	(0.861)
地区	控制		控制	
样本量	846		1 267	

注：① 变量列括号内为对照组；② 健康状况变量对照组为“健康状况改善”，睡眠质量对照组为“睡眠质量很好”，精神状况对照组为“精神状况很好”；③ 第三、五列括号内数字为标准差；④ *、**、*** 分别代表在10%、5%和1%的水平上显著。

对比农村居民和城镇居民的不同之处，可以发现城镇居民参加其他医疗保险的人相比于参加职工保险的人而言，医疗支出更多，可能的原因是虽然职工医疗待遇更好，但参加职工医保的多为企业员工，处于工作状态，健康状况较好，因此医疗花费较小；而农村居民的医疗花费对于参加哪种保险更为敏感，参加其他医保的居民可能有更高的医疗需要，但相对较低的报销待遇抵消了他们的一部分医疗需要，因此医保险种与医疗支出的关系不显著。当附近医疗机构不能提供所需基本药品时，对城镇居民影响不大，但会显著增加农村居民的医疗支出，可能的原因是对于农民而言，附近的医疗机构一般更为便宜，当它不能提供所需药品时，农民就需要去更高级别的医疗机构看病了；当附近医疗机构越远时，城镇居民的医疗支出会越少，而农村居民对于医疗机构的远近相对不敏感。

城乡居民健康水平的回归分析见表4-4-5①。无论城乡，年龄与健康水平存在显著的负相关，即年龄越大的人健康水平越差。离附近医疗机构越远，健康水平越差，这体现了医疗可及性对于健康的重要性。通常大病或住院患者的报销比率更高，因此报销额和个体身体状况呈负相关关系。城镇居民与农村居民的区别在于，城镇居民的受教育年限与家庭人均收入对个体健康有正向作用，而这两个变量对农村居民健康影响并不显著，可以推测城镇居民更愿意对个体健康人力资本进行投资，并且也更善于利用知识提高健康人力资本，这体现了城乡对待健康观念上的差别。

---

① 如前文所述，自评健康具有诸多良好的性质，并且在均值回归时可视为连续型变量处理（如潘杰等，2013）。采用离散选择模型进行回归对结果影响不大，出于简便，将自评健康作为连续变量处理。

表 4-4-5　自评健康的回归分析

	农村居民		城镇居民	
被解释变量:自评健康				
受教育年限	0.004 50	(0.008 90)	0.014 1**	(0.006 76)
对数人均家庭收入	0.019 1	(0.022 8)	0.076 9***	(0.022 0)
非职工医保(职工医保)	−0.098 3	(0.089 4)	0.194	(0.163)
报销额	−0.023 4*	(0.012 4)	−0.035 0***	(0.008 49)
附近机构能提供所需药品(不能)	0.174	(0.227)	0.168	(0.196)
步行去附近医疗机构时间(分)	−0.003 26**	(0.001 36)	−0.007 54***	(0.001 32)
年龄	−0.007 00***	(0.002 29)	−0.005 10**	(0.002 10)
男性(女性)	0.052 8	(0.089 8)	0.018 8	(0.067 4)
在婚(其他)	−0.035 2	(0.101)	0.093 7	(0.082 8)
一天半包烟以内	−0.086 6	(0.126)	−0.060 3	(0.096 2)
一天半包到一包烟	0.107	(0.153)	−0.102	(0.116)
一天 1～2 包烟	−0.040 7	(0.196)	0.160	(0.162)
一天 2 包烟以上	−0.288	(0.317)	−0.139	(0.391)
偶尔喝酒	−0.149	(0.109)	−0.099 5	(0.076 8)
每周至少喝一次酒	−0.023 3	(0.201)	0.178	(0.138)
几乎每天都喝酒	0.106	(0.164)	0.207	(0.149)
偶尔吃油炸食品	0.154*	(0.081 4)	0.048 1	(0.060 8)
经常吃油炸食品	−0.204	(0.179)	0.003 93	(0.125)
很爱吃油炸食品	−0.260	(0.317)	−0.203	(0.245)
早睡早起	0.068 9	(0.243)	0.273	(0.176)
早睡晚起	−0.302	(0.354)	0.419	(0.277)
晚睡早起	0.100 0	(0.292)	0.130	(0.186)
晚睡晚起	0.178	(0.285)	0.132	(0.205)
每两周锻炼一次	−0.155	(0.166)	−0.025 4	(0.118)
每周锻炼一次	−0.050 4	(0.164)	−0.077 6	(0.103)
每天锻炼一次	0.148	(0.112)	0.111	(0.075 4)
每天和每周锻炼一次之间	0.097 3	(0.170)	0.056 2	(0.093 7)

（续表）

	农村居民		城镇居民	
常数项	3.622***	(0.414)	2.659***	(0.371)
地区	控制		控制	
样本量	846		1 267	

注：① 变量列括号内为对照组；② 吸烟、饮酒、油炸食品、睡眠与锻炼变量对照组均为否定性；② 第三、五列括号内数字为标准差；③ *、**、*** 分别代表在10%、5%和1%的水平上显著。

（二）太仓市、宜兴市和南京市栖霞区三地医疗服务利用“公正缺口”分解

按照“公正缺口”的分解方法，分别对三地的医疗服务利用进行了“公正缺口”分解，以考察三地城乡医疗差异背后的实质不公平问题。分解结果见表4-4-6。

可以发现，太仓市、宜兴市和南京市栖霞区的“公正缺口”分别为64.755元、201.480元和787.152元，“公正缺口”与实际平均城乡差距的比值分别为0.570、0.640和1.134。直观说来就是，假设由统计数据直接观测到太仓市城镇居民比农村居民在医疗消费上多花费了100元，这里面有57元是由机会不平等造成的，还有43元是合理的，不需要矫正的；如果宜兴市城镇居民平均比农村居民多消费了100元，这里面有64元是由机会不平等造成的。对于南京市栖霞区而言，如果观测到城镇居民比农村居民多消费100元，这意味着实际上农村居民本该比城镇居民多消费13.4元才是合理的，然而却少花费了100元，因此这里的机会不平等是113.4元。也就意味着，南京市栖霞区直接由统计数据反映的城乡医疗差距实际上低估了实质的城乡不公平。与全国数据相比，作为经济发达地区，江苏省三地医疗服务利用上的城乡机会不平等现象均好于全国1997—2006年水平。具体三地相比较而言，太仓市城乡居民医疗服务利用上的公平性最好，宜兴市次之，南京市栖霞区相比于前面两地差距略大。

这也印证了之前的推论：第一，城乡医保统筹会促进城乡居民医疗服务利用上的机会平等，因为该制度打破了户籍界限，把城乡居民纳入了同一种医保体系下，在参保资格和待遇补偿方面均做到了无户籍歧视，因此相比于城乡分割的医疗保

障体系而言，城乡医保统筹无疑会有效地缓解城乡居民医疗服务利用上的“公正缺口”。第二，对于同样已经开展城乡医保统筹的太仓市和宜兴市而言，不同的统筹模式也会带来不同的效果，宜兴市仅仅打破户籍界限将城镇居民和农村居民统一纳入城乡居民医疗保险，却没有考虑农村居民收入较低、医疗可及性较差这些因素，虽然医保待遇与城镇居民一样，但仍可能会存在一些实质不公平的情况：① 例如医保缴费和待遇一样，但农村居民收入较低，因此在有同样医疗需要的情况下，农村居民倾向于少看病，这样会造成农村居民的缴费实际上更多地用来补偿城镇居民，即医疗保险基金的“农帮城”现象。② 有着更高医疗需要的农村居民，因职业分割或过高的医保缴费而没有参加更高档次的职工医保。太仓市的医保统筹制度充分考虑到了这样的情况，给予弱势农村居民特定的补偿，例如直接给予失地农民住院上的职工医保待遇；允许居民自由选择医疗保险，并给予弱势群体参加职工医保时一定的费用减免。实证结果显示：在相对数值方面，太仓市“公正缺口”与实际城乡医疗支出比值为 0.570，小于宜兴市的 0.640；在绝对数值方面，太仓市模式的优越性更加明显，太仓市城乡医疗服务利用的“公正缺口”仅为 64.755 元，宜兴市为 201.480 元。

表 4-4-6　三地医疗服务利用公正缺口分解

	太仓市 实际平均城乡差距：114.176		宜兴市 实际平均城乡差距：314.627		南京市栖霞区 实际平均城乡差距：694.195	
	公正缺口	公正缺口/实际城乡差	公正缺口	公正缺口/实际城乡差	公正缺口	公正缺口/实际城乡差
e^2 系数效应						
家庭规模	680.692	6.014	775.573	2.465	−530.875	−0.765
年龄	1 074.266	9.492	13.231	0.042	734.314	1.058
男性	177.583	1.569	368.923	1.173	−180.778	−0.260
在婚	520.870	4.602	231.528	0.736	−442.793	−0.638
健康状况较差	−429.483	−3.795	−702.680	−2.233	143.291	0.206
健康状况一般	−230.175	−2.034	−230.912	−0.734	2 154.100	3.103

（续表）

	太仓市 实际平均城乡差距： 114.176		宜兴市 实际平均城乡差距： 314.627		南京市栖霞区 实际平均城乡差距： 694.195	
	公正缺口	公正缺口/实际城乡差	公正缺口	公正缺口/实际城乡差	公正缺口	公正缺口/实际城乡差
健康状况较好	−558.345	−4.933	−158.091	−0.502	253.432	0.365
健康状况很好	−496.959	−4.391	−132.770	−0.422	762.017	1.098
有慢性病	−257.047	−2.271	464.731	1.477	−254.361	−0.366
失能天数	−1.287	−0.011	−30.698	−0.098	141.491	0.204
患有大病	378.473	3.344	−279.341	−0.888	274.461	0.395
睡眠质量较好	−191.512	−1.692	177.123	0.563	−729.489	−1.051
睡眠质量一般	−103.180	−0.912	−227.252	−0.722	37.553	0.054
睡眠质量较差	−367.064	−3.243	162.676	0.517	2.134	0.003
睡眠质量很差	0.231	0.002	1.238	0.004	9.213	0.013
精神状况较好	−737.999	−6.521	273.692	0.870	27.508	0.040
精神状况一般	−158.506	−1.401	267.319	0.850	−43.812	−0.063
精神状况较差	−27.707	−0.245	−734.125	−2.333	19.214	0.028
精神状况很差	−17.709	−0.156	−2.124	−0.007	−23.344	−0.034
住院天数	−341.493	−3.017	−482.887	−1.535	145.346	0.209
住院	1 399.251	12.364	262.451	0.834	−1 756.063	−2.530
截距	−278.231	−2.458	92.421	0.294	−325.345	−0.469
	34.669	**0.306**	**110.027**	**0.350**	**417.217**	**0.601**
环境 e^1 特征效应						
受教育年限	123.110	1.078	−70.879	−0.225	−138.181	−0.199
家庭人均收入	−347.766	−3.046	1.698	0.005	78.136	0.113
保险额	280.341	2.455	99.233	0.315	87.166	0.126
所需药品	−23.357	−0.205	−10.368	−0.033	0.000	0.000
步行时间	−22.149	−0.194	20.846	0.066	170.301	0.245
	10.179	**0.089**	**40.531**	**0.129**	**197.421**	**0.284**

（续表）

	太仓市 实际平均城乡差距： 114.176		宜兴市 实际平均城乡差距： 314.627		南京市栖霞区 实际平均城乡差距： 694.195	
	公正缺口	公正缺口/实际城乡差	公正缺口	公正缺口/实际城乡差	公正缺口	公正缺口/实际城乡差
环境 e^1 系数效应						
受教育年限	−533.557	−4.673	920.005	2.924	595.118	0.857
家庭人均收入	248.440	2.176	−310.353	−0.986	−1 446.433	−2.084
保险额	264.434	2.316	66.203	0.210	720.451	1.038
所需药品	11.366	0.100	−210.163	−0.668	120.340	0.173
步行时间	29.224	0.256	−414.769	−1.318	183.039	0.264
	19.907	**0.174**	**50.923**	**0.162**	**172.514**	**0.249**
总	**64.755**	**0.570**	**201.480**	**0.640**	**787.152**	**1.134**

注：① 所需药品指附近医疗卫生机构是否能提供所需基本药品：1=是，0=否；② 步行时间指步行去附近医疗机构时间（分钟）。

与 1997 年至 2006 年 CHNS 全国数据类似的是，在“公正缺口”的组成部分中，三地均是“e^2 系数效应”占据了最大比重，太仓市、宜兴市和南京市栖霞区“e^2 系数效应”与实际医疗支出城乡差距之比分别为 0.306、0.350 和 0.601。即农村居民在面对与城镇居民同样的医疗需要和就医偏好时，城乡边际效应的不同导致城乡医疗支出存在差异。

太仓市、宜兴市和南京市栖霞区的“环境 e^1 系数效应”分别为 0.174、0.162 和 0.249。它表示在面对同样的社会经济地位、政策与医疗环境时，城乡居民医疗服务利用上展现的差距。在这一点上，三地差距不大。以上“环境 e^1 系数效应”和“e^2 系数效应”都意味着当城乡居民的某些特征已经一致时，仍然会因为特征边际系数上的差异而导致医疗服务利用存在差异，这代表着由“环境”造成的直接不公平。

在“环境 e^1 特征效应”上，太仓市、宜兴市和南京市栖霞区的“环境 e^1 特征效应”与实际城乡医疗支出差异的比值分别为 0.089、0.129 和 0.284。如前文所述，这代表了“偏环境”效应，即户籍差异导致了城乡居民政策法规、医保制度和社会经济地位上的差异，并进而导致医疗服务利用上的差异。太仓市采用了符合机会平等的统筹模式，而宜兴市采用的是“二元分层基金分立”模式，因此太仓市的“环境 e^1 特征效应”小于宜兴市的“环境 e^1 特征效应”。

（三）太仓市、宜兴市和南京市栖霞区三地健康“公正缺口”分解

分别对三地健康水平的“公正缺口”进行了分析，结果如表 4-4-7 所示。

表 4-4-7　三地健康水平公正缺口分解

	太仓市 实际平均城乡差距：0.108		宜兴市 实际平均城乡差距：0.114		南京市栖霞区 实际平均城乡差距：0.287	
	公正缺口	公正缺口/实际城乡差	公正缺口	公正缺口/实际城乡差	公正缺口	公正缺口/实际城乡差
e^2 系数效应						
年龄	0.079	0.736	0.225	1.975	−0.366	−1.276
男性	0.003	0.030	−0.137	−1.198	0.068	0.236
在婚	−0.355	−3.288	0.211	1.850	0.118	0.412
一天半包烟以内	−0.024	−0.224	0.053	0.464	−0.001	−0.004
一天半包到一包烟	−0.030	−0.276	0.012	0.106	0.027	0.094
一天 1～2 包烟	0.020	0.187	0.003	0.029	0.002	0.006
一天 2 包烟以上	−0.002	−0.019	0.000	0.004	0.000	−0.001
偶尔喝酒	0.013	0.123	−0.007	−0.059	−0.067	−0.234
每周至少喝 1 次酒	−0.001	−0.012	0.010	0.088	−0.011	−0.037
几乎每天都喝酒	0.016	0.146	−0.001	−0.011	−0.011	−0.039
偶尔吃油炸食品	−0.028	−0.261	−0.024	−0.207	−0.114	−0.396
经常吃油炸食品	0.026	0.240	−0.021	−0.186	0.008	0.028
很爱吃油炸食品	0.001	0.011	0.018	0.159	−0.014	−0.050
早睡早起	0.388	3.593	−0.202	−1.771	0.259	0.903

（续表）

	太仓市 实际平均城乡差距：0.108		宜兴市 实际平均城乡差距：0.114		南京市栖霞区 实际平均城乡差距：0.287	
	公正缺口	公正缺口/实际城乡差	公正缺口	公正缺口/实际城乡差	公正缺口	公正缺口/实际城乡差
早睡晚起	0.043	0.398	0.000	0.002	0.012	0.043
晚睡早起	−0.024	−0.225	0.029	0.257	0.015	0.051
晚睡晚起	0.011	0.103	0.006	0.053	0.034	0.117
每两周锻炼一次	0.010	0.089	−0.003	−0.023	−0.013	−0.045
每周锻炼一次	−0.016	−0.152	0.036	0.315	0.019	0.067
每天锻炼一次	0.024	0.225	−0.035	−0.311	0.010	0.036
介于锻炼一次之间	0.001	0.009	−0.005	−0.043	−0.012	−0.042
截距	−0.141	−1.305	−0.140	−1.228	0.093	0.324
	0.014	0.127	0.030	0.263	0.056	0.193
环境 e^1 特征效应						
受教育年限	0.005	0.045	0.083	0.731	0.025	0.087
家庭人均收入	0.017	0.156	−0.007	−0.057	0.013	0.044
保险额	−0.001	−0.009	−0.059	−0.520	0.001	0.005
所需基本药品	−0.004	−0.035	0.021	0.184	0.000	0.000
步行时间(分)	−0.003	−0.027	−0.024	−0.213	0.088	0.308
	0.014	**0.130**	**0.014**	**0.125**	**0.127**	**0.443**
环境 e^1 系数效应						
受教育年限	0.015	0.140	−0.210	−1.842	−0.007	−0.023
家庭人均收入	0.064	0.589	0.184	1.612	−0.047	−0.163
保险额	−0.143	−1.328	0.078	0.684	−0.059	−0.206
所需基本药品	0.042	0.386	−0.006	−0.050	−0.047	−0.164
步行时间(分钟)	0.038	0.351	−0.026	−0.228	0.198	0.691
	0.015	**0.139**	**0.020**	**0.176**	**0.039**	**0.134**
总	**0.043**	**0.397**	**0.064**	**0.564**	**0.221**	**0.771**

注：① 所需基本药品指附近医疗卫生机构是否能提供所需基本药品：1＝是，0＝否；② 步行时间指步行去附近医疗机构时间(分钟)。

可以发现，太仓市、宜兴市和栖霞健康水平上的“公正缺口”分别为 0.043、0.064 和 0.221，“公正缺口”与实际平均城乡差距的比值分别为 0.397、0.564 和 0.771，三地比值均小于 1，与医疗服务利用的机会不平等相比，健康水平的机会不平等情况要好一些。与医疗服务利用的机会不平等一样，健康机会不平等无论相对值还是绝对值，都是太仓市最公平，宜兴市次之，南京市栖霞区第三。这也从居民健康角度证明了：城乡医保统筹制度相对于城乡分割的医保制度而言，对促进城乡居民健康的实质公平有着明显的优势；对于同样都施行了医保统筹的地区而言，太仓市符合机会平等的统筹模式，相比于宜兴市那种“二元分层基金分立”模式更有利于促进城乡居民的实质公平。

此外，在造成“公正缺口”的三大因素“环境 e^1 系数效应”、“e^2 系数效应”和“环境 e^1 特征效应”中，并没有明显特别突出的，总体看来，三者所占份额差不多。

（四）“公正缺口”分解的稳健性检验

“补偿原则”下的“公正缺口”分解会因参照组的不同而有不同的结果。参照 Demurger et al.（2007）的提法，以农村居民的“环境”为参照（基准），对三地医疗服务利用和健康水平分别再进行一次上述分解，作为稳健性检验。

通过稳健性检验也可以发现，江苏省三地调研数据得出的分解结果，相比于 1997 年至 2006 年 CHNS 的全国数据而言，稳健性略差。例如从医疗服务利用的“公正缺口”分解上来看，以城镇为理想的环境进行分解，太仓市、宜兴市和南京市栖霞区“公正缺口”与实际城乡差异的比值分别为 0.570、0.640 和 1.134，而以农村为“理想”的环境进行的分解，三地比值分别为 0.714、0.978 和 1.807。两次分解的结果有一定差异，健康机会不平等的分解也是一样。考虑到第一次分解实际上是“农村居民如果在城镇的环境下他们将会获得的优势”减去“农村居民实际上获得的优势”，第二次分解实际上是“城镇居民实际上获得的优势”减去“城镇居民如果在农村的环境下他们将会获得的优势”，两次分解结果从理论上并不一定保证要相等。补偿原则下公正缺口的计算，本身就受到参照组选取的影响。因此如果两次分解关于三地之间相互比较的结论相同，那么结论就具有一定的稳健性。

表 4-4-8　稳健性检验：农村为“理想”环境下医疗利用的公正缺口分解

	太仓市 实际平均城乡差距： 114.176		宜兴市 实际平均城乡差距： 314.627		南京市栖霞区 实际平均城乡差距： 694.195	
	公正缺口	公正缺口/实际城乡差	公正缺口	公正缺口/实际城乡差	公正缺口	公正缺口/实际城乡差
e^2 系数效应						
家庭规模	759.451	6.652	677.018	2.152	−496.067	−0.715
年龄	991.506	8.684	25.452	0.081	658.458	0.949
男性	181.407	1.589	323.956	1.030	−187.493	−0.270
在婚	578.748	5.069	214.312	0.681	−423.496	−0.610
健康状况较差	−517.028	−4.528	−414.264	−1.317	198.346	0.286
健康状况一般	−548.757	−4.806	−190.061	−0.604	1 013.760	1.460
健康状况较好	−451.913	−3.958	−148.467	−0.472	353.692	0.509
健康状况很好	−634.346	−5.556	−113.736	−0.361	1312.308	1.890
有慢性病	−353.439	−3.096	345.270	1.097	−136.396	−0.196
失能天数	−0.534	−0.005	−13.028	−0.041	481.942	0.694
患有大病	423.850	3.712	−218.319	−0.694	168.148	0.242
睡眠质量较好	−181.419	−1.589	247.753	0.787	−610.743	−0.880
睡眠质量一般	−100.903	−0.884	−215.446	−0.685	68.132	0.098
睡眠质量较差	−203.541	−1.783	75.156	0.239	−10.098	−0.015
睡眠质量很差	−4.205	−0.037	−93.743	−0.298	1.214	0.002
精神状况较好	−679.814	−5.954	−246.352	−0.783	19.325	0.028
精神状况一般	−145.425	−1.274	219.352	0.697	−64.266	−0.093
精神状况较差	−14.773	−0.129	−366.554	−1.165	12.145	0.017
精神状况很差	−15.107	−0.132	−30.602	−0.097	47.816	0.069
住院天数	−220.546	−1.932	−289.820	−0.921	159.321	0.230
住院	1 593.342	13.955	289.561	0.920	−1 407.894	−2.028
截距	−378.910	−3.319	102.420	0.326	−536.321	−0.773
	77.645	**0.680**	**179.858**	**0.572**	**621.832**	**0.896**

（续表）

	太仓市 实际平均城乡差距：114.176		宜兴市 实际平均城乡差距：314.627		南京市栖霞区 实际平均城乡差距：694.195	
	公正缺口	公正缺口/实际城乡差	公正缺口	公正缺口/实际城乡差	公正缺口	公正缺口/实际城乡差
环境 e^1 特征效应						
受教育年限	−356.454	−3.122	148.845	0.473	18.307	0.026
家庭人均收入	12.534	0.110	−97.467	−0.310	8.252	0.012
保险额	224.144	1.963	79.453	0.253	316.944	0.457
所需基本药品	109.322	0.957	−10.805	−0.034	0.000	0.000
步行时间（分）	19.224	0.168	−41.044	−0.130	7.737	0.011
	8.770	**0.077**	**78.983**	**0.251**	**351.240**	**0.506**
环境 e^1 系数效应						
受教育年限	−198.941	−1.742	643.346	2.045	402.542	0.580
家庭人均收入	432.140	3.785	−296.565	−0.943	−965.549	−1.391
保险额	579.071	5.072	45.247	0.144	490.672	0.707
所需基本药品	57.455	0.503	−189.727	−0.603	122.350	0.176
步行时间（分）	−874.563	−7.660	−153.456	−0.488	231.603	0.334
	−4.839	**−0.042**	**48.845**	**0.155**	**281.618**	**0.406**
总	**81.577**	**0.714**	**307.686**	**0.978**	**1254.690**	**1.807**

注：① 所需药品指附近医疗卫生机构是否能提供所需基本药品：1＝是，0＝否；② 步行时间指步行去附近医疗机构时间（分钟）。

不过需要注意的是，在将“公正缺口”进一步细分为“环境 e^1 系数效应”、“e^2 系数效应”和“环境 e^1 特征效应”三项时，有部分结论并不具备稳健性。如以医疗服务利用的“公正缺口”分解为例，在第一次分解中，太仓市的“环境 e^1 系数效应”比值为 0.174，是三项因素中占比重第二多的，同时在三地排序中排在中间位置（宜兴市 0.162，南京市栖霞区 0.249）；而在第二次分解中，太仓市的“环境 e^1 系数效应”比值为−0.042，成为三项因素中占比重最小的部分，同时在三地排序中的位置也发生了变化（宜兴市 0.155，南京市栖霞区 0.406）。但大多数分解结论还是都具有稳健性。考虑到有少数并不稳健的现象存在，因此并不对细分的“环境 e^1 系数效应”、“e^2 系数效应”和“环境 e^1 特征效应”这三个效应做过多解释，严谨的结论有待于将来进一步的研究，但目前我们可以得到一个确切的结论，那就是：① 城乡医保统筹有效缓解了城乡居民医疗服务利用和健康水平上的机会不平等；② 符合机会平等思想精髓的太仓市模式，相比于“二元分层基金分立”模式在促进居民医疗服务利用和健康的实质公平上更具有优越性。

表 4-4-9　稳健性检验：农村为“理想”环境下健康水平的公正缺口分解

	太仓市 实际平均城乡差距：0.108		宜兴市 实际平均城乡差距：0.114		南京市栖霞区 实际平均城乡差距：0.287	
	公正缺口	公正缺口/实际城乡差	公正缺口	公正缺口/实际城乡差	公正缺口	公正缺口/实际城乡差
e^2 系数效应						
年龄	0.073	0.679	0.194	1.703	−0.384	−1.338
男性	0.003	0.030	−0.138	−1.215	0.070	0.245
在婚	−0.341	−3.161	0.195	1.712	0.113	0.394
一天半包烟以内	−0.026	−0.239	0.054	0.474	−0.001	−0.004
一天半包到一包	−0.040	−0.370	0.013	0.112	0.014	0.047
一天 1～2 包烟	0.019	0.174	0.001	0.011	0.003	0.009
一天 2 包烟以上	−0.001	−0.006	0.000	0.002	0.000	0.000
偶尔喝酒	0.015	0.137	−0.010	−0.085	−0.079	−0.276
每周至少喝 1 次	−0.002	−0.017	0.013	0.113	−0.011	−0.038
几乎每天都喝酒	0.013	0.124	−0.001	−0.005	−0.008	−0.027
偶尔吃油炸食品	−0.041	−0.378	−0.026	−0.227	−0.190	−0.663
经常吃油炸食品	0.076	0.702	−0.020	−0.175	0.009	0.031
很爱吃油炸食品	−0.014	−0.134	0.012	0.103	−0.003	−0.009
早睡早起	0.310	2.875	−0.178	−1.561	0.495	1.722
早睡晚起	0.041	0.378	0.000	0.001	−0.001	−0.002
晚睡早起	−0.096	−0.889	0.071	0.619	0.021	0.074

（续表）

	太仓市 实际平均城乡差距：0.108		宜兴市 实际平均城乡差距：0.114		南京市栖霞区 实际平均城乡差距：0.287	
	公正缺口	公正缺口/实际城乡差	公正缺口	公正缺口/实际城乡差	公正缺口	公正缺口/实际城乡差
晚睡晚起	0.011	0.099	0.009	0.075	0.012	0.043
每两周锻炼一次	0.010	0.093	−0.005	−0.046	−0.012	−0.043
每周锻炼一次	−0.041	−0.380	0.043	0.377	0.032	0.111
每天锻炼一次	0.060	0.557	−0.043	−0.381	0.037	0.127
介于一次之间	0.019	0.175	−0.013	−0.116	−0.017	−0.060
截距	−0.024	−0.220	−0.121	−1.063	0.033	0.115
	0.025	**0.228**	**0.049**	**0.427**	**0.132**	**0.458**
环境 e^1 特征效应						
受教育年限	0.031	0.285	0.005	0.041	0.030	0.104
家庭人均收入	0.026	0.244	0.049	0.426	0.008	0.027
保险额	−0.039	−0.357	−0.035	−0.303	−0.018	−0.061
所需基本药品	0.006	0.052	0.001	0.009	0.000	0.000
步行时间	−0.008	−0.075	−0.028	−0.248	0.140	0.487
	0.016	**0.149**	**−0.009**	**−0.075**	**0.160**	**0.556**
环境 e^1 系数效应						
受教育年限	0.011	0.104	−0.160	−1.402	−0.003	−0.012
家庭人均收入	0.043	0.396	0.177	1.550	−0.016	−0.056
保险额	−0.089	−0.822	0.053	0.468	−0.020	−0.070
所需基本药品	0.047	0.438	−0.006	−0.050	−0.031	−0.108
步行时间	0.023	0.213	−0.022	−0.194	0.007	0.025
	0.036	**0.330**	**0.042**	**0.371**	**−0.064**	**−0.221**
总	**0.076**	**0.707**	**0.082**	**0.723**	**0.228**	**0.793**

注：① 所需药品指附近医疗卫生机构是否能提供所需基本药品：1＝是，0＝否；② 步行时间指步行去附近医疗机构时间（分钟）。

考虑到本章之前的分析是直接比对太仓市、宜兴市和南京市栖霞区三地样本的结论，这样的分析结论可能存在一定的偏误。因为虽然三地在各方面条件上比较接近，但还会存在一些差异。如果直接比对三地样本的实证结果，可能上述结论并不能完全代表统筹模式的政策效应，而可能只是三地样本地域异质性造成的。毕竟三地是否统筹、选择怎样的医保统筹模式并不是随机生成的。也就是说，上述研究无法得出城乡医保统筹相对于未统筹、太仓市模式相对于宜兴模式的平均干预效应(average effect of treatment on the treated，ATT)。在这种非随机试验下，用倾向得分匹配法可以最大限度地缓解非随机试验的混杂偏倚和样本选择偏倚(Heckman et al.，1998；Rosenbaum and Rubin，1985)。

四、不同统筹模式对公平的影响效应分析

(一)“公正缺口”介绍

本节的主要目的是评价三种不同统筹模式(这种说法是把南京市栖霞区待统筹地区也视为一种待统筹模式)对城乡居民健康和医疗服务利用机会平等的影响效应。下面以评估太仓模式相比于宜兴模式对居民医疗服务利用机会平等的效应为例，对“公正缺口”进行简要说明。在评估居民健康水平机会平等的效应，以及评估栖霞区模式的效应时所用方法与之相同。

假设 Y 代表居民医疗服务利用上面对的“公正缺口”，Y_1 表示如果居民在太仓模式下，他在医疗服务利用上面对的“公正缺口”；Y_0 表示如果居民在宜兴模式下，他将面对的“公正缺口”。令 $W=1$ 表示太仓市居民，$W=0$ 表示宜兴市居民。我们希望得到的太仓模式相对于宜兴模式的平均政策效果 ATT 为：某太仓市居民在太仓模式下的“公正缺口”，减去该太仓市居民如果在宜兴模式下将会面对的“公正缺口”，用数学符号表达为：

$$ATT=E(Y_1|W=1)-E(Y_0|W=1)=E(Y_1-Y_0|W=1)$$

(二)平均干预效应

分别使用最邻近法、半径匹配法、分层匹配法和核匹配法进行分析，以考察不

同统筹模式在医疗服务利用上和健康水平上对缓解机会不平等的政策效应。

在表 4-4-10 中，汇报了城乡医保统筹政策相比于未统筹而言的政策效应，即将太仓市和宜兴市作为处理组，将南京市栖霞区作为控制组。在对促进城乡居民医疗服务利用机会平等的评估中可以发现，无论是以城镇还是农村"环境"作为基准，无论是绝对指标("公正缺口"数值)还是相对指标("公正缺口"数值与实际城乡差距的比值)，无论采取哪种匹配策略，处理组平均处理效应 ATT 均为负，并都至少通过了 0.05 水平的显著性检验。这表明城乡医保统筹政策在促进城乡居民医疗服务利用的机会平等上有着积极的作用。若以城镇"环境"为分析基准的话，城乡医保统筹可以减少约 700 元的"公正缺口"，所消除的"公正缺口"约占到实际城乡医疗服务利用差异的 50%～60%。若以农村"环境"为分析基准的话，城乡医保统筹可以减少约 1 100 元的"公正缺口"，所消除的"公正缺口"约等于实际城乡医疗服务利用差异，即消除的"公正缺口"的相对值约为 1(这里稍微解释：假设现实中统筹地区"公正缺口"的相对值为 0.5，那么若不统筹的话，"公正缺口"的相对值会是 1.5)。

在促进居民健康的机会平等方面，城乡医保统筹政策也起到了积极的作用。由表 4-4-10 可以发现，以城镇"环境"为分析基准，无论哪种匹配策略，无论绝对数值还是相对值，城乡医保统筹均显著缓解了健康水平的机会不平等。在健康自评 5 等分评价指标下，医保统筹大约可缩小 0.155～0.167 的健康机会不平等，缩小的相对数值约 0.243～0.285。在以农村"环境"为分析基准时，结论的显著性有所下降，不过，虽然相对数值方面，ATT 均未通过显著性检验；但绝对数值方面，除了最邻近匹配[①]外，其他三种匹配策略的 ATT 都至少通过了 0.05 水平的显著性检验。整个健康水平机会平等评估的 16 个值里面(城镇基准相对数值和绝对数值各 4 个，农村基准相对数值和绝对数值各 4 个)，有 11 个通过了 0.05 的显著性检验。因此，城乡医保统筹政策显著缓解了城乡居民健康水平上的机会不平等。

① 最邻近匹配法由于共同支持(common support)问题，剔除了较多样本，因此更倾向于接受另外三种匹配法的结论。最邻近匹配法得到的结论一并汇报，作为一个有益的参考。

表 4-4-10　统筹相对于未统筹对缓解机会不平等的效应

		处理组样本量	控制组样本量	ATT(1)	标准差	ATT(2)	标准差
以城镇环境为理想的环境							
医疗服务利用	最邻近法	602	106	−0.572**	0.259	−713.106***	121.264
	半径匹配法	602	194	−0.506**	0.214	−667.317***	66.163
	分层匹配法	602	194	−0.602***	0.211	−734.284***	92.175
	核匹配法	602	194	−0.538**	0.215	−689.753***	72.604
健康水平	最邻近法	602	120	−0.243***	0.052	−0.155***	0.011
	半径匹配法	602	185	−0.281***	0.042	−0.166***	0.009
	分层匹配法	602	185	−0.285***	0.037	−0.167***	0.009
	核匹配法	602	185	−0.276***	0.036	−0.164***	0.008
稳健性检验：以农村环境为“理想”的环境							
医疗服务利用	最邻近法	841	274	−0.962***	0.228	−1058.965***	86.097
	半径匹配法	841	426	−1.007***	0.181	−1090.508***	48.575
	分层匹配法	841	426	−1.073***	0.217	−1135.907***	64.780
	核匹配法	841	426	−1.049***	0.192	−1119.594***	57.017
健康水平	最邻近法	841	273	0.104	0.307	−0.095	0.067
	半径匹配法	841	426	0.037	0.219	−0.115***	0.043
	分层匹配法	841	426	0.094	0.238	−0.098**	0.051
	核匹配法	841	426	0.077	0.246	−0.103**	0.041

注：① *、**、*** 分别代表在10%、5%和1%的水平上显著；② ATT(1)指公正缺口/实际城乡差异，ATT(2)指公正缺口。

除了考量是否统筹对机会平等的政策绩效外，如前文所述，还进一步探讨了太仓模式相比于宜兴模式，是否更有利于机会的平等。即将太仓市作为处理组，将宜兴市作为控制组，按前面的方法进行类似分析，结果如表 4-4-11。可以发现，在医疗服务利用的机会平等方面，无论以城镇“环境”为基准还是以农村“环境”为基准，绝对数值 ATT 大多通过了显著性检验（除了城镇“环境”为基准的最邻近匹配外）；而相对数值 ATT 都没能通过显著性检验。即可以认为，太仓模式能更好地促进城乡医疗服务利用绝对数值上的机会平等，但是否能同时促进相对数值上的机会平等，目前无法获得这样的证据。“公正缺口”的绝对数值是个更重要的指标，因为它直接地衡量了城乡实质不公平，而“公正缺口”的相对数值，只是反映了这个实质不公平与观测到的城乡差异的相对大小，主要是为了强调“实质不公平是隐藏在直接观测的城乡差异的背后”这层意思。由此，太仓模式相比于宜兴市“二元分层基金分立”模式显著地缓解了居民医疗服务利用上的机会不平等。

在健康水平的机会平等方面，以城镇“环境”为基准的结论中，无论相对数值还是绝对数值，无论采用哪种匹配策略，ATT 均通过了 0.05 水平的显著性检验；而在稳健性方面，无论相对数值还是绝对数值，无论采用哪种匹配策略，ATT 均没能通过 0.1 水平的显著性检验。由此，可以认为有一些证据可以表明太仓模式相比宜兴模式能有效促进居民健康的机会平等，但更为严格的证据将有待于进一步的探讨。

表 4-4-11　太仓模式相对于宜兴模式对缓解机会不平等的效应

		处理组样本量	控制组样本量	ATT(1)	标准差	ATT(2)	标准差
以城镇环境为理想的环境							
医疗服务利用	最邻近法	331	153	0.205	0.416	−49.235	93.853
	半径匹配法	331	288	−0.075	0.354	−137.223**	64.389
	分层匹配法	331	288	−0.062	0.385	−133.107*	73.699
	核匹配法	331	288	−0.087	0.356	−141.016**	65.994
健康水平	最邻近法	331	155	−0.207**	0.089	−0.026***	0.008
	半径匹配法	331	291	−0.131**	0.062	−0.017***	0.007
	分层匹配法	324	298	−0.125**	0.059	−0.017**	0.007
	核匹配法	331	291	−0.126**	0.059	−0.017***	0.006
稳健性检验：以农村环境为“理想”的环境							
医疗服务利用	最邻近法	388	183	−0.117	0.404	−180.008**	83.870
	半径匹配法	388	386	−0.248	0.376	−221.293***	61.054
	分层匹配法	388	386	−0.151	0.372	−190.868***	64.502
	核匹配法	388	386	−0.236	0.378	−217.577***	62.770

（续表）

		处理组样本量	控制组样本量	ATT(1)	标准差	ATT(2)	标准差
以城镇环境为理想的环境							
健康水平	最邻近法	388	213	0.017	0.360	−0.002	0.039
	半径匹配法	388	425	0.015	0.377	−0.003	0.041
	分层匹配法	388	425	0.004	0.354	−0.004	0.043
	核匹配法	388	425	0.011	0.363	−0.003	0.037

注：*、**、*** 分别代表在10%、5%和1%的水平上显著。

另外，对比表4-4-10和表4-4-11，前者的数值相对明显更大，显著性更好。也就是说，统筹相比于未统筹带来的公平效应，要远大于太仓模式和宜兴模式差异带来的公平效应。

五、研究结论与政策含义

本章首先介绍了江苏省城乡医保统筹制度现状，以及调研情况。然后具体介绍太仓市、宜兴市和南京市栖霞区的医保制度，并对各地模式进行总结。随后利用三地调研数据进行“公正缺口”分解，并通过倾向得分匹配对三地政策绩效进行评估，实证结果表明：① 实施城乡医保统筹的地区相比于未实施地区而言，显著地缓解了居民医疗服务利用和健康水平上的机会不平等；② 对于同样实施城乡医保统筹的地区，太仓市的“实质公平式”模式相比于宜兴市“二元分层基金分立”模式，更好地促进了居民医疗服务利用和健康的机会平等，但是在促进健康水平机会平等上的证据不够强；③ 统筹相比于未统筹带来的公平效应，要远大于太仓模式与宜兴模式差异带来的公平效应。由此可以认为，相比于如何统筹而言，统不统筹是一个更为重要的话题。

基于上述研究结论提出我国统筹城乡医保制度路径，首先从未统筹实现统筹，实现城乡医保制度；其次各地依据地区实际因地制宜地选择统筹模式，着力统筹制度内涵的提升，构建“实质公平式”模式。二者结合既满足了城乡居民享有医保制度机会上的平等，又进一步满足弱势群体在享有机会均等能力上的需求，更好地实现全民医保制度初衷。

第五部分

制度绩效与统筹城乡医保

第一章　统筹城乡医保与农村居民就医行为

良好的医疗保险制度是获得高质量医疗服务的重要保障。目前，我国基本医疗保险覆盖率已超过95%，全民医保体系已经形成。但农村居民参加的新农合与城镇居民参加的城居保在待遇方面差距过大，仍遭到各方诟病。城乡分割的医保制度极大地损害了农民的人力资本和生活满意度，也违背了社会主义新农村建设中推进公共服务均等化的要旨。

统筹城乡制度试图将新农合与城居保并轨统一管理，成立"城乡居民医疗保险"这种新的医疗保障制度，从而打破户籍壁垒，让农村居民和城镇居民参加同一种医疗保险，实现社会公正。2016年1月12日国务院发布了《国务院关于整合城乡居民基本医疗保险制度的意见》，明确提出各试点地区在2016年年底前出台具体医保统筹实施方案。在此背景下研究统筹城乡医保如何影响农村居民就医行为具有很大的现实意义。本章利用具有全国代表性的CHARLS 2008—2012年两期数据，采用双重差分方法对统筹城乡医保制度的政策效果进行实证分析，着重考察统筹城乡医保制度对农村居民就医行为的影响。

一、分析框架

在统筹城乡医保制度层面，熊先军等(2011)提出要想最终有效率地推行统筹城乡医保制度，必须首先打破城乡二元社会保障结构，真正破除医保发展的瓶颈和体制困局。周寿祺等(2012)认为统筹城乡医保势在必行，整合后的医保要比城乡分设的制度保障功能更强，人社部门和卫生部门的整合问题是当前统筹城乡医保制度的难题。李珍(2013)提出了三阶段目标，短期实现城镇三网合一，中期实现宽容的城乡二元并行，保证农村保费能快速增长，最终在长期中实现城乡医保统筹。顾海(2014)在分析了各种统筹模式后，提出机构职能整合、制度整合和信息系统整合的三步走路径。

现有关于统筹城乡医保制度的研究多为政策性或理论性研究，定量研究还相对较少。如仇雨临等(2011)通过对四地调研数据进行回归，发现地区发展水平是实现城乡医保统筹的前提条件，统筹的核心问题在于公平筹资和公平受益。但有关医保统筹的实证研究均是利用一期截面数据，考虑到统筹城乡医保制度的内生性，在没有准自然实验或好的工具变量的情况下，用一期数据分析得到的结论可能仅代表相关关系，不能代表因果关系。因为到底哪些地区进行统筹城乡医保制度试点工作，并不是随机发生的，而源自各地政府自选择结果。因此，仅从截面上分析政策与居民就医行为的关系，很可能代表的是不同地区本身固有的差异，而不是因政策带来的。由此可见，在实证上必须对医保统筹政策效果进行严格的因果推断，否则可能会给政策制定者造成误导。目前尚未发现采用多期数据进行统筹城乡医保制度方面的因果推断研究。

医保能够促进人们获取医疗服务的积极作用已得到普遍认同。如 Jowett et al. (2004)通过分析 1999 年越南三省的家庭调研数据，发现有自愿医疗保险的病人会更多地利用门诊服务和选择公共医疗机构，且这在低收入人群中尤为突出。Card et al. (2009)对 Medicare 的效果进行了考察，发现 Medicare 的实施极大地影响了该制度参保群体，尤其是初始参保群体(参保年龄标准为 65 岁以上)的医疗消费行为，不同社会经济阶层的参保者都显著增加了对医疗服务项目的使用，只是在具体使用项目上有所差异。如对于之前没有医疗保险的老年人来说，例行医生访问的次数增加得较为明显；而对于之前已参加其他医疗保险，因而很有可能在参加 Medicare 的同时获得补充医疗保险的老年人来说，相对昂贵的医疗服务项目(如心脏搭桥手术、关节置换术等)的入院治疗次数增加得较为明显。Saksena et al.,(2011)运用卢旺达 2005—2006 年的全国抽样调查数据，考察了互助医疗保险(Mutual Health Insurance, MHI)对参保者就医行为的影响，发现尽管不是所有的参保者在生病时都会选择就医，但他们生病时就医的概率是未参保者生病时就医概率的两倍，从而对 MHI 的实施效果给予了肯定。Shigeoka(2014)通过断点回归设计发现，日本老年人一旦转为更低共付率的保险，会显著促进他们的医疗利用水平。

国内，刘国恩等(2011)对 2005 年 CLHLS 的数据分析显示，医保制度明显促进了高龄老人及时就医率，且城居保和公费医疗两种医疗保险类型对于提高及时就医概率发挥更大作用。医疗保险以价格补贴的形式改变了医疗服务的绝对价格、与收入的相对价格及其性价比，从而使居民就医需求及医疗服务利用行为产生了相应变化。这在关于我国的新农合的研究中亦有体现。如 Yip and Hsiao (2009)的政策分析显示，我国的新农合政策在相当程度上改善了参保者对医疗资源的获得与使用。Wagstaff and Lindelow(2008)利用我国 2003—2005 年间的官方国家卫生服务调查(National Health Service Survey, NHSS)数据和医疗机构相关数据等，分析了新农合实施初期的开展效果，发现参保者对门诊和住院医疗资源的利用明显增加。Lei and Lin(2009)通过分析 2000 年、2004 年和 2006 年 CHNS 数据进行分析，发现农村居民参与新农合会显著减少其求助于传统的民间医生的次数，并增加其对预防医疗资源，主要是一般性身体检查项目的使用次数。

如前文所述，目前我国对于统筹城乡医保制度的实证研究相对较为缺乏。此外，“参加不同类型的医疗保险对个体就医的影响”一直是健康经济学的焦点话题之一。例如 20 世纪 70 年代的兰德实验(RAND Health Insurance Experiment, HIE)，该实验设计了多达 14 种不同的医疗保险方案，有近 6 000 名参与者被随机分配到这些方案中，此后有了一系列“参加不同类型的医疗保险对个体就医的影响”的研究。

本章试图利用中国健康与养老追踪调查 CHARLS 2008—2012 两期数据，就统筹城乡医保制度对农村居民就医行为的影响进行实证分析，以期为政策制定者提供更为严谨有效的证据，对摸索中的统筹城乡医保制度建设而言具有一定的现实意义。

二、模型设定与变量选择

(一) 实证方法

2008 年我国绝大部分地区均未实行统筹城乡医保制度，本研究将 2012 年已经实行统筹城乡医保制度的那些地区称为“处理组(treatment group)”，将2012年还未实行统筹城乡医保制度的地区称为“控制组(control group)”。假设统筹城乡医保制度的政策效应可以写成如式(5-1-1)的潜在形式：

$$Y_{0st}=\varepsilon_{st} \text{ 且 } Y_{1st}=Y_{0st}+\rho \tag{5-1-1}$$

其中，下标 s 代表社区，下标 t 代表时间($t=1$ 表示2012年，$t=0$ 表示2008年)；Y_{0st} 表示 s 社区 t 时期如果当地没有实行医保统筹情况下个体的潜在就医行为，Y_{1st} 表示 s 社区 t 时期如果当地实行了医保统筹情况下个体的潜在就医行为，则 ρ 就代表了由统筹城乡医保制度带来的政策效果。

假设 ε_{st} 可以写成三部分之和：分别为社区固定效应 γ_s、时间趋势 λ_t、期望为0的扰动项 η_{st}。如果时间趋势 $\lambda_1-\lambda_0$ 在不同社区中是一样的(即双重差分的“共同趋势假设”)，则可观测的个体就医行为 Y_{st} 就可以写成式(5-1-2)：

$$Y_{st}=\gamma_s+\lambda_t+\rho D_{st}+\eta_{st} \tag{5-1-2}$$

其中，$E(\eta_{st}\mid s,t,D_{st})=E(\eta_{st})=0$，$D_{st}$ 表示是否实行医保统筹政策的虚拟变量($D_{st}=1$ 表示已实行，$D_{st}=0$ 表示未实行)。

双重差分DID即为式(5-1-3)：

$$DID=[E(Y_{st}\mid s=treatment,t=1)-E(Y_{st}\mid s=treatment,t=0)]-[E(Y_{st}\mid s=control,t=1)-E(Y_{st}\mid s=control,t=0)]=\rho \tag{5-1-3}$$

即通过双重差分得到统筹城乡医保制度对居民就医行为的影响。在实证分析中，可以通过回归方程得到 ρ 的估计值，如式(5-1-4)：

$$Y_{ist}=\rho D_{st}+\lambda_t+\gamma_s+X'_{idt}\theta+\eta_{ist} \tag{5-1-4}$$

其中，X_{idt} 代表医疗需要、收入、年龄等一系列个体层面的控制变量。ρ 代表了统筹城乡医保制度对居民就医行为的影响。

(二) 数据与变量

本研究使用中国健康养老与追踪调查数据库CHARLS 2008—2012年两期数据。CHARLS数据库收集了一套代表中国45岁及以上中老年人家庭和个人的高质量微观数据，涵盖了收入、健康状况和医疗服务利用等方面信息。本章使用CHARLS 2008—2012年数据的原因为：首先，本书着重研究统筹城乡医保制度，在CHARLS有关参加医保类型的调研问卷中，有专门针对城乡居民医保的问题，这是其他诸如CHNS等健康方面大型数据库所不具备的。第二，本章旨在提供来自中国老年人的“参加不同类型医保对居民就医影响”的经验证据，这方面研究相对缺乏，CHARLS是专门针对45岁以上中老年人的调研数据。第三，统筹城乡居民医保制度是指城居保和新农合的并轨，本章分析并不涉及职工医保的参保人群，由于CHARLS数据调研对象是中老年人，样本中大多数农村居民参加的是新农合，而不是职工医保。第四，CHARLS 2008—2012年数据的时间节点符合本研究要求，虽然有些地区试点工作进行得较早（如昆山2004年和重庆2007年，这些地区均不在CHARLS 2008—2012年调研样本中），但全国较大规模地实行医保统筹进程是从2008年开始的，因此CHARLS 2008样本地区均没有进行统筹城乡医保试点，CHARLS 2012样本中有部分地区进行了试点，这为本章分析提供了处理组和控制组。至于为什么没有用CHARLS 2011—2013年数据，原因在于时间间隔较短，在2011—2013年期间仅有个别地区由未试点变成已试点，因此无法为实证研究提供足够的变差。

在衡量居民就医行为方面，本章同时考量了费用方面的指标（过去一个月的总医疗支出和最近一次住院的总费用）和卫生资源利用次数方面的指标（过去一个月的门诊次数和过去一年是否住过院），这两类指标侧重点不同，本章同时对这两类指标进行分析，以期获得更为全面的结论。其他控制变量包括：家庭人均收入、医疗费用报销额、性别、婚姻状况、年龄、受教育情况、是否有高血压、是否吸烟、是否有慢性肺部疾病、是否曾遭遇重大意外事故、是否残疾、是否有癌症、是否有胃病、是否有关节炎风湿病、家中是否有自来水、家中是否有厕所。本章选取出参加新农合的农村居民，剔除缺失值，共2 464个样本，其中2008年1 378个样本，2012年1 086个。

三、实证分析结果

（一）均值双重差分

表5-1-1汇报了各变量的描述信息。按照式(5-1-3)，在均值上进行双重差分

以考察统筹城乡医保制度效果。过去一个月门诊次数 DID＝(0.399－0.281)－(0.335－0.425)＝0.208，过去一年是否住院 DID＝(0.076－0.044)－(0.091－0.074)＝0.015，过去一个月医疗费用 DID＝(52.004－15.222)－(24.453－22.253)＝34.582，最近一次住院总费用 DID＝(524.970－276.534)－(714.145－1 024.443)＝558.734。可以发现，四个指标均值上的双重差分值都是正数，即统筹城乡医保制度促进了农村居民对卫生资源的利用率，同时也增加了农村居民医疗费用支出，体现了政策对居民医疗服务利用的正向促进作用。不过这只是均值上简单的一个双重差分，并没有进行严格的统计学检验，此外，这样的双重差分并没有控制其他变量，结论可能并不准确。因此，下文将通过回归方程进行进一步细致的分析。

表 5-1-1　变量描述信息

变量	2008 处理组		2008 控制组		2012 处理组		2012 控制组	
	均值	标准差	均值	标准差	均值	标准差	均值	标准差
过去一月门诊次数	0.28	0.89	0.43	1.33	0.40	1.05	0.34	0.86
过去一月医疗费用	15.22	90.36	22.25	144.47	52.00	360.27	24.45	124.45
过去一年是否住院	0.04	0.21	0.07	0.26	0.08	0.27	0.09	0.29
最近一次住院费用	276.53	1 602.58	1 024.44	12 197.93	524.97	3 335.87	714.15	5 006.35
过去一个月报销额	2.79	32.85	2.09	31.96	8.78	71.04	4.70	55.90
最近一次住院报销	97.89	822.61	540.66	10 781.67	202.41	1 436.30	208.88	1 214.11
人均收入(千元)	7.07	10.48	5.90	14.35	9.12	28.07	5.95	14.93
教育	1.75	0.70	1.65	0.73	1.75	0.68	1.65	0.71
是否从事农业活动	0.66	0.48	0.61	0.49	0.56	0.50	0.59	0.49
年龄	57.29	10.04	58.78	10.03	61.10	10.01	62.00	9.58
婚姻	0.90	0.31	0.84	0.37	0.85	0.35	0.83	0.37
性别	0.46	0.50	0.47	0.50	0.45	0.50	0.47	0.50
残疾	0.08	0.28	0.11	0.32	0.14	0.35	0.18	0.38
高血压	0.01	0.08	0.01	0.12	0.28	0.45	0.32	0.47
慢性肺病	0.03	0.16	0.03	0.18	0.10	0.29	0.12	0.32

（续表）

变量	2008 处理组		2008 控制组		2012 处理组		2012 控制组	
	均值	标准差	均值	标准差	均值	标准差	均值	标准差
胃病	0.08	0.28	0.07	0.25	0.23	0.42	0.24	0.43
关节炎风湿病	0.13	0.34	0.12	0.33	0.29	0.46	0.33	0.47
癌症	0.02	0.13	0.01	0.09	0.00	0.06	0.01	0.11
重大意外事故	0.11	0.31	0.06	0.24	0.14	0.35	0.09	0.29
吸烟	0.33	0.47	0.39	0.49	0.33	0.47	0.38	0.49
有厕所	0.77	0.42	0.80	0.40	0.95	0.23	0.96	0.19
有自来水	0.81	0.40	0.71	0.45	0.88	0.33	0.78	0.41
省	0.82	0.38	0.43	0.50	0.83	0.38	0.43	0.50
样本量	427		951		328		758	

注：省：1＝浙江，0＝甘肃。

（二）DID 回归估计

按照式(5-1-4)，对统筹城乡医保制度效果进行了估计，结果见表 5-1-2。分别考察了医保统筹对过去一个月门诊次数、过去一个月医疗费用、过去一年是否住院和最近一次住院费用的影响，第一行估计值即本章关注的政策处理效应。其中，第Ⅰ、Ⅲ、Ⅴ、Ⅶ列不包含个体层面的控制变量，第Ⅱ、Ⅳ、Ⅵ、Ⅷ列加入了个体层面的控制变量。加入个体层面的控制变量可以减少遗漏变量偏误的可能性，因此本章结论主要基于第Ⅱ、Ⅳ、Ⅵ、Ⅷ列的结果，第Ⅰ、Ⅲ、Ⅴ、Ⅶ列仅作为参考。

表 5-1-2 DID 回归结果

	Ⅰ	Ⅱ	Ⅲ	Ⅳ	Ⅴ	Ⅵ	Ⅶ	Ⅷ
	过去一月门诊次数		过去一月医疗费用		过去一年是否住院		最近一次住院费用	
统筹医保	0.196** (0.077 5)	0.213*** (0.075 9)	28.94 (19.31)	21.01* (11.13)	0.018 8 (0.019 6)	0.025 6 (0.019 5)	424.1 (375.0)	166.3 (177.2)
2012 年 (2008 年)	−0.085 3* (0.049 1)	−0.221*** (0.053 9)	3.772 (6.496)	−8.245 (5.990)	0.0172 (0.012 6)	−0.014 8 (0.013 3)	−272.3 (403.0)	−161.8 (138.2)
社区	控制	控制	控制	控制	控制	控制	控制	控制

（续表）

	I	II	III	IV	V	VI	VII	VIII
	过去一月门诊次数		过去一月医疗费用		过去一年是否住院		最近一次住院费用	
家庭人均收入（千元）	−0.000 802 (0.000 694)		−0.0362 (0.079 2)		0.000 110 (0.000 198)		2.022 (2.770)	
中学以下文化（文盲）	0.005 53 (0.048 5)		−11.72* (6.998)		0.009 68 (0.012 4)		168.0 (134.1)	
中学及以上文化（文盲）	0.029 6 (0.069 1)		−5.129 (7.389)		−0.000 568 (0.017 0)		−118.0 (106.3)	
从事农业劳动（其他）	−0.071 8 (0.054 9)		2.443 (7.306)		−0.018 4 (0.012 3)		−315*** (114.8)	
年龄	0.000 094 4 (0.002 34)		−0.011 9 (0.262)		0.002 06*** (0.000 669)		−5.097 (8.360)	
在婚（其他）	−0.067 7 (0.076 8)		−2.404 (10.55)		0.02 51 (0.016 3)		−70.85 (344.9)	
男性（女性）	−0.137** (0.061 2)		−12.45* (6.600)		0.035 8** (0.017 9)		259.1 (159.5)	
残疾（非残疾）	0.109 (0.083 3)		12.42 (10.10)		0.003 54 (0.018 6)		204.2 (222.1)	
有高血压（无）	0.132** (0.062 1)		5.045 (7.637)		0.034 0* (0.019 0)		686.2** (344.6)	
有肺部疾病（无）	0.177* (0.093 9)		−3.920 (13.30)		0.091 8*** (0.029 9)		6.311 (151.8)	
有胃部疾病（无）	0.244*** (0.078 3)		10.67 (8.321)		0.032 0* (0.016 5)		51.77 (126.3)	
有关节炎（无）	0.022 4 (0.055 1)		10.82 (8.382)		−0.005 60 (0.013 7)		−165.8 (108.1)	
患有癌症（无）	0.554 (0.497)		37.53 (28.53)		0.261*** (0.090 5)		5 333.3* (2 964.7)	
曾遭遇重大意外事故（无）	0.165* (0.088 1)		−2.251 (7.191)		0.004 37 (0.019 0)		−283.3** (127.9)	
抽烟（不抽）	0.000 273 (0.061 4)		9.272 (7.289)		−0.049 5*** (0.018 2)		64.64 (212.1)	

（续表）

	Ⅰ	Ⅱ	Ⅲ	Ⅳ	Ⅴ	Ⅵ	Ⅶ	Ⅷ
	过去一月门诊次数		过去一月医疗费用		过去一年是否住院		最近一次住院费用	
家里有厕所(无)	0.026 2 (0.064 5)		−2.196 (7.928)		0.006 48 (0.015 4)		122.7 (135.3)	
家里有自来水(无)	0.170** (0.071 2)		−1.412 (5.848)		−0.004 91 (0.015 4)		−153.3* (87.75)	
报销额	2.583*** (0.608)				1.102*** (0.0415)			
截距	0.401*** (0.087 1)	0.327* (0.199)	35.82** (16.05)	24.72 (19.21)	0.042 6** (0.017 3)	−0.107** (0.052 6)	505.1** (220.6)	470.7 (732.8)
样本量	2 464	2 464	2 464	2 464	2 464	2 464	2 464	2 464

注：① 括号内为稳健标准差；② * $p<0.1$，** $p<0.05$，*** $p<0.01$。

可以发现，统筹城乡医保制度显著提高了农村居民过去一个月的门诊次数，提高了约 0.213 次。如果认为 DID 估计值衡量的是处理组的处理效应（ATT），处理组过去一个月门诊次数的均值为 0.332 次，也就是说统筹城乡医保制度提高了处理组 64.2%的门诊利用率。此外，还显著提高了过去一个月的医疗费用①，提高了 21.010 元。对比处理组过去一个月的医疗费用均值 31.202 元，统筹城乡医保制度提高了农村居民 67.3%的医疗费用支出。此外，统筹城乡医保制度对于是否住院和上一次住院费用并无显著作用，也就是说对于农村居民住院方面的影响并不大。可能的原因是：新农合在设计的时候就倾向于保大病而不是保小病，因此农村居民在由参加新农合转为参加城乡居民医保时，在大病保障待遇上与以往区别不大，主要的待遇提升在于小病方面，因此统筹城乡医保制度对于农民住院方面的影响不大。还有种可能就是，住院的病情通常会更严重，很多情况下无论农村居民参加的是哪种医疗保险都不得不接受住院治疗，相比于门诊，住院更是一种被动行为，自我选择余地不大，因此医保制度对住院的影响也就不显著。

① 虽然表 2 第Ⅲ列显示，关键参数的估计值并没有通过显著性检验，但本研究依赖于第Ⅳ列的结果。此外，第Ⅲ列估计值的 p 值为 0.134，也仅仅略大于 0.1，因此这里认为统筹城乡医保制度对过去一个月的医疗费用还是有显著的促进作用。

（三）样本损耗问题和户籍自选择问题

在对两期数据进行实证时，必须考虑到样本损耗（attrition）问题，尤其是对中老年人的研究，样本损耗带来的偏误可能会更大。即 2008 年的样本可能会因为死亡、联系不上和拒访等原因，不在 2012 年样本中。如果控制组中有很多老人有较高的医疗需要，他们在 2008—2012 年期间去世，则 2012 年控制组中就医的均值就会下降，这样就会高估统筹城乡医保制度效果。为了防止此类因素带来的误导，剔除了在 2008 年样本中但 2012 年退出样本的那些个体，用式（5-1-4）重新进行了估计，以此作为稳健性检验。

此外，还可能存在个体的户籍自选择问题，即 2008 年的农村居民在 2012 年转为了城镇居民。通常情况下，有能力将自己农业户口转为非农户口的，多为社会经济地位较高的个体，或当地政府更积极推动城乡统筹的地区①，这部分个体在 2008 年样本中却不在 2012 年样本中，就可能会给结果造成偏误。因此，继续剔除了 2008—2012 年期间转换过户籍的那些个体，并按同样的方法进行估计。如果结果和前文的差别不大，那就可以说明分析结果是稳健可信的。具体结果如表 5-1-3。

表 5-1-3　样本损耗和户籍自选择问题

	过去一月门诊次数	过去一月医疗费用	过去一年是否住院	最近一次住院费用	样本量
剔除 2012 年退出样本的个体	0.201*** (0.077)	21.229* (11.347)	0.028 0 (0.019 7)	221.769 (174.118)	2 227
剔除户籍改变的个体	0.202*** (0.078)	21.847* (11.790)	0.027 2 (0.019 8)	208.195 (170.855)	2 156

注：① 括号内为稳健标准差；② * $p<0.1$，** $p<0.05$，*** $p<0.01$；③ 此处回归分析包含的控制变量与表 5-1-2 一样。

① 这也从一个侧面验证了 DID 的“共同趋势假设”，即 DID 要求处理组和控制组原本应有同样的趋势，可以猜测处理组可能是那些原本城乡一体化进程就更迅速的地区，即便没有统筹城乡医保制度，这里的农村居民的医疗状况也会比控制组好，从而给 DID 带来偏误。“共同趋势假设”并不好直接检验，这里认为，原本就有更强的一体化趋势的地区会有更多的“农转非”居民，而这里将这部分“农转非”个体剔除后的 DID 估计，可以使“共同趋势假设”更有可能成立，从而使 DID 结论更为可信。

可以发现，当剔除 2012 年退出样本的个体后，DID 结论与表 5-1-2 的结论相差不大。同样，再剔除户籍改变的个体后，结论同样差别不大。由此可以认为，样本损失问题和户籍自选择问题并没有影响到结论稳健性。

（四）政策内生性讨论

（1）基于倾向得分的 DID

在前面的分析中，回归方程中控制了地区固定效应和时点固定效应进行 DID 估计。用 DID 方法的关键性假设在于处理组和控制组原本应有共同的趋势，虽然在上一页脚注 1 中讨论了这一点，并认为可以通过剔除户籍改变的个体从而使共同趋势假设更有可能成立，但在只有 2 期数据时共同趋势假设并不好直接验证，即便剔除户籍改变的个体后可能还不会完全满足。比如，各地的统筹城乡医保制度不是随机选择的，而是内生于当地经济政策的，也就是说，实施统筹城乡医保制度的地区与未实施的地区可能本身存在异质性，即便没有统筹城乡医保制度，两类地区在 2008—2012 年这 4 年里也会在医疗服务上有不同的趋势。因此，如果不对政策内生性进行讨论，将会削弱上文结论的应用价值。

Crump et al. (2009)指出可以使用倾向得分(propensity score)方法处理系统性的样本选择方式，以此作为回归分析的前期基础，从而一定程度上缓解内生性问题。具体而言，首先以该地是否实施了统筹城乡医保制度的 0～1 变量作为被解释变量，以其余协变量作为解释变量进行 logistic 回归，该回归方程被解释变量的拟合值就是倾向得分 $p(X_i)$。然后按照经验法则，选取 $0.1<p(X_i)<0.9$ 的那些观察值进行 DID 回归。即我们对样本进行了限制，只有那些处理概率在 0.1～0.9 之间的样本才会进入 DID 回归，剔除了那些在与统筹城乡医保制度相关协变量上非常极端的个体(因为那些样本原本就是异质的，即便没有统筹城乡医保制度也会在 2008—2012 年间形成较大的差异，剔除这部分样本将会有效缓解政策内生性带来的偏误)。

在计算倾向得分时我们发现，未进行统筹城乡医保制度试点地区个体的倾向得分区间为[0.045 6，0.861]，进行了试点地区的个体的倾向得分区间为[0.120，0.836]。本章进一步选取 $0.120<p(X_i)<0.836$ 的样本进行 DID 回归，这可以保

证在协变量各种取值所决定的组别中，筛选后的样本既有处理组又有控制组，因此这样处理后无需再考虑“共同支撑（common support）”问题。筛选后的 DID 回归结果如表 5-1-4，对比表 5-1-3 可以发现，结论基本没有发生变化，这一定程度上说明上文结果的稳健性。

表 5-1-4 基于倾向得分的 DID 分析

	过去一个月门诊次数	过去一个月医疗费用	过去一年是否住院	最近一次住院费用	样本量
$0.1<p(X_i)<0.9$	0.201*** (0.077 9)	21.797* (11.814)	0.027 5 (0.019 9)	213.259 (169.552)	2 152
$0.120<p(X_i)<0.836$	0.205*** (0.078 2)	22.382* (11.833)	0.026 9 (0.020 0)	207.457 (169.676)	2 138

注：① 括号内为稳健标准差；② * $p<0.1$，** $p<0.05$，*** $p<0.01$。

（2）个体固定效应

上述方法依然是在 DID 框架下的估计，结果的有效性同样依赖于“共同趋势假设”。采用倾向得分进行筛选，目的是剔除那些在与统筹城乡医保制度相关的协变量上差异极大的个体，使得剩下的个体在统筹城乡医保制度方面更加同质，从而让“共同趋势假设”可信度更高。但需要注意的是，倾向得分的计算是基于协变量基础上的，如果存在某些与政策相关的不可观测因素，这些不可观测因素正好又与医疗服务利用相关，那么“共同趋势假设”会因这些不可观测因素而出现问题。因此，本章又采用平衡面板数据控制个体固定效应再进行分析。

在剔除 2012 年退出样本的个体以及 2008—2012 年期间改变户籍的个体后，形成了每期 1 078 个样本的平衡面板数据。因此这里可以采用面板数据固定效应模型进行估计，该模型并不依赖于“共同趋势假设”，而是假设个体不可观测的固定效应不随时间变化，并通过两期数据的一阶差分，剔除个体不随时间变化的不可观测因素，度量“当统筹城乡医保制度从无变成有，会导致就医变化多少”。DID 模型度量的是“统筹城乡医保制度试点地区农村居民就医的实际值，减去该地区如果没进行试点的反事实就医值”。从这点来看，个体固定效应模型和 DID 模型衡量的均为统筹城乡医保制度政策的发生对农村居民就医的影响，而二者的前提假设不同。如果二者的估计值没有太大差别，则可以说明结论具有一定可信性。个体固定效应模型估计值见表 5-1-5。

表 5-1-5　个体固定效应模型

	过去一个月门诊次数	过去一个月医疗费用	过去一年是否住院	最近一次住院费用	样本量
个体固定效应模型	0.193** (0.090 7)	38.235* (20.968)	0.015 5 (0.022 6)	563.446 (495.294)	2 156
$0.120 < p(X_i) < 0.836$ 个体固定效应模型	0.192** (0.090 7)	38.189* (20.832)	0.017 2 (0.022 9)	724.447 (497.825)	2 138

注：① 括号内为稳健标准差；② * $p<0.1$，** $p<0.05$，*** $p<0.01$。

由表 5-1-5 可以发现，面板数据个体固定效应模型的估计结果与 DID 在具体数值上有一些差距，但差距不大，且在显著性方面，同样是过去一个月门诊次数和过去一个月医疗费用显著，过去一年是否住院和最近一次住院费用不显著。如果剔除在倾向得分上大于 0.836 和小于 0.120 的个体后再进行估计，结果也没有太大变化。即有理由认为，统筹城乡医保制度显著促进了农村居民过去一个月门诊次数和过去一个月医疗费用，对过去一年是否住院和最近一次住院费用的影响不显著。

但需要说明的是，如果存在一些不可观测的时变变量，这些时变变量影响到了农村居民的就医行为，那么个体固定效应模型可能是有偏误的。如果这些不可观测时变变量本身又造成处理组和控制组有不同的趋势，那么个体固定效应模型和 DID 模型就会出现同方向的偏误。考虑到统筹城乡医保制度本身就很可能是由其他城乡一体化进程中的经济政策导致的，这些经济政策就会影响固定效应模型中个体不可观测变量不随时变的假设，同时也影响 DID 模型的共同趋势假设。因此实证研究很难将统筹城乡医保制度影响彻底干净地剥离出来，这也是本章的一个不足之处。但本章认为，在按照倾向得分进行筛选后的个体，同时违背 DID 和个体固定效应模型的前提假设，且违背了这些假设的因素又能影响到他们的医疗服务利用，发生这种情况的条件比较苛刻，因此上述分析结果还是具有一定的可靠性。

（五）城乡医保并轨时间问题讨论

由于 2012 年实行统筹城乡医保制度试点地区的被访农村居民汇报了他们过去一年的住院情况和最近一次住院费用，但很有可能他们住院的时候参加的还是新农合，只是在调查的时候当地进行统筹试点，因此这些人被误分在了处理组，实际上他们本该分在控制组。此外还存在一种可能，即参加新农合的农村居民知道他们不久后将会转为参加城乡居民医保，因此他们会抑制自己的就医需求，等到转为参加城乡居民医保时再释放医疗需求。以上这两种情况都会造成一定偏误。

如果我们剔除那些 2011 年和 2012 年才进行医保统筹试点的社区，就可以避免前述两个偏误。虽然 CHARLS 问卷中包含了个体具体参保的时间，但数据库并未提供各社区进行试点的具体时间。个体汇报参加医保的时间存在较多的缺失值和误报情况，仅有 4 人汇报在 2011 年参加城乡居民医保，2 人在 2012 年参加城乡居民医保。本章剔除了这 6 人样本之后重新进行分析，结论并未发生改变。

不过，即便有更多的样本被误分，在误分的情况下使用 DID 回归也只是低估医保统筹的政策效应。也就是说，真实的政策效应至少不小于上述估计出的政策效应，这实际上加强了本章的研究结论。即有更强的证据表明统筹城乡医保制度显著提高了农村居民过去一个月的门诊次数和过去一个月的医疗费用。至于住院方面，虽然前文的回归结果均不显著，但考虑到真实的政策效应可能会大于估计的效应，因此可以认为，目前尚未发现统筹城乡医保制度对农村居民住院率和住院费用有正向影响的证据，需要未来进一步探讨。

四、研究结论与政策含义

利用 CHARLS 2008—2012 年两期数据对后一个话题进行了实证分析，结果表明：统筹城乡医保制度显著提高了农村居民过去一个月门诊次数和过去一个月的医疗费用；但在住院方面，目前尚无证据显示医保统筹政策对过去一年是否住院和最近一次住院费用有显著的影响。在考虑了样本退出问题、户籍转换以及政策非随机的问题后，结论依然稳健。需要说明的是，本章在计量识别过程中可能还存在一定的不足：即如果存在一些不可观测的时变变量，且这些不可观测的时变变量本身又会造成处理组和控制组有不同的趋势，那么本章的研究结论就有可能存在偏误。不过发生这种情况的条件比较苛刻，本章已经尽可能严格地讨论了统筹城乡医保制度对农村居民就医带来的影响，因此所得结论具有一定价值。

本章研究是为数不多的专门针对统筹城乡医保制度进行的实证分析，并且试图通过两期数据获得统筹城乡医保制度的因果解释，为政策制定者提供有益参考；此外，在健康经济学有关"参加不同类型医保对个体就医影响"这个话题系列的研究中，为学术界提供了来自中国农村中老年人的经验证据。

虽然我国已形成了以职工医保、城居保和新农合三项基本医疗保险为主体的医疗保障体系，并基本做到了全覆盖。然而，随着社会经济的发展，以户籍和职业为划分依据的基本医疗保险暴露出了诸如不同参保人群间享受待遇差别过大、各险种间无法有效衔接等问题。统筹城乡医保制度在国内多地开始了试点，该制度将新农合与城居保整合为城乡居民医保，使得农村居民可以参加与城镇居民完全相同的医疗保险。

第二章　统筹城乡医保与城乡居民就医行为

统筹政策的实施是否真正影响到了城乡居民的就医行为，进而减小城乡医疗服务利用的不平等，并改善城乡居民的健康状况，是一个重要的实证性问题。统筹政策对健康状况的影响具有明显的滞后性，影响效果会在政策实施一段时间后才会显现，对个体而言，政策实施首先作用于其就医行为。

因此本章试图从就医行为的角度，尤其是从门诊医疗服务利用的角度来对统筹城乡医保制度的政策效果进行评估。在方法论上，借鉴“自然实验”的分析框架，通过“双重差分模型”的方法来估计统筹政策的净效应。

一、分析框架

医疗保险作为医疗服务利用的财务分担机制，能有效缓解由医疗风险带来的经济损失，并使原本没有能力就医的个体得到及时的医疗服务，因此良好的医疗保险制度是获得高质量医疗服务的重要保障。2015 年 9 月 10 日，常州市出台《市政府办公室关于完善市本级和武进区城乡居民基本医疗保险政策的通知》，决定从 2016 年起统筹城乡居民基本医疗保险制度。原新农合参合居民更有可能受统筹政策影响。对于原新农合参合居民而言，原新农合与城居保的区别，亦即统筹后医保政策的主要调整内容，大致包括三方面：一是提高平均报销比例以及扩大报销范围；二是在原有基础上扩大定点医疗机构，使得居民可选择的医疗机构数量增加，并能去更高级别医疗机构享受高质量的医疗服务；三是保障侧重点的调整，在报销模式上体现为门诊报销起付线的增设、封顶线的提高、门诊指定慢性病的取消以及门诊特殊病种的增加，有了一个从门诊住院兼顾到重住院轻门诊的转变。政策的调整,存在正反效应。

本章实证主要利用双重差分法考察统筹模式对居民就医行为的影响,以是否门诊就诊及门诊次数作为城乡居民就医行为的度量进行回归,并且将样本进行划分,深入分析统筹城乡医疗保障制度对原新农合参合居民和原城居保参保居民就医行为的影响。

二、模型设定与变量选择

(1) 变量选择

门诊就医是当前居民最主要的就医方式。2014 年全国医疗卫生机构总诊疗人次达 76.02 亿人次;[①]2015 年,这一数字达到 76.99 亿人次。[②] 在此次调研的样本中,2015、2016 年分别有 69%和 70%的个体有去门诊就医的经历。[③] 由此可见,门诊就医是主要且普遍的方式。同时,住院就医需求相对缺乏弹性,门诊就医富有弹性,更易受价格及政策因素影响。

因此本章主要考察统筹医保制度对个体门诊就医的影响,研究包括两个指标:生病时是否去看门诊、年门诊次数。变量"生病时是否去看门诊",被定义为最近一次生病时是否选择门诊就医;变量"年门诊次数",被定义为年实际门诊次数的分类。鉴于年实际门诊次数的取值范围较为分散,在本章中我们将年实际门诊次数划分为 5 个有序的类别。作为关键解释变量,统筹变量 did_{it} 是时间变量 $time_{it}$ 和地区变量 $area_{it}$ 的交叉项,这三个变量都是虚拟变量。

影响个体就医行为的因素有很多,为了准确估计统筹政策对就医行为的作用,还将其他相关影响变量都考虑进来。在分析中借鉴安德森的医疗服务利用模型,包含三类影响个体就医行为的变量:第一类为先决变量,主要包括诸如年龄、性别、婚姻状况、受教育程度、家庭规模等个体人口学特征变量,以及反映信念的体育锻炼,感冒治疗方式等。第二类为使能变量,包括人均收入、户口等。第三类为需要变量,主要包括个体是否患有慢性病及其自评健康得分等变量。

---

① 数据来源:中国统计年鉴 2015

② 数据来源:中国统计年鉴 2016

③ 数据来源:笔者根据调研数据整理得来

(2) 模型设定

常州市新北区于 2016 年 1 月起开始实施统筹城乡居民医保制度。在此之前，常州市新北区和南京市栖霞区均未开展统筹工作。鉴于两地的居民无法事先根据未来的统筹情况而选择居住城市，我们便可将统筹政策的实施看作是一项“自然实验”。我们将 2015 年设定为事前组，2016 年设定为事后组，常州市新北区居民设定为实验组，南京市栖霞区居民设定为控制组。通过比较受到统筹政策影响的常州市新北区居民和没有受到政策影响的南京市栖霞区居民，就可以了解该政策所产生的效果。根据上述思想，所采用的双重差分回归模型设定如下：

$$Y_{it}=\beta_0+\beta_1 \cdot area_{it}+\beta_2 \cdot time_{it}+\gamma \cdot did_{it}+\boldsymbol{X}'_{it}\boldsymbol{\delta}+\varepsilon_{it}$$

其中 $area_{it}=1$ 表示实施了统筹政策的常州市新北区，$area_{it}=0$ 表示未实施统筹政策的南京市栖霞区。$time_{it}=1$ 表示政策实施后的 2016 年，$time_{it}=0$ 表示政策实施前的 2015 年。$did_{it}=1$ 表示 2016 年的常州市新北区，$did_{it}=0$ 表示 2015 年的南京市栖霞区、2015 年的常州市新北区以及 2016 年的南京市栖霞区。统筹政策的效果为：

$$(Y_{1,1}-Y_{1,0})-(Y_{0,1}-Y_{0,0})=\gamma$$

交互项的系数 γ，即政策实施的效果。如果统筹城乡医保制度促进了城乡居民医疗服务的利用，则 γ 的符号显著为正。

在研究统筹政策的实施对生病时是否选择门诊就医的影响时，将双重差分模型与 Logit 模型结合，其中上式的 Y_{it} 用 $\mathrm{Ln}(Y_{it}/1-Y_{it})$ 代替。在研究政策的实施对年门诊次数的影响时，将双重差分模型与有序 Logit 模型结合。

三、实证分析结果

(一) 描述性统计分析

各主要变量的描述性统计结果见表 5-2-1。

表 5-2-1　变量描述性统计结果

变量名称	均值	标准差	最小值	最大值
是否去看门诊	0.697	0.46	0	1
年门诊次数	1.056	1.024	0	4
统筹(DID 估计量)	0.251	0.434	0	1
地区	0.507	0.5	0	1
年份	0.497	0.5	0	1
户口	0.543	0.498	0	1
年龄	52.146	22.314	1	94
年龄平方项	3 216.78	1 952.80	1	8 836
性别	0.456	0.498	0	1
婚姻状况	0.75	0.433	0	1
受教育程度	2.578	1.153	1	6
家庭规模	3.279	1.471	1	6
人均收入	2.121	1.97	0.05	29.2
慢性病	0.549	0.498	0	1
自评健康	2.838	0.955	1	5
体育锻炼	1.184	0.843	0	2
感冒治疗	3.18	0.892	1	6

注:① 年门诊次数:0 次=0,1～5 次=1,6～10 次=2,11～15 次=3,16～40 次=4;② 统筹(DID 估计量):其他=0,2016 年常州市新北区=1。

首先,比较了常州市新北区和南京市栖霞区两地被调查者的个体特征情况,具体结果如表 5-2-2。常州市新北区被调查者的平均年龄为 49.70 岁,低于南京市栖霞区被调查者的 54.66 岁;在性别构成方面,两地被调查者中男女比例相差无几,且都是男性的比重略低于女性;从个体的健康状况来看,常州市新北区被调查者的健康状况优于南京市栖霞区的被调查者,前者中患慢性病的比重为 50%,低于后者的 60%;常州市新北区被调查者自评健康的均值为 2.69,低于南京市栖霞区被调查者的 2.99,表明前者的自评健康优于后者。总的来说,常州市新北区的被调查者相对年轻,健康状况也相对较好。

表 5-2-2　两地被调查者基本情况比较

地区	常州市新北区	南京市栖霞区
年龄	49.70	54.66
性别	0.45	0.46
慢性病	0.50	0.60
自评健康	2.69	2.99
样本量	793	771

为初步考察统筹政策对城乡居民就医行为的影响，比较常州市新北区和南京市栖霞区两地被调查者在2015和2016年的就医行为，表5-2-3描述这一情况。相对于2015年，2016年常州市新北区原新农合参合居民生病时看门诊的比率从50.4%提高到58%，增长近8%，年门诊次数也从0.702次提高到0.777次；常州市新北区原城居保参保居民生病时去看门诊的比率下降4.5个百分点，年门诊次数增加了0.016；而对于南京市栖霞区原新农合参合居民以及原城居保参保居民，其生病时去看门诊的比率和年门诊次数都有所下降。两年数据对比的结果表明，在实施统筹政策的常州市新北区，城乡居民明显增加了医疗服务的利用，特别是原新农合参合居民。这进一步证实了推论：即实施统筹政策会使得原新农合参合居民增加医疗服务的利用。鉴于两地调查样本的年龄分布和健康状况等方面存在一定差异，将通过计量模型来加以验证。

表 5-2-3　常州市新北区和南京市栖霞区城乡居民就医情况

地区	常州市新北区				南京市栖霞区			
人群	新农合		城居保		新农合		城居保	
时间	2015	2016	2015	2016	2015	2016	2015	2016
是否门诊	0.504	0.580	0.647	0.602	0.832	0.801	0.856	0.833
门诊次数	0.702	0.777	0.857	0.873	1.303	1.215	1.453	1.387
样本量	282	274	119	118	185	181	201	204

（二）计量结果分析

首先考察了统筹政策的实施对个体患病时是否选择门诊就医的影响。表5-2-4报告了模型的估计结果（系数与边际效应）。表格中第（1）列为以全体城乡居民为分析样本的模型回归结果，结果表明，统筹政策的实施使得城乡居民生病时选择去看门诊的可能性提高了6.35%。考虑到统筹政策可能对不同参保类型的居民会有不同的影响，又分别以原新农合参合居民、原城居保参保居民为样本进行回归分析。第（Ⅱ）、（Ⅲ）列分别列出了回归结果。对于原新农合参合居民，实施统筹政策会显著提高其生病时去看门诊的倾向，其边际效应为10.18%；而对于原城居保参保居民，统筹政策的实施会使得其生病时去看门诊的可能性提高1.46%，但这一结果并不具有统计显著性。

本章将仅说明这些变量在以全体城乡居民为分析样本的模型结果。地区变量对城乡居民生病时是否去看门诊均有显著影响。在全体城乡居民的样本中，常州市新北区居民生病时去看门诊的可能性比南京市栖霞区居民低20.78%，而在原新农合参合居民的样本和原城居保参保居民的样本中，这一可能性分别降低25.81%和12.27%；在57.5岁之前，城乡居民生病时去看门诊的概率会随着年龄的增加而降低，而在57.5岁之后，这一概率会随着年龄的增加而增加。但这一影响只在以全体城乡居民为分析样本的模型中显著；相对于不在婚居民，在婚居民生病时去看门诊的可能性更大；患有慢性病、自评健康差、积极参与体育锻炼、感冒时选择正规治疗方式的居民在生病时更有可能选择门诊就医；在控制其他因素的影响后，年份、性别、家庭规模和等效人均收入对生病时是否去看门诊无显著影响。

表5-2-4　统筹城乡医保制度对生病时是否门诊就医的影响

变量	全样本（Ⅰ）		新农合（Ⅱ）		城居保（Ⅲ）	
	系数	边际效应	系数	边际效应	系数	边际效应
统筹 （DID估计量）	0.388 9** （0.179 1）	0.063 5** （0.029 3）	0.615 9** （0.244 8）	0.101 8** （0.040 3）	−0.103 6 （0.295 6）	−0.014 6 （0.041 7）
地区 （栖霞区=0，新北区=1）	−1.272 2*** （0.204 5）	−0.207 8*** （0.031 5）	−1.561 2*** （0.273 6）	−0.258 1*** （0.042 3）	−0.867 6** （0.373 0）	−0.122 7** （0.050 7）

(续表)

变量	全样本(Ⅰ)		新农合(Ⅱ)		城居保(Ⅲ)	
	系数	边际效应	系数	边际效应	系数	边际效应
年份 (2015=0,2016=1)	−0.216 7 (0.133 7)	−0.035 4 (0.021 8)	−0.262 7 (0.189 4)	−0.043 4 (0.031 2)	−0.194 6 (0.201 6)	−0.027 5 (0.028 6)
户口 (非农=0,农业=1)	−0.221 2 (0.160 5)	−0.036 1 (0.026 0)	−0.378 8 (0.250 5)	−0.062 6 (0.041 0)	0.432 2 (0.437 6)	0.061 1 (0.062 0)
年龄	−0.046 0** (0.022 8)	−0.007 5** (0.003 7)	−0.036 4 (0.028 9)	−0.006 0 (0.004 8)	−0.045 4 (0.035 7)	−0.006 4 (0.005 0)
年龄平方项	0.000 4* (0.000 2)	0.000 1* (0.000 0)	0.000 4 (0.000 3)	0.000 1 (0.000 1)	0.000 3 (0.000 4)	0.000 0 (0.000 1)
性别 (女=0,男=1)	−0.242 0 (0.153 5)	−0.039 5 (0.024 9)	−0.099 9 (0.193 5)	−0.016 5 (0.031 9)	−0.424 8 (0.277 8)	−0.060 1 (0.038 7)
婚姻状况 (不在婚=0,在婚=1)	0.636 8** (0.273 6)	0.104 0** (0.044 3)	0.823 2** (0.334 4)	0.136 1** (0.053 9)	0.260 9 (0.517 3)	0.036 9 (0.073 1)
受教育情况 (小学=1)	0.565 1** (0.261 5)	0.093 8** (0.044 0)	0.480 4 (0.389 1)	0.080 4 (0.066 3)	0.637 5* (0.366 1)	0.096 7* (0.056 5)
受教育情况 (初中=1)	00.328 1 (0.282 3)	0.055 9 (0.048 3)	0.084 7 (0.421 4)	0.014 6 (0.072 9)	0.651 0 (0.435 4)	0.098 6 (0.065 3)
受教育情况 (高中/职高/中专=1)	0.331 3 (0.349 4)	0.056 4 (0.059 0)	0.141 6 (0.514 8)	0.024 4 (0.088 5)	0.451 0 (0.548 2)	0.070 5 (0.083 3)
受教育情况 (大专=1)	0.240 4 (0.480 4)	0.041 3 (0.081 1)	0.602 6 (0.631 5)	0.099 7 (0.101 2)	−0.589 3 (1.041 2)	−0.104 1 (0.192 2)
受教育情况 (大学本科及以上=1)	−0.143 2 (0.465 6)	−0.025 4 (0.083 1)	−1.503 4** (0.730 1)	−0.260 9** (0.121 8)	1.387 6* (0.767 7)	0.183 6** (0.083 4)
家庭规模	−0.0787 (0.060 1)	−0.012 9 (0.009 8)	−0.121 5 (0.074 3)	−0.020 1* (0.012 2)	−0.058 2 (0.110 4)	−0.008 2 (0.015 6)
等效人均收入	0.032 4 (0.025 5)	0.005 3 (0.004 2)	−0.006 3 (0.031 3)	−0.001 0 (0.005 2)	0.042 9 (0.043 6)	0.006 1 (0.006 1)
慢性病 (无=0,有=1)	0.542 0*** (0.210 3)	0.088 5*** (0.033 9)	0.420 6 (0.274 6)	0.069 5 (0.045 2)	0.696 7** (0.341 1)	0.098 5** (0.047 2)
自评健康 (好=1)	0.277 4 (0.318 4)	0.052 1 (0.060 4)	0.488 4 (0.475 3)	0.087 9 (0.085 5)	0.452 1 (0.433 5)	0.086 0 (0.084 0)

（续表）

变量	全样本（Ⅰ）		新农合（Ⅱ）		城居保（Ⅲ）	
	系数	边际效应	系数	边际效应	系数	边际效应
自评健康（一般=1）	0.920 9*** (0.334 0)	0.162 8*** (0.061 9)	1.107 3** (0.495 4)	0.193 9** (0.087 8)	1.325 7*** (0.489 7)	0.222 8** (0.089 3)
自评健康（差=1）	1.118 1*** (0.374 3)	0.192 8*** (0.066 9)	1.269 6** (0.548 5)	0.219 7** (0.095 7)	1.579 0*** (0.560 2)	0.253 5*** (0.094 4)
自评健康（很差=1）	0.974 8 (0.598 7)	0.171 2* (0.099 0)	1.174 3 (0.738 8)	0.204 7* (0.124 3)	1.574 7 (1.452 7)	0.253 0 (0.178 5)
体育锻炼（偶尔几次=1）	0.824 9*** (0.216 2)	0.136 7*** (0.034 9)	0.686 0** (0.268 1)	0.115 7*** (0.044 5)	1.107 2** (0.470 2)	0.154 1** (0.066 8)
体育锻炼（经常锻炼=1）	0.423 3** (0.181 1)	0.073 6** (0.031 6)	0.462 7* (0.239 0)	0.079 6* (0.040 7)	0.340 5 (0.393 3)	0.054 1 (0.063 9)
感冒治疗（没吃药休息几天=1）	0.091 4 (0.434 1)	0.017 6 (0.083 5)	0.077 2 (0.525 4)	0.015 1 (0.102 8)	0.079 1 (0.877 4)	0.012 7 (0.140 6)
感冒治疗（自己买药吃=1）	0.133 1 (0.278 3)	0.025 6 (0.053 9)	0.282 0 (0.341 5)	0.054 7 (0.066 7)	−0.006 8 (0.498 5)	−0.001 1 (0.081 5)
感冒治疗（去医务室看病=1）	2.029 3*** (0.376 5)	0.286 2*** (0.055 5)	2.640 4*** (0.503 1)	0.371 3*** (0.067 4)	1.082 6* (0.603 3)	0.141 8 (0.087 3)
感冒治疗（去医院看病=1）	1.842 1*** (0.446 5)	0.270 1*** (0.061 1)	1.692 1*** (0.555 4)	0.281 0*** (0.083 7)	3.098 4** (1.253 8)	0.250 2*** (0.082 4)
感冒治疗（其他=1）	−0.364 6 (0.660 6)	−0.072 7 (0.133 2)	−0.322 4 (1.153 4)	−0.063 8 (0.228 3)	−0.457 5 (1.076 4)	−0.080 3 (0.196 4)
常数项	0.448 4 (0.608 0)		0.225 7 (0.894 4)		0.536 9 (0.926 6)	
样本量	1 564		922		642	

注：① 受教育情况：未受过教育为基准组；② 自评健康：非常好为基准组；③ 体育锻炼：从不锻炼为基准组；④ 感冒治疗：没在意为基准组；⑤ 括号内为聚类稳健标准误；⑥ ***、**、*分别表示变量在1%、5%和10%水平上显著；⑦ 表格中系数对应的标准误为聚类稳健标准误，而边际效应对应的标准误为普通标准误，故系数和边际效应分别对应的显著程度略有差异，在本表中选择以系数对应的显著程度为准。

表5-2-5描述了以0次门诊为基准组，城乡居民年门诊次数的有序Logit模型回归结果(系数与比值比)。先考察统筹政策对全体城乡居民的影响。全样本列的结果表明，实施统筹政策后城乡居民的年门诊次数提高一个或一个以上等级的可能性将增加。随后又分别考察了统筹政策对原新农合参合居民、原城居保参保居民年门诊次数的影响。新农合列和城居保列的结果表明，统筹政策的实施显著地增加了原新农合参合居民的年门诊次数，其年门诊次数提高一个或一个以上等级的可能性增加，而对于原城居保参保居民，统筹政策的实施使得其年门诊次数提高一个或一个以上等级的可能性减少，但这一影响并不具有统计显著性。

同时，表5-2-5也列出了其他控制变量对年门诊次数的影响。地区变量依然是显著的影响因素，在全体城乡居民的样本中，常州市新北区居民年门诊次数比南京市栖霞区居民低一个或一个以上等级的OR比为0.314 8，而在原新农合参合居民的样本和原城居保参保居民的样本中，这一等级降低的OR比为0.262 6、0.415 7；相对于2015年，2016年城乡居民都减少了年门诊次数，这一结果在全体城乡居民样本和原新农合参合居民样本中显著；在全体城乡居民的样本中，户籍因素显著影响居民的年门诊次数，农民的年门诊次数相对较少。在46岁之前，城乡居民会随着年龄的增加而减少年门诊次数，在46岁之后，年门诊次数会随着年龄的增加而提高；相对于不在婚的城乡居民，在婚居民会增加年门诊次数；患有慢性病、自评健康较差、偶尔参加体育锻炼与感冒时选择正规治疗方式的居民的年门诊次数更多；性别、家庭规模和等效人均收入的年门诊次数都无显著影响。

表5-2-5 统筹城乡医保制度对个体年门诊就诊次数的影响

变量	全样本		新农合		城居保	
	系数	OR	系数	OR	系数	OR
统筹 (DID估计量)	0.294 8** (0.123 2)	1.342 9** (0.165 4)	0.482 1*** (0.169 4)	1.619 5*** (0.274 2)	−0.061 5 (0.199 9)	0.940 4 (0.188 0)
地区	−1.155 9*** (0.171 5)	0.314 8*** (0.054 0)	−1.337 0*** (0.233 8)	0.262 6*** (0.061 4)	−0.877 7*** (0.319 6)	0.415 7*** (0.132 9)
年份 2015=0;2016=1	−0.174 9** (0.071 6)	0.839 6** (0.060 1)	−0.230 2** (0.104 8)	0.794 4** (0.083 3)	−0.132 4 (0.105 0)	0.876 0 (0.091 9)

（续表）

变量	全样本		新农合		城居保	
	系数	OR	系数	OR	系数	OR
户口 非农=0,农业=1	−0.255 1* (0.135 5)	0.774 8* (0.105 0)	−0.324 5 (0.235 2)	0.722 9 (0.170 0)	0.145 8 (0.266 0)	1.157 0 (0.307 8)
年龄	−0.046 3** (0.019 8)	0.954 7** (0.019 0)	−0.024 5 (0.027 3)	0.975 8 (0.056 7)	−0.056 7** (0.027 8)	0.944 9** (0.026 3)
年龄平方项	0.000 5** (0.000 2)	1.000 0** (0.000 2)	0.000 3 (0.000 3)	1.000 3 (0.003)	0.000 5 (0.000 3)	1.000 5 (0.000 3)
性别 女=0,男=1	−0.097 8 (0.133 9)	0.906 8 (0.121 4)	−0.103 1 (0.171 8)	0.902 0 (0.154 9)	−0.100 3 (0.217 4)	0.904 6 (0.196 6)
婚姻状况	0.531 1** (0.248 7)	1.700 8** (0.423 0)	0.653 0** (0.332 6)	1.921 3** (0.639 0)	0.233 7 (0.354 7)	1.263 3 (0.448 1)
受教育情况 (小学=1)	0.405 4** (0.203 1)	1.499 9** (0.304 6)	0.171 7 (0.336 6)	1.187 4 (0.399 6)	0.475 6* (0.274 7)	1.609 0* (0.441 9)
受教育情况 (初中=1)	0.438 5* (0.247 4)	1.550 5* (0.383 6)	−0.044 3 (0.390 7)	0.956 7 (0.373 8)	0.899 5** (0.353 3)	2.458 5** (0.868 6)
受教育情况 (高中=1)	0.363 4 (0.283 8)	1.438 2 (0.408 1)	−0.020 6 (0.439 5)	0.979 7 (0.430 5)	0.467 7 (0.409 5)	1.596 3 (0.653 7)
受教育情况 (大专=1)	0.387 5 (0.440 7)	1.473 3 (0.649 2)	0.282 8 (0.579 0)	1.326 9 (0.768 3)	0.022 4 (0.857 4)	1.022 7 (0.876 8)
受教育情况 (本科以上=1)	−0.020 6 (0.375 3)	0.979 6 (0.367 6)	−1.462 2** (0.685 4)	0.231 7** (0.158 8)	1.015 7** (0.439 4)	2.761 4** (1.213 5)
家庭规模	−0.023 1 (0.056 5)	0.977 2 (0.055 2)	−0.056 3 (0.075 3)	0.945 3 (0.071 2)	0.012 6 (0.097 4)	1.012 6 (0.098 6)
等效人均收入	0.022 4 (0.023 0)	1.022 6 (0.023 5)	0.001 2 (0.041 1)	1.001 2 (0.041 1)	0.023 4 (0.033 8)	1.023 7 (0.034 6)
慢性病 (无=0,有=1)	0.858 1*** (0.180 4)	2.358 6*** (0.425 5)	0.741 1*** (0.219 3)	2.098 3*** (0.460 1)	1.213 0*** (0.329 6)	3.363 7*** (1.108 8)
自评健康 (好=1)	0.258 5 (0.273 0)	1.295 0 (0.353 6)	0.165 1 (0.447 6)	1.179 5 (0.527 9)	0.495 4 (0.336 2)	1.641 2 (0.551 8)
自评健康 (一般=1)	0.790 8*** (0.278 8)	2.205 1*** (0.614 8)	0.760 9* (0.455 1)	2.140 2* (0.974 0)	1.010 1*** (0.361 1)	2.745 8*** (0.991 5)

（续表）

变量	全样本		新农合		城居保	
	系数	OR	系数	OR	系数	OR
自评健康（差=1）	1.234 0*** (0.326 5)	3.435 0*** (1.121 7)	1.145 8** (0.508 0)	3.144 9** (1.597 5)	1.497 2*** (0.449 5)	4.469 2*** (2.009 1)
自评健康（很差=1）	0.778 4* (0.420 3)	2.177 9* (0.915 5)	0.764 5 (0.613 6)	2.148 0 (1.318 1)	1.433 6** (0.675 2)	4.193 8** (2.831 4)
体育锻炼（偶尔几次=1）	0.565 7*** (0.179 8)	1.760 6*** (0.316 6)	0.399 1* (0.226 7)	1.490 4* (0.337 9)	0.728 3** (0.353 0)	2.071 6** (0.731 3)
体育锻炼（经常锻炼=1）	0.228 6 (0.159 4)	1.256 8 (0.200 3)	0.372 2* (0.209 1)	1.451 0* (0.303 4)	−0.056 3 (0.325 9)	0.945 2 (0.308 1)
感冒治疗（休息几天=1）	−0.313 3 (0.424 6)	0.731 0 (0.310 4)	−0.332 9 (0.602 3)	0.716 8 (0.431 8)	−0.314 1 (0.632 8)	0.730 5 (0.462 2)
感冒治疗（自己买药吃=1）	0.019 2 (0.310 2)	1.019 4 (0.316 2)	−0.005 5 (0.479 5)	0.994 5 (0.476 9)	0.125 7 (0.461 0)	1.133 9 (0.522 8)
感冒治疗（医务室看病=1）	1.108 9*** (0.330 1)	3.031 0*** (1.000 4)	1.611 5*** (0.510 4)	5.010 4*** (2.557 5)	0.399 7 (0.501 7)	1.491 4 (0.748 2)
感冒治疗（去医院看病=1）	1.292 3*** (0.372 3)	3.641 0*** (1.355 7)	1.413 8** (0.558 4)	4.111 7** (2.295 8)	1.150 1** (0.548 2)	3.158 5** (1.731 5)
感冒治疗（其他=1）	−0.369 1 (0.710 7)	0.691 4 (0.491 4)	−0.747 2 (1.009 0)	0.473 7 (0.477 9)	0.079 2 (1.269 1)	1.082 4 (1.373 7)
cut1_cons	−0.337 2 (0.510 8)		−0.375 1 (0.783 1)		−0.340 2 (0.737 5)	
cut2_cons	2.506 5*** (0.520 3)		2.577 2*** (0.810 3)		2.573 4*** (0.740 0)	
cut3_cons	3.120 2*** (0.526 4)		3.462 0*** (0.822 5)		2.985 9*** (0.745 1)	
cut4_cons	4.681 2*** (0.559 2)		4.812 2*** (0.880 9)		4.827 0*** (0.804 3)	
样本量	1 564		922		642	

注：① 括号内为聚类稳健标准误；② ***、**、* 分别表示变量在 1%、5%和 10%水平上显著；③ 受教育情况：未受过教育为基准组；④ 自评健康：非常好为基准组；⑤ 体育锻炼：从不锻炼为基准组；⑥ 感冒治疗：没在意为基准组。

实证结果支持了上文推论。统筹政策的实施提高了城乡居民生病时去看门诊的概率，也增加了其年门诊次数。这一影响对原新农合参合居民尤为显著。虽然门诊报销起付线的设置对居民门诊就医有负向影响，但定点医疗机构的增加、报销目录的扩大以及报销比例的提高对门诊就医的正向效应更大，使得统筹的净效应为正，即统筹政策的实施增加了居民对门诊就医的利用，减少了有病不医的状况，进而影响了城乡居民的就医行为。同时，发现统筹政策对原新农合参合居民就医行为的影响更为显著，而对原城居保参保居民的影响较为有限。实施统筹政策的目的在于让农村居民获得相同的医疗保障，在制度设计上便体现为基于原城居保而制定城乡居民医保。这在一定程度上促进了城乡居民更加平等地使用公共服务，发挥了城市反哺农村的作用，有利于缩小城乡差异。

鉴于统筹政策实施后门诊报销起付线的设置和门慢的取消，慢性病患者可能会从选择门诊就医转向选择住院或者选择自行买药，前一个选择会导致医疗资源的浪费，后一个选择有损慢性病患者的福利。统筹政策在降低城乡差异的同时，也可能会带来不同病种患者间的不平等，这值得警惕。

四、研究结论与政策含义

本章从就医行为的角度，尤其是从门诊医疗服务利用的角度来对统筹城乡医保制度的政策效果进行评估。利用江苏省常州市新北区和南京市栖霞区两地2015年和2016年的微观调研数据，使用双重差分法评估了统筹城乡医保制度对居民就医行为的影响。实证结果表明，统筹城乡医保制度的实施显著影响个体就医行为，具体表现两个方面：一方面统筹政策提高了城乡居民生病时去看门诊的概率，这是从短期视角来评估统筹政策的影响。另一方面统筹政策增加了居民年门诊次数，这是从长期视角来评估统筹政策的影响。通过减少有病不医的状况，统筹政策会增加居民对医疗服务的利用。考虑到医疗服务利用与健康状况的正向关系，统筹政策也会进一步改善居民的健康状况。

为进一步减小城乡差异，消除因医保制度不同而带来的就医行为、医疗经济负担和健康状况等方面的差异，各省市逐步实施了统筹城乡医疗保障制度。统筹政策在具体实施时，除了提高城乡居民的医保待遇水平，也会放开定点医疗机构，使得居民可选择的定点医疗机构数量增加以及级别提高，政策的上述具体实践对个体就医选择产生重要影响。各地在制定统筹政策时，务必考虑居民原有的就医习惯，通过价格、定点机构等因素，来引导居民理性选择就医行为，同时，在增加个体医疗服务利用的同时，也要避免发生过度医疗。

第三章　统筹城乡医保与城乡居民医疗服务利用

医疗保险通过发挥其共济性特征，缓解高疾病经济负担人群所面临的医疗支出压力，使原本无力就医的个体能够享受到医疗服务，一定程度上扩大医疗服务可及性并提高个体医疗服务利用的数量和质量。城乡医疗保障制度的统筹可扩大基金的可调剂范围和抵御风险的能力，提升基金运行的稳定性和使用效率，符合医疗保险运行的大数法则。本章从个体医疗服务利用及疾病经济负担着手，分析统筹城乡医保制度实施对个体经济绩效的影响。

一、分析框架

国际上多数医保有效缓解了参保者的个人费用负担和减少灾难性卫生支出的发生（WHO，2000）；然而针对我国基本医保制度中的新农合和城居保，部分学者认为，其并没有显著降低自付医疗费用和灾难性卫生支出发生率，因病致贫、返贫现象也并未得到有效控制。2016 年国务院发布了《国务院关于整合城乡居民基本医疗保险制度的意见》，要求打破城乡二元界限，使城乡居民公平地享有医疗保障权利，促进医保制度内在效率的提高。但是由于城乡、地区经济发展水平的差异，不同地区统筹政策实施时间及模式各异，各地陆续实施统筹政策之后，政策效果如何？能否通过制度实施缓解农村居民医疗有效需求不足和疾病负担较重的问题？目前关于统筹城乡医疗保障制度的研究较多，但多数研究集中分析各地制度的具体实践，或通过定性描述分析制度效果，或对制度实施的必要性及其发展的政策路径进行分析，对统筹政策进行政策评估的文献较少，本章利用准自然实验框架下的双重差分法，试图分析制度实施对个体经济绩效的影响。

二、模型设定与变量选择

（一）变量选择

为了考察统筹城乡医疗保障制度所带来的经济绩效，选取是否统筹作为解释变量，选取相关经济绩效变量作为被解释变量，同时考虑将个体的人口学特征、家庭收支以及健康状况等信息作为控制变量。结合调查数据，本章用于评估制度实施经济绩效的各变量有：

（1）解释变量，是否统筹

南京市栖霞区和常州市新北区分属两种模式，南京市栖霞区属于未统筹地区，而常州市新北区属于统筹地区，以统筹城乡医保制度的实施与否与时间交互项作为主要考察的变量。

（2）被解释变量，与医疗支出相关的变量

本章主要考虑年度医疗总支出和年度实际报销比。医疗总消费包括门诊总消费支出、住院总消费支出以及自我治疗消费支出，每项支出均包含医保报销额和自付额；除医疗总支出外，另设实际报销比作为模型的被解释变量，用以验证统筹城乡医保制度对减轻个体医疗经济负担方面的作用，计算方法为医保补偿比＝年度报销总额/年度医疗支出总额。

（3）控制变量

考虑到可能影响个体医疗支出和报销比例的其他协变量，本章主要包含时间；地区；个体的人口学特征变量(包括个体年龄、性别、婚姻状况、受教育程度和户口类型)；个体的收入状况；个体的健康状况和功能，包括是否患有慢性病，过去一年是否住院，健康自评得分和个人自理水平；个体的就医偏好，即患感冒后的治疗方式。

（二）模型设定

为研究统筹城乡医保制度是否提高了经济绩效，需要比较统筹地区在统筹前后两个时间段内经济绩效的变化。但是，仅仅根据统筹后的经济绩效变化来判断统筹是否改善人们的福利水平是不够全面的。统筹地区统筹后有更高的经济绩效，背后的原因并非是统筹政策实施，可能是宏观政策造成的；而较低的经济绩效也并非一定是政策的原因，可能与其经历的负面冲击相关。因此，在评估统筹城乡医保制度的政策效果时，有必要引入双重差分法。

双重差分的思想最早是由物理学家 Snow(1855)提出的，用以研究 19 世纪中期伦敦市的霍乱传染问题。近年来国内使用双重差分法进行政策评估与干预评价的文献也越来越多，如周黎安和陈烨(2005)运用该方法研究我国农村税费改革对农村居民收入增长率的影响。也有学者基于河南省级层面数据利用双重差分法估计“省直管县”改革对地区经济增长的影响(郑新业等，2011)。

常州市新北区和南京市栖霞区两地的居民事先并不知道哪个城市会首先进行基本医保的统筹，因此无法进行自我选择住在哪个城市。从考察统筹城乡医保制度的政策效果而言，可近似地将统筹政策的实施看作是一项“准实验”(quasi-experiment)，为了考察统筹城乡医保制度的政策效果，利用双重差分法对其产生的经济绩效进行评价。双重差分模型设定的具体方法，是通过构造进行医保制度统筹的“统筹组”和没有统筹的“对照组”，通过控制相关因素，对比政策实施前后两组之间的差异，检验政策效果。用 Y_{it} 表示经济绩效，用 $treat_{it}$ 表示是否进行统筹，取值为 0 则表示该地区未进行统筹，取值为 1 则表示该地区实施统筹。$time_{it}$ 作为时间变量，反映政策实施的进程。统筹之前取值为 0，统筹之后取值为 1。为检验政策效果，设定交互项 did_{it} 表示统筹变量 $treat_{it}$ 与时间变量 $time_{it}$ 的交叉项，这一变量的取值情况为：

$$did_{it}=\begin{cases}1, & \text{若 } i\in\text{统筹组，且 } t\in\text{统筹后}\\ 0, & \text{其他}\end{cases} \tag{5-3-1}$$

X_{it} 表示其他控制变量组成的向量，本研究所应用的双重差分模型设定为：

$$Y_{it}=\beta_0+\beta_1 treat_{it}+\beta_2 time_{it}+\delta did_{it}+\boldsymbol{X}_{it}'\boldsymbol{\gamma}+\varepsilon_{it} \tag{5-3-2}$$

其中 β_1 控制统筹组与未统筹组之间的不同，β_2 控制时间对统筹与未统筹组的共同作用，δ 是交互项，是本研究主要关注的变量，反映了制度实施效应。γ 表示控制变量的系数所组成的向量，β_0 为常数项，ε_{it} 为模型的随机误差项。如果统筹城乡医保制度带来了正向的经济绩效，则 δ 的符号显著为正，反之则显著为负。

三、实证分析结果

(一) 描述性统计分析

上述所有变量的描述性统计结果见表 5-3-1。

表 5-3-1 各变量描述性统计结果

变量		全样本		南京市栖霞区		常州市新北区	
		N/mean	%/SD	N/mean	%/SD	N/mean	%/SD
年总医疗支出		4 706.81	12 207.10	4 932.26	11 472.96	4 481.35	12 903.13
年实际报销比		0.17	0.21	0.18	0.19	0.16	0.23
年人均收入		31 660.30	38 131.20	24 650.50	26 807.39	38 670.10	45 747.55
年龄		51.80	21.92	53.86	20.25	49.74	23.30
性别	男	697	45.50	357	46.61	340	44.39
	女	835	54.50	409	53.39	426	55.61
婚姻状况	未婚	367	23.96	150	19.58	217	28.33
	已婚	1 165	76.04	616	80.42	549	71.67
受教育程度	未受过教育	237	15.47	163	21.28	74	9.66
	小学	557	36.36	285	37.21	272	35.51
	初中	479	31.27	196	25.59	283	36.95
	高中(职高或中专)	173	11.29	89	11.62	84	10.97
	大专	38	2.48	11	1.44	27	3.52
	大学本科	48	3.13	22	2.87	26	3.39
户口类型	非农	706	46.08	335	43.73	371	48.43
	农业	826	53.92	431	56.27	395	51.57
是否住院	否	1 309	85.44	663	86.55	646	84.33
	是	223	14.56	103	13.45	120	15.67
慢性病	否	673	43.93	304	39.69	369	48.17
	是	859	56.07	462	60.31	397	51.83

（续表）

变量		全样本		南京市栖霞区		常州市新北区	
		N/mean	%/SD	N/mean	%/SD	N/mean	%/SD
健康自评	非常好	81	5.29	35	4.57	46	6.01
	好	525	34.27	194	25.33	331	43.21
	一般	530	34.60	310	40.47	220	28.72
	不好	332	21.67	194	25.33	138	18.02
	非常不好	64	4.18	33	4.31	31	4.05
自理水平	可以完全自理	1 468	95.82	730	95.30	738	96.34
	洗澡和穿衣服有问题	32	2.09	21	2.74	11	1.44
	无法自己洗澡和穿衣服	32	2.09	15	1.96	17	2.22
感冒治疗方式	没在意	97	6.33	53	6.92	44	5.74
	没有吃药但休息了几天	70	4.57	16	2.09	54	7.05
	自己买药吃	977	63.77	462	60.31	515	67.23
	去医务室或小诊所看病	261	17.04	182	23.76	79	10.31
	去医院看病	112	7.31	47	6.14	65	8.49
	其他	15	0.98	6	0.78	9	1.17
观测值		1 532		766		766	

注：① 对于连续型变量，表中报告了均值和标准差，对于分类变量，表中报告其频数和百分比；② 表中收入是个体所在家庭的年人均收入，因此同一家庭中个体取值相同；③ 表中婚姻状况中未婚包含未婚、离异、丧偶和分居四种类别。

样本中各变量的描述性统计结果见表 5-3-1，从被调查者的个体特征来看，全样本的平均年龄在 52 岁左右，南京市栖霞区的调查样本的平均年龄高于常州市新北区的调查样本，在 54 岁左右，常州市新北区地区被调查个体的平均年龄为 50 岁左右。全样本和分样本中男性和女性分别占 45%和 55%。南京市栖霞区的调查样本中80.4%的个体已婚，这一比率高于常州市新北区的71.7%。调查样本中南京市栖霞区和常州市新北区两地的受教育程度相差不大，南京市栖霞区农村居民占比更高，约占56.3%。从调查个体的健康状况和功能来看，南京市栖霞区患有慢性病的个体占比高于常州市新北区，约60%的样本患有慢性病。患者的健康自评状况总体上均属于一般的水平，两地样本的自理水平相差无几，自理水平较高。从年度总医疗支出和年度实际报销比来看，南京市栖霞区的医疗支出和实际报销比均高于常州市新北区。补偿水平和医疗消费水平的地区差异，一方面与地区经济水平相关，另一方面也与各地区医疗保障水平相关。

为进一步考察统筹前后各经济绩效指标的变化情况，表5-3-2描述了统筹前后样本的年度总医疗支出、人均收入和年度实际报销比变化情况。

表5-3-2 统筹城乡医保制度实施前后经济绩效指标的描述性统计

变量	全样本		南京市栖霞区		常州市新北区	
	2015	2016	2015	2016	2015	2016
年总医疗支出(元)	4 849.274 (13 227.390)	4 562.465 (11 084.950)	4 971.499 (10 813.230)	4 892.612 (12 117.340)	4 727.365 (15 273.360)	4 231.450 (9 948.058)
人均收入	31 419.180 (40 023.890)	31 904.590 (36 137.430)	24 347.770 (25 774.340)	24 956.420 (27 842.990)	38 472.280 (49 410.040)	38 871.050 (41 764.210)
年度实际报销比	0.169 (0.207)	0.173 (0.207)	0.186 (0.190)	0.169 (0.181)	0.152 (0.222)	0.177 (0.231)
观测值	771	761	385	381	386	380

注：① 本表中报告的是各变量的均值，括号内表示各变量相应的标准差；② 资料来源：笔者根据调研数据计算得来。

从表5-3-2结果可以看出，无论是从全样本还是南京市栖霞区和常州市新北区的调研样本来看，统筹后年度总医疗支出均有所下降，且常州市新北区作为统筹地区，统筹后医疗费用下降的幅度更大。南京市栖霞区与常州市新北区两地的人均收入均呈现小幅的上涨，囿于调查样本的年龄分布和抽样误差，两地收入呈现一定差距。从实际补偿比来看，整个样本的实际补偿比统筹后高于统筹前，从0.169上升至0.173，而南京市栖霞区样本在统筹后实际补偿比有所下降，从0.186降至0.169。常州市新北区的实际补偿比在统筹后有明显的上升，从 0.152 上升至 0.177。

（二）计量结果分析

（1）年度总医疗支出

为了考量统筹城乡医保制度实施对个体经济绩效的影响，首先以年度总医疗支出表征经济绩效，以统筹作为解释变量，上述提到的其他变量作为控制变量，建立双重差分模型(5-3-2)，得到估计结果见表 5-3-3。

表 5-3-3　年度总医疗支出的 DID 回归结果

变量		(1) 全样本		(2) 城乡居民医保		(3) 新农合	
地区		−0.461***	(0.095)	−0.536***	(0.181)	−0.383***	(0.129)
时间		−0.007	(0.051)	−0.034	(0.059)	0.025	(0.087)
是否统筹(DID 估计量)		0.202**	(0.082)	0.165	(0.155)	0.201*	(0.111)
对数收入		−0.014	(0.038)	−0.043	(0.070)	−0.002	(0.046)
年龄		0.002	(0.003)	−0.003	(0.005)	0.003	(0.004)
性别(男=0,女=1)		0.140*	(0.082)	0.152	(0.132)	0.133	(0.108)
婚姻(未婚=0,已婚=1)		−0.109	(0.119)	−0.217	(0.199)	−0.082	(0.157)
户口(非农=0,农业=1)		−0.125	(0.083)	−0.297	(0.199)	−0.005	(0.142)
慢性病(否=0,是=1)		0.779***	(0.121)	0.789***	(0.199)	0.812***	(0.154)
住院(否=0,是=1)		2.590***	(0.088)	2.401***	(0.125)	2.698***	(0.121)
受教育程度	小学	0.149	(0.124)	0.148	(0.183)	0.120	(0.170)
	初中	0.110	(0.137)	0.132	(0.207)	0.097	(0.187)
	高中	0.055	(0.162)	0.054	(0.244)	0.084	(0.219)
	大专	−0.484*	(0.271)	−0.415	(0.423)	−0.513	(0.359)
	本科	−0.625***	(0.225)	−0.778**	(0.356)	−0.565**	(0.279)
自评健康	好	0.479**	(0.230)	0.632**	(0.292)	0.339	(0.381)
	一般	0.789***	(0.233)	1.076***	(0.290)	0.584	(0.387)
	差	1.243***	(0.248)	1.565***	(0.309)	0.975**	(0.408)
	很差	1.161***	(0.297)	1.443***	(0.440)	1.006**	(0.442)

(续表)

变量		(1) 全样本		(2) 城乡居民医保		(3) 新农合	
自理水平	洗穿有问题	0.283*	(0.160)	0.485*	(0.256)	0.258	(0.203)
	无法洗穿	0.518*	(0.293)	0.708	(0.452)	0.403	(0.395)
感冒治疗	没吃药休息	−0.044	(0.203)	−0.133	(0.360)	−0.049	(0.254)
	自买药吃	0.145	(0.135)	0.323	(0.251)	0.023	(0.155)
	医务室	0.529***	(0.153)	0.438	(0.277)	0.599***	(0.175)
	医院看病	1.010***	(0.176)	1.307***	(0.327)	0.817***	(0.206)
	其他	0.130	(0.442)	−0.423	(0.681)	0.675**	(0.295)
常数项		5.354***	(0.466)	5.712***	(0.795)	5.219***	(0.653)
观测值		1 532		635		897	
R-squared		0.543		0.555		0.548	

注:① 括号内为聚类稳健标准误;② *、**、*** 分别表示在10%、5%、1%的显著性水平下显著;③ 受教育情况:未受过教育为基准组;④ 自评健康:非常好为基准组;⑤ 自理水平:完全可以自理为基准组;⑥ 感冒治疗方式:没在意为基准组;⑦ 资料来源:笔者根据调研数据计算得来。

表5-3-3报告了以医疗支出(对数)为被解释变量的双重差分模型估计结果,其中第1列显示了统筹制度实施对全样本个体年度医疗支出的影响。表中第2、3列给出了参保类型分别为城居保和新农合样本的回归估计结果,制度实施对居民医疗支出存在正向效应,即增加了居民医疗支出,使居民医疗费用有所增加,从整个样本和新农合的样本来看,这一效应均显著。虽然统筹也增加了原城居保人员的医疗支出,但这一效应并不显著。可以看出,对基本医保制度进行统筹后,总体上医疗总支出提高约20.2%,且结果非常显著,说明进行统筹城乡基本医保制度后,极大地改善了人们有病不医的情况,使得医疗支出显著上升,对于参保类型为新农合的个体而言,统筹后显著增加了这部分人群的医疗总支出,提高约20.1%。统筹城乡医疗保障制度使城居保参保人员的医疗总支出增加了16.5%,但这个结果在统计上并不显著。

从各控制变量的估计结果可以看出,相比较而言,住院和患有慢性病的人群更倾向于有更多的医疗支出，该结论在三组样本中都是显著成立的。相对而言，住院和患有慢性病的人群身体状况更差，需要花费更多医疗支出来换取健康，因此这部分样本医疗费用更高。从个体健康状况和自理水平来看，自理水平越低、自评健康越差的个体，其医疗支出越多，呈现逐级增加的趋势，说明健康状况更差的人利用的医疗资源较多，统筹政策的实施能够有效保障高风险人群占有较多的医疗资源，从而有效促进医疗资源在不同疾病风险人群之间合理分配。从就医偏好来看，患病时选择去医院就诊的患者其医疗支出相对更高。除此之外，高收入群体的医疗总支出较少，但结果并不显著。年龄对医疗支出总体上存在正向效应，及随着年龄的增加，医疗费用也相应增加，但这一结果不具有统计显著性。女性相比男性有更高的医疗支出，但这一结果只在全样本中显著。受教育程度越高的个体，越注重自身健康，因此，受教育程度越高，其医疗支出越少，从模型回归结果可以看出，对于本科以上学历而言这一结果尤其显著。

上述实证结果表明，从医疗总支出表征的经济绩效来看，统筹城乡医疗保障制度的实施增加了个体医疗总支出。从政策角度来看，实施统筹城乡医保制度之后，医疗保障定点机构的数目有所增加，居民可报销的医保目录也比统筹前范围更广，使部分潜在的就医需求有所释放，促进了医疗服务利用，增加了医疗费用，但是医疗费用如果增加过快，个体医疗经济负担是否减轻，有待进一步证实。

（2）实际报销比

从年度总医疗支出的回归结果来看，制度实施会显著增加个体的医疗总支出，对农村居民而言尤其如此。但是，呈现出这样的结果可能存在两方面的原因：一方面，有可能因为统筹城乡医疗保障制度使得部分潜在的医疗服务需求得以释放，进而带动了医疗消费，导致了医疗总支出的增加。也有可能是因为统筹城乡医疗保障制度在公平性方面存在差异，从而影响个体的医疗补偿比例，使个体面临较统筹之前更多的自付费用。为进一步考察制度实施对城乡居民医疗支出补偿待遇的影响，选取实际报销比例作为被解释变量，是否统筹作为解释变量，其他上述变量作为协变量，建立双重差分模型。

表 5-3-4 实际报销比的 DID 回归结果

变量		(1) 全样本		(2) 城乡居民医保		(3) 新农合	
地区		−0.035**	(0.014)	0.045	(0.031)	−0.086***	(0.018)
时间		−0.012*	(0.007)	−0.003	(0.009)	−0.018*	(0.011)
是否统筹		0.035***	(0.012)	0.026	(0.021)	0.037**	(0.016)
对数收入		0.014**	(0.006)	0.011	(0.011)	0.012*	(0.007)
年龄		−0.000	(0.000)	−0.001	(0.001)	−0.000	(0.000)
性别		0.018	(0.013)	0.016	(0.021)	0.013	(0.016)
婚姻		0.016	(0.016)	0.014	(0.030)	0.021	(0.020)
户口类型		−0.014	(0.012)	−0.001	(0.026)	−0.028	(0.021)
慢性病		0.010	(0.019)	−0.010	(0.030)	0.023	(0.024)
住院		0.252***	(0.016)	0.304***	(0.023)	0.213***	(0.021)
受教育程度	小学	0.004	(0.019)	−0.026	(0.028)	0.033	(0.027)
	初中	0.016	(0.022)	0.003	(0.033)	0.032	(0.029)
	高中	−0.001	(0.026)	0.003	(0.043)	0.012	(0.032)
	大专	−0.005	(0.038)	−0.120**	(0.055)	0.080*	(0.046)
	本科	−0.078**	(0.039)	−0.187***	(0.036)	0.016	(0.058)
自评健康	好	0.007	(0.039)	0.022	(0.059)	0.040	(0.036)
	一般	0.038	(0.039)	0.064	(0.060)	0.073*	(0.039)
	差	0.008	(0.040)	0.031	(0.060)	0.050	(0.041)
	很差	−0.040	(0.044)	0.013	(0.059)	−0.022	(0.049)
自理水平	洗穿有问题	−0.016	(0.028)	−0.030	(0.047)	−0.030	(0.040)
	无法洗穿	−0.039	(0.032)	−0.109**	(0.050)	0.001	(0.042)
感冒治疗	没吃药休息	0.019	(0.036)	−0.003	(0.046)	0.019	(0.050)
	自买药吃	0.008	(0.021)	0.042*	(0.025)	−0.011	(0.029)
	医务室	0.061***	(0.023)	0.068**	(0.027)	0.055*	(0.033)
	医院看病	0.058*	(0.030)	0.017	(0.034)	0.075*	(0.042)
	其他	−0.030	(0.052)	−0.041	(0.069)	0.004	(0.111)

（续表）

变量	(1) 全样本		(2) 城乡居民医保		(3) 新农合	
常数项	－0.027	(0.088)	－0.025	(0.166)	－0.034	(0.085)
观测值	1 532		635		897	
R-squared	0.218		0.311		0.220	

注：① 变量定义同表 5-3-3；② 括号内为聚类稳健标准误；③ *、**、*** 分别表示在10%、5%、1%的显著性水平下显著；④ 受教育情况：未受过教育为基准组；⑤ 自评健康：非常好为基准组；⑥ 自理水平：完全可以自理为基准组；⑦ 感冒治疗方式：没在意为基准组；⑧ 资料来源：笔者根据调研数据计算得来。

表 5-3-4 列出了对实际报销比进行双重差分模型的估计结果，与表 5-3-3 类似，1、2、3 列分别显示了统筹城乡医疗保障制度对全样本、原参保（合）城居保与新农合个体实际报销比的影响。可以看出，统筹城乡医保制度对个体医疗的实际报销比存在正向的效应，即统筹城乡医保制度提高了居民的医疗实际报销比例，减轻了个体的医疗经济负担，从全样本和新农合的样本来看，这一效应均显著。虽然统筹也提高了原城居保参保人员的实际报销比例，但这一效应并不显著。可以看出，对基本医保制度进行统筹后，总体上实际报销比提高约 3.5 个百分点，且结果非常显著，说明统筹城乡基本医保制度减轻了人们的医疗经济负担，对于参保类型为新农合的个体而言，统筹后显著提高了参合个体的实际报销比，提高约 3.7 个百分点。统筹城乡医保对原城居保覆盖人群的医疗实际报销比有提升作用，提升约 2.6 个百分点，但这个作用并不显著。

统筹医疗保障制度的实施，是在原有城居保和新农合运行的基础上，按照补偿待遇“就高不就低”、报销目录“就宽不就窄”的原则，统一报销目录、基金筹资标准和报销水平。在此基础上，个体的实际报销比有所提高，医疗经济负担比得以显著降低，对于参保类型为新农合的个体而言尤其如此。

表中还列出了对控制变量系数的估计结果，可以看出，住院个体的实际报销比明显高于非住院个体，且作用显著，其中，城居保参保人群中住院个体的实际报销比要高于新农合参合个体。个体是否患有慢性病对其实际报销比的影响并不显著。自评健康和自理水平对实际报销比的影响较小，且作用并不十分显著。从以感冒治疗方式表征的就医偏好的系数估计结果可以看出，选择去医务室、诊所或医院就诊的患者，其实际报销比更高。个体收入越高，其实际补偿比越高，这一结论在全样本和新农合样本中尤其显著。表明医疗保险在补偿待遇公平性方面仍然存在着亲富人的现象，医保制度公平性有待提高。此外，性别、年龄、婚姻和受教育程度等个体人口学特征对医疗支出实际报销比的影响并不显著。

四、研究结论与政策含义

随着城市化进程的不断加快，城乡二元医疗保障与社会发展的不适应性逐渐凸显。在我国各地陆续实施统筹城乡医保制度的背景下，通过制度实施能否改善个体福利，解决医疗需求不足和医疗经济负担过重，是实施统筹政策时需要关注的首要问题。从前文的实证研究结果可以看出，统筹城乡医疗保障制度对于缓解个体看病就医压力方面有明显的优势。一方面，制度实施能够显著增加居民年度医疗总支出，提高其医疗服务利用率。另一方面，制度实施显著提高个体的实际报销。两种效应对全样本和新农合样本尤其显著。

从政策方面来看，依据“六统一”，即统一覆盖范围、资政策、保障待遇、医保目录、定点管理和基金管理。各地在实施统筹城乡医保制度后，医疗保障定点机构有所增加，使部分潜在的就医需求较统筹前有所释放，从而导致个体的医疗费用增加。基本医保制度的统筹扩大了居民可报销的医保目录范围，增加了医疗保障定点机构个数，也由此提高了个体的就医需求，同时也提高了就医个体的实际报销比例，缓解了人们有病不医的问题。此外，统筹之后，参保者的个体补偿待遇就高不就低，在统筹之前待遇较低的参保人群，施行医保制度的统筹之后补偿待遇有所提高。这提高了患病人群的医保补偿待遇，减轻患者因病面临的经济负担。

对城乡医疗保障制度进行统筹，能够扩大基金的可调剂范围和抵御风险的能力，提升基金运行的稳定性和使用效率，符合医疗保险运行的大数法则。从前文的研究结论来看，也符合这一定律，因此，统筹城乡医保制度的实施能够有效促进医疗资源合理分配，减轻个体经济负担，并减小患者面临灾难性卫生支出的概率。但从长远的角度出发，还需要借助其他配套制度和相应措施缩小城乡间的医疗差距，如引导群众合理就医，加强基层医疗机构建设，提高基层医疗机构服务水平等。

第四章　统筹城乡医保与城乡居民健康水平

良好的医疗保险制度是获得高质量医疗服务和提高健康水平的重要途径。通过基本医疗保险制度维护公民健康权利，是我国医疗卫生事业多年来所致力于实现的目标，也是政府的基本职责之一。本章借助外生统筹城乡居民医保政策冲击构建自然实验分析框架，借助面板效应模型与双重差分模型，控制基因、环境及部分个体特征等短期内不随时间变化等因素影响，结合自评健康打分与 EQ－5D 健康量表等表征主客观健康状况指标，主要解决如下问题：首先，统筹城乡医保是否显著提高统筹政策覆盖人群健康水平？其次，统筹政策健康净效应作用机制如何？

一、分析框架

WHO 于 1946 年将健康定义为：视健康为身心以及与社会相适应的一种良好状态，而非仅限于指生理上无疾病或不虚弱(李运明，2011)。20 世纪 80 年代，诺贝尔经济学奖得主阿马蒂亚·森提出了可行能力理论，把健康视为具有内在价值的一种可行能力，并将其看作是最基本与最重要可行能力。经济学家通常把健康看作是人力资本(是多年连续教育、良好健康、充足的食物与营养共同作用的结果)，个体对健康的需求促使其投资于健康，一方面提高其在工作中的劳动生产率，并能促使个体产生效用，因提升健康水平而产生对医疗服务的需求可视为健康的引致需求。医疗保险能够对个体产生的医疗费用进行一定补偿，使城乡居民享受到及时、高质量的医疗服务，进而提高参保者的平均健康水平，同时平滑因社会经济地位所造成的健康投资方面的不平等。健康绩效可视为制度对健康水平及健康不平等的直接干预效应。医疗保险能够有效促进个体利用更多、更高质量的医疗服务利用，改善个体健康水平。但另一方面，根据WHO研究表明，个体健康水平的高低受到诸多因素的影响，医疗服务利用的作用相对较低，且同时囿于道德风险的存在，医疗保险对个体健康的影响存在正反效应(Phelps, 2013; Ashton et al., 2003; Fisher, 2003)。维护和提高人们健康水平的手段不仅有医疗保险，还包括医疗救助、提供免费疫苗等干预手段(Levy and Meltzer, 2008)。

统筹城乡医保的最终目的在于改善城乡居民的健康状况，增加国民的健康人力资本。在对统筹城乡医保的绩效进行评估时，本章首先聚焦研究统筹城乡医保制度对城乡居民健康水平的影响，进而探究统筹政策健康净效应作用机制。

二、模型设定与变量选择

(一) 变量选择

(1) 被解释变量

一般来说，健康包含身体、心理和社会三种属性。通常研究多从主客观指标来测度个体健康状况，但主观标准存在划分等级不统一、个体判断随意性等测量难题。综合客观指标与主观指标的健康指数在卫生领域得到广泛应用，如生活质量指标(QWB)(Kaplan and Anderson, 1988)、SF-36指数(Brazier et al., 1998)、Euroqol-5D指数(Busschbach et al., 1999)、HUI指数(Feeny et al., 2002)。

在研究疾病对健康的影响时，健康指标被进一步细化，被主要划分为以下八类(Currie and Madrian, 1999)：自评健康；工作能力受健康限制情况；日常生活功能性受限；疾病种类，患慢性病与急性病情况；医疗服务的利用；精神健康与酒精中毒的诊断；身体指标测量，营养状况；死亡率、预期寿命和伤残调整生命年(WHO, 2000)等。

基于上述健康衡量因素考察结果和数据可获得性，本章选择自评健康打分和EQ-5D作为被解释变量。其中，自评健康是一个综合评价指标，虽然，自评健康可以综合反映个体对自身健康的认知与判断(Folland et al., 2017)。然而，其亦存在潜在主观衡量偏误风险：如自评健康分级测量存在主观截断偏差(Crossley and Kennedy, 2002)。结合连续型自评健康指标与分类型自评健康具有高度一致性结论（Gerdtham et al.，1999），本章选择自评健康打分连续型变量，以期规避上述可能存在的不足。针对自评健康潜在主观测量偏差问题，结合目标人群年龄右偏，均值 52.80 岁；且 57.63％样本患有慢性病，使用 EQ－5D 健康量表更加科学合理，并结合亚洲经验计算个体健康综合得分。

（2）解释变量

在研究统筹城乡医保制度对城乡居民健康水平的影响时，选取“统筹与否”作为最主要的解释变量。

此外，影响个体健康的因素有很多，为了准确估计统筹政策的健康绩效，本研究还将其他相关影响变量考虑进来，包含描述人口学特征变量、收入与消费、家庭与社会网络、健康状况与行为以及医疗服务利用等变量。

（二）模型设定

评估城乡医保制度健康绩效需要考虑几个问题：一是政策外生问题，健康与医保存在双向因果关系，医保与健康多呈负相关或弱相关关系；二是遗漏变量问题，影响健康因素较多，控制住不可观测个体特征效应及环境十分重要。本章尝试采用面板数据固定效应模型与双重差分模型克服以上可能存在的不足。

（1）固定效应模型

影响健康因素较多，如观测不到的短期内不随时间变化的个体及其环境的异质性，如遗漏该类变量可能导致估计偏误。固定效应模型可以较好地解决遗漏变量问题。模型设定如下：

$$y_{it}=\alpha+\beta_d TQ_{it}+\beta_t T_t+\boldsymbol{X}_{it}'\boldsymbol{\beta}+c_i+\varepsilon_{it} \tag{5-4-1}$$

其中，y_{it} 是个体 i 在 t 时点的被解释变量，如健康水平、医疗服务利用。TQ_{it} 代表个体 i 在 t 时点是否享有统筹城乡居民医保政策哑变量，享有取 1，未享有取 0。$\boldsymbol{X}_{it}$ 为其他控制变量向量，包括人口学特征、收入、消费、家庭网络、健康行为与医疗利用等可观测特征。c_i 为不可观测且随时间不变的个体固定效应，T_t 为统筹时间的哑变量，扰动项 ε_{it} 包含其他尚未观测因素。β_d 为感兴趣参数，给出了统筹组和未统筹组个体健康水平的平均差异。

(2) 双重差分模型

双重差分模型可以较好地解决可观测与不可观测特征向量异质性影响，如地区异质性带来的差异。两期 DID 回归模型如下：

$$Y=\alpha+\beta_t T+\beta_q Q+\beta_d TQ+\boldsymbol{\delta W}+\varepsilon \tag{5-4-2}$$

控制协变量条件下，样本特征集表述如下：

$(Y_i, Q_i, T_i, W_i=T_i W_{1i}+(1-T_i)W_{0i})$；$Y_t^d=(Y_0^0, Y_0^1, Y_1^0, Y_1^1)$；$W_{1i}=(C_i, X_{1i})$；$W_{0i}=(C_i, X_{0i})$。其中，$Y_i$ 为因变量；Y_0^0 为第 0 期未受处理，Y_0^1 为第 0 期接受处理，Y_1^0 为第 1 期未受处理，Y_1^1 为第 1 期接受处理；$Q_i=1$ 为处理组；$Q_i=0$ 为实验组；$T_i=1$ 为第 1 期；$T_i=0$ 为第 0 期；$\boldsymbol{W}_i$ 为个体特征变量，C_i 不随时间变化，X_i 随时间变化。

DID 假设，其一，外生性假设：$T_i \perp (Q, \boldsymbol{W}_1, \boldsymbol{W}_0, Y_0^0, Y_0^1, Y_1^0, Y_1^1)$；其二，同趋势假设：$E(Y_1^0 | \boldsymbol{W}=\boldsymbol{w}, Q=1, T=1)-E(Y_1^0 | \boldsymbol{W}=\boldsymbol{w}, Q=1, T=0)=E(Y_0^1 | \boldsymbol{W}=\boldsymbol{w}, Q=0, T=1)-E(Y_0^0 | \boldsymbol{W}=\boldsymbol{w}, Q=0, T=0)$

三、实证分析结果

（一）描述性统计分析

表 5-4-1 给出实验组（统筹组）与控制组（未统筹组）分别在 2015 年与 2016 年各自特征描述。与基期相比，两组人群整体上健康水平均呈下降趋势，表现为自评健康打分均下降，但实验组下降幅度相对较小且其平均得分更高，这与健康变化指标相对应。EQ－5D 得分表现出实验组上升，对照组轻微下降特点。与对照组相比，实验组慢性病较不严重，慢性病严重程度均小幅下降，且实验组较对照组显著更低。

医疗服务利用方面，实验组医疗支出对数上升 0.18、医保实际报销比上升 0.02、经济负担比下降 0.06；对照组分别下降 0.15、下降 0.01、上升 0.08。

表 5-4-1　样本统计描述

变量	2015 年			2016 年		
	对照组	实验组	组间差异	对照组	实验组	组间差异
自评健康打分（EQVAS）	72.56（14.99）	78.10（15.82）	−5.54***	71.23（16.34）	77.74（16.26）	−6.51***
EQ-5D 得分	79.35（11.00）	78.91（11.06）	0.44	79.25（10.98）	79.47（10.66）	−0.21
健康变化	1.72（0.52）	1.81（0.54）	−0.09**	1.71（0.55）	1.94（0.58）	−0.23***
慢性病严重（否=0）	0.55（0.50）	0.45（0.50）	0.10**	0.54（0.50）	0.42（0.49）	0.13***
女性（男性=0）	0.54（0.50）	0.56（0.50）	−0.03	0.54（0.50）	0.56（0.50）	−0.03
年龄（周岁）	54.29（20.39）	50.25（23.63）	4.04**	55.29（20.39）	51.25（23.63）	4.04**
受教育程度	2.38（1.06）	2.67（1.01）	−0.30***	2.38（1.06）	2.67（1.01）	−0.30***
婚姻状况（在婚=1）	0.80（0.40）	0.72（0.45）	0.08***	0.80（0.40）	0.72（0.45）	0.08***
人均收入对数（元）	9.45（0.80）	9.69（0.82）	−0.24***	9.47（0.78）	9.75（0.81）	−0.29***
非农工作（否=0）	0.62（0.49）	0.84（0.37）	−0.22***	0.61（0.49）	0.83（0.37）	−0.22***
年人均食品支出对数（元）	8.43（0.69）	8.46（0.59）	−0.02	8.52（0.68）	8.52（0.60）	−0.01
家庭规模	3.11（1.44）	3.68（1.45）	−0.57***	3.11（1.44）	3.68（1.45）	−0.57***
党员（否=0）	0.05（0.23）	0.05（0.21）	0.01	0.05（0.23）	0.05（0.21）	0.01
BMI（不正常=0）	0.50（0.50）	0.50（0.50）	0.00	0.51（0.50）	0.50（0.50）	0.01
一种慢性病	0.35（0.48）	0.34（0.47）	0.01	0.35（0.48）	0.33（0.47）	0.02

(续表)

变量	2015年			2016年		
	对照组	实验组	组间差异	对照组	实验组	组间差异
多种慢性病	0.27 (0.44)	0.20 (0.40)	0.07**	0.27 (0.44)	0.20 (0.40)	0.06**
体检 (否=0)	0.71 (0.46)	0.74 (0.44)	−0.03	0.71 (0.45)	0.75 (0.43)	−0.04
吸烟 (否=0)	0.25 (0.44)	0.22 (0.42)	0.03	0.26 (0.44)	0.21 (0.41)	0.04
饮酒多 (否=0)	0.09 (0.29)	0.10 (0.29)	0.00	0.09 (0.29)	0.09 (0.29)	0.00
经常锻炼 (否=0)	0.50 (0.50)	0.46 (0.50)	0.04	0.49 (0.50)	0.43 (0.50)	0.06
多食油炸 (否=0)	0.02 (0.15)	0.09 (0.29)	−0.07***	0.02 (0.16)	0.09 (0.29)	−0.07***
多食多盐 (否=0)	0.24 (0.43)	0.28 (0.45)	−0.04	0.23 (0.42)	0.25 (0.43)	−0.02
作息规律 (否=0)	0.89 (0.32)	0.82 (0.38)	0.07**	0.89 (0.32)	0.82 (0.39)	0.07***
感冒自我治疗	0.62 (0.49)	0.69 (0.46)	−0.07**	0.60 (0.49)	0.68 (0.47)	−0.07**
感冒就医	0.30 (0.46)	0.18 (0.39)	0.12***	0.30 (0.46)	0.19 (0.40)	0.11***
对数感冒治疗费 (元)	3.91 (1.55)	3.53 (1.61)	0.38***	3.88 (1.62)	3.57 (1.67)	0.31**
门诊次数 (次)	5.16 (5.98)	2.67 (4.69)	2.49***	4.78 (5.77)	3.24 (9.36)	1.54***
住院次数 (次)	0.20 (0.85)	0.27 (0.90)	−0.07	0.15 (0.85)	0.22 (0.68)	−0.07
医疗支出对数 (元)	7.27 (1.62)	6.62 (1.96)	0.64***	7.12 (1.63)	6.80 (1.88)	0.33**
医保报销比	0.18 (0.18)	0.15 (0.22)	0.03**	0.17 (0.18)	0.17 (0.22)	0.00

（续表）

变量	2015 年			2016 年		
	对照组	实验组	组间差异	对照组	实验组	组间差异
疾病经济负担比	0.25 (1.57)	0.17 (0.77)	0.07	0.33 (2.31)	0.11 (0.37)	0.22*
样本量	366	355		366	355	

注：① 实验组指 2015 年未实施但 2016 年实施城乡居民医保政策地区，对照组指 2015 与 2016 年均未实施城乡居民医保政策地区；② 括号内为样本标准差；③ **、**、* 分别表示 1%、5%和 10%的显著性水平，此处 p 值为给定年份组间均值差异 t 检验所得；④ 本章 EQ－5D 得分等于实际得分 * 100；⑤ 医疗支出采取加 1 后取对数；⑥ 健康变化：3＝变好，2＝不变，1＝变差；⑦ 一种和多种慢性病对照组均为无慢性病；⑧ 感冒自我治疗和感冒就医对照组均为无治疗。

（二）计量结果分析

（1）健康水平

如表 5-4-2 所示，EQVAS 的混合回归、固定效应以及双重差分回归结果均显示，统筹城乡医保制度对个体健康的影响显著为正，DID 估计量系数介于 OLS 与 FE 估计系数之间。EQ－5D 得分的混合回归结果不显著，且系数为负，但从健康净效应变化来看，如表 5-4-2 最右侧两列所示，政策显著提高 EQ－5D 得分，改善统筹组的平均健康水平。

表 5-4-2　EQVAS 与 EQ－5D 实证回归结果

变量	EQVAS			EQ－5D		
	OLS	FE	DID	OLS	FE	DID
TQ	1.65** (0.78)	1.24*** (0.46)	1.56*** (0.51)	−0.14 (0.61)	0.77*** (0.28)	0.77** (0.34)
T		−1.49*** (0.33)	−1.65*** (0.34)		−0.13 (0.20)	−0.08 (0.15)
Q			2.07** (1.03)			−1.42* (0.86)

(续表)

变量	EQVAS			EQ－5D		
	OLS	FE	DID	OLS	FE	DID
女性	－0.41 (0.85)		－0.45 (1.15)	1.07* (0.60)		1.09 (0.83)
年龄	－0.14*** (0.02)		－0.15*** (0.03)	－0.10*** (0.02)		－0.10*** (0.02)
受教育程度	0.16 (0.32)		0.05 (0.43)	0.22 (0.20)		0.27 (0.27)
婚姻状况	－1.37 (0.93)	4.52 (6.77)	－1.06 (1.26)	1.98*** (0.68)	3.92 (4.12)	1.83* (0.93)
人均 收入对数	2.32*** (0.57)	－0.39 (1.28)	2.28*** (0.77)	1.46*** (0.39)	－0.47 (0.78)	1.49*** (0.52)
非农工作	1.54 (1.10)	3.38 (2.36)	1.20 (1.50)	－0.65 (0.73)	1.51 (1.44)	－0.50 (1.02)
年人均食品 支出对数	1.56*** (0.60)	0.80 (1.06)	1.60* (0.82)	－0.15 (0.37)	0.48 (0.64)	－0.15 (0.50)
家庭规模	0.39 (0.30)	4.02 (6.57)	0.32 (0.40)	－0.36* (0.20)	11.95*** (4.00)	－0.32 (0.29)
党员	－1.80 (1.72)		－1.67 (2.33)	－3.82* (2.10)		－3.88 (2.97)
身体质 量指数	－0.13 (0.65)	0.23 (1.05)	－0.13 (0.86)	0.40 (0.49)	－0.49 (0.64)	0.40 (0.63)
一种慢性病	－4.36*** (1.06)	－2.01 (2.57)	－4.53*** (1.42)	－2.53*** (0.63)	－1.35 (1.56)	－2.45*** (0.85)
多种慢性病	－7.75*** (1.28)	－5.21 (3.30)	－7.86*** (1.71)	－4.97*** (0.83)	－7.14*** (2.01)	－4.92*** (1.11)
体检	－0.47 (0.76)	－0.01 (1.15)	－0.70 (1.00)	－0.48 (0.59)	－1.17* (0.70)	－0.37 (0.73)
吸烟	－1.02 (0.98)	11.15*** (1.93)	－0.93 (1.32)	0.44 (0.75)	3.69*** (1.17)	0.40 (1.05)
饮酒多	2.84** (1.15)	－1.64 (2.74)	2.75* (1.57)	3.12*** (0.68)	2.69 (1.67)	3.16*** (0.94)

（续表）

变量	EQVAS			EQ-5D		
	OLS	FE	DID	OLS	FE	DID
经常锻炼	4.29*** (0.65)	0.99 (1.31)	4.31*** (0.86)	3.65*** (0.54)	−0.99 (0.80)	3.64*** (0.75)
多食油炸	0.84 (1.32)	−6.93 (4.68)	0.37 (1.71)	0.81 (0.85)	2.45 (2.85)	1.04 (1.12)
多食多盐	0.29 (0.74)	−2.36 (1.74)	0.20 (0.99)	−0.31 (0.57)	2.48** (1.06)	−0.27 (0.78)
作息规律	3.03*** (0.97)	3.13** (1.57)	3.29*** (1.26)	2.20*** (0.75)	−0.48 (0.96)	2.07** (0.94)
感冒自我治疗	1.90 (1.70)	1.24 (1.73)	1.82 (2.11)	1.43 (1.19)	−0.72 (1.05)	1.43 (1.56)
感冒就医	1.40 (2.15)	−2.29 (2.07)	1.53 (2.66)	2.44 (1.51)	−1.33 (1.26)	2.34 (2.00)
对数感冒治疗费	−0.85** (0.39)	0.15 (0.37)	−0.81* (0.48)	−0.72*** (0.26)	0.10 (0.22)	−0.73** (0.33)
门诊次数	−0.11* (0.06)	0.07* (0.04)	−0.10 (0.08)	0.08* (0.05)	−0.03 (0.02)	0.07 (0.06)
住院次数	−2.22*** (0.66)	−1.47*** (0.39)	−2.39*** (0.88)	−1.46* (0.78)	−1.32*** (0.24)	−1.39 (1.00)
医疗支出对数	−2.01*** (0.28)	−0.68*** (0.22)	−1.97*** (0.34)	−1.00*** (0.24)	0.17 (0.13)	−1.03*** (0.30)
医保报销比	3.66** (1.72)	−0.01 (1.45)	3.77* (2.04)	3.55*** (1.25)	0.26 (0.88)	3.47** (1.40)
疾病经济负担比	−0.39* (0.21)	−0.37* (0.20)	−0.38* (0.21)	−0.51*** (0.17)	−0.02 (0.12)	−0.50** (0.21)
常数项	59.96*** (6.61)	53.92** (27.26)	60.19*** (8.75)	76.91*** (4.42)	36.75** (16.59)	77.02*** (5.77)
样本数	1 442	1 442	1 442	1 442	1 442	1 442
R^2	0.44	0.20	0.45	0.26	0.15	0.27
个体数	721			721		

注：① ***、**、* 分别表示在1%、5%和10%水平上显著；② 括号中为个体层面聚类稳健标准误；③ 表中空白处为模型缺省变量。

(2) 作用机制

城乡居民医保健康因果效应作用机制分析结果如表 5-4-3 所示,城乡居民医保显著提高医保实际报销比,降低疾病经济负担比,增加医疗支出对数、鼓励患者前往更高级别医疗机构住院治疗。结合表 5-4-3 可知,医保报销比例越高,居民自评健康打分与 EQ-5D 得分越高,越有利于健康改善。疾病经济负担比与健康状况评价呈现负相关关系。医疗支出越高、患者健康越差,表现出显著负相关关系,再次验证前述医疗保险与健康存在双向因果关系的基本判断。住院级别越高、享有更高质量医疗服务和理应健康改善效果更佳。

表 5-4-3 城乡居民医保制度健康绩效的作用机制分析

关键变量	医保报销比	疾病经济负担比	医疗支出对数	门诊机构级别	住院机构级别
TQ	0.03** (0.01)	−0.14* (0.08)	0.25*** (0.09)	0.10 (0.23)	1.67** (0.71)
T	−0.01 (0.01)	0.11 (0.09)	−0.10* (0.05)	−0.05 (0.13)	−0.81 (0.52)
Q	−0.03* (0.02)	0.08 (0.08)	−0.26** (0.11)	0.40 (0.27)	−0.46 (0.56)
控制变量	是	是	是	是	是
常数项	−0.02 (0.12)	5.72** (2.46)	6.35*** (0.82)	−9.61*** (2.24)	−15.82*** (4.84)
样本量	1 442	1 442	1 442	1 033	191
R^2	0.13	0.18	0.48		
r2_p	.	.	.	0.194	0.260

注:① ***、**、* 分别表示在 1%、5%和 10%水平上显著;② 括号中为个体层面聚类稳健标准误;③ 每个模型控制变量略有调整,剔除与各自模型中自变量存在完全共线性的变量。

(3) 同趋势假设与稳健性检验

DID 模型包含两个假设:其一,外生性假设。由于政策相对于个体完全外生,即个体不存在自选择,跨区域流动短期内也不具有可行性,况且本章选取面板数据,更排除样本跳转可能性,外生性条件满足。其二,共同趋势假设,即 DID 基于反事实假设，即假设统筹组人群在未统筹情况下健康变化与未统筹组趋势相同。利用2015年健康变化变量（实际考察实验组与对照组在统筹前的2014年至2015年间健康变化趋势），由表5-4-4可知，两组在统筹政策实施之前健康变化不存在显著差异；此外，通过两地城镇职工（实际未受城乡居民医保政策影响）数据分析发现，DID估计量系数不显著，说明健康同时期变化受两地共同所处环境、其他政策等影响不显著，因此基于上述两点验证健康变化共同趋势假设成立。此外，包含2015年参加新农合、城居保及城职工样本的DID估计量系数0.09，介于城镇职工净效应0与统筹政策净效应0.14之间，进一步印证上述结论。

表5-4-4　共同趋势检验

关键变量	CURRBMI	UEBMI	ALL
Q	0.03 (0.04)	0.11** (0.05)	0.04 (0.03)
T	−0.02 (0.02)	0.04 (0.03)	0.00 (0.01)
TQ	0.14*** (0.03)	0.00 (0.04)	0.09*** (0.02)
控制变量	是	是	是
常数项	2.16*** (0.29)	1.98*** (0.27)	2.05*** (0.15)
样本量	1 442	629	2 353
R^2	0.26	0.17	0.21

注：① ***、**、*分别表示在1%、5%和10%水平上显著；② 括号中为个体层面聚类稳健标准误；③ 每个模型控制变量略有调整，剔除与各自模型中自变量存在完全共线性的变量。

表5-4-5中间两列利用城职工样本、结合自评健康打分EQVAS与EQ－5D得分，利用双重差分模型，结果显示DID估计量系数均不显著，进一步排除了除城乡居民医保统筹政策之外其他有关政策与环境等因素影响，表明表5-4-2结果具有较好稳健性。此外，第4列以慢性病严重程度为被解释变量的回归结果显示，城乡居民医保显著降低参保个体的慢性病严重程度，与前述以健康类测量指标为被解释变量的实证分析结果具有高度一致性。

表 5-4-5 稳健性检验

变量	EQVAS	EQ-5D	severity
TQ	−0.61 (0.54)	0.38 (0.47)	−0.28** (0.13)
T	−0.08 (0.45)	−0.54 (0.39)	0.08 (0.06)
Q	1.77 (1.15)	−1.04* (0.60)	−0.32 (0.24)
控制变量	是	是	是
常数项	94.24*** (6.43)	88.69*** (3.89)	4.20** (2.04)
样本量	629	629	831
R^2	0.50	0.39	
r2_p			0.133

注:① ***、**、*分别表示在1%、5%和10%水平上显著;② 括号中为个体层面聚类稳健标准误;③ 每个模型控制变量略有调整,剔除与各自模型中自变量存在完全共线性变量。

四、研究结论与政策含义

城乡医保制度的统筹为识别医保对健康改善的因果效应提供了一个非常好的“自然实验”。通过构建自然实验分析框架,本章首先分析了统筹城乡医保制度对城乡居民健康水平的影响,进而探究统筹政策健康净效应作用机制。实证研究结果表明:统筹政策的实施显著提高了统筹组的平均健康水平。进一步作用机制分析表明:统筹政策显著提高医保实际报销比,降低疾病经济负担比,增加医疗支出对数、鼓励患者前往更高级别医疗机构住院治疗。亦即统筹政策通过降低居民的疾病负担、提高居民消费医疗服务数量与质量的能力,进而改善健康水平。此外,双重差分模型通过平行趋势假设检验,稳健性分析与基本结论一致。

本章的分析表明:统筹城乡医保制度的实施改善了城乡居民的健康水平,符合政策初衷。将城居保与新农合并轨运行,扩大医保基金池容量,强化医保基金的抗风险能力,使得居民能够享受更高的补偿待遇,进一步影响居民的就医行为,进而改善居民的健康水平。这对于促进我国统筹城乡发展、提高居民健康、增加国民人力资本和增强国家竞争力至关重要。通过课题对政府部门进行面上访谈及入户调查，统筹重要措施“六统一”具体方面对不同人群影响不一，进一步分析政策总效果背后的政策叠加效应及其作用机制，以及统筹政策的福利效应分配效果，如是否及多大程度上存在“农帮城”、“穷帮富”现象，具有重要理论分析价值与实践指导意义。

第五章　统筹城乡医保与健康绩效
——基于“自由选择”视角

本部分前几章均为统筹城乡医保政策提供经验支持，为第四部分前几章针对我国城乡医疗利用与健康机会不平等的有关分析结论提供来自江苏省的经验证据。此外，结合第四部分第三章利用CHNS数据的实证分析，提出了能够最大限度地促进城乡居民机会平等的医保统筹政策推论。接着在第四部分第四章中，该政策推论得到了江苏省调研数据的支持，由此提出应倡导太仓市那种“实质公平式”模式的观点。

但上述分析在逻辑上还有一小块欠缺，这也正是功利主义者常批评机会平等主义者的地方，“太仓模式”在促进城乡居民机会平等的同时，必然会使得更多的人参加职工医保(称此部分居民为“太仓模式”的政策依从者Compliers)，这可能会造成过度医疗问题，即承认“太仓模式”确实促进了城乡医疗资源利用的公平，但如果并没有换来依从者健康水平的提升，而换来的是一种过度医疗和资源浪费的话，那即便这个模式能起到促进实质公平的作用，也是以牺牲效率为代价的。本章试图通过实证分析，以考察“太仓模式”到底会带来一种过度需求，还是有效需求。也算是对功利主义的回应。

“太仓模式”会让更多原本参加城乡居民医保的农村居民转为参加职工医保，因为太仓市采取的是自由选择加弱势补贴的方式，这必然会有“逆向选择”问题，即有着高医疗倾向的居民纷纷转而参加职工医保，这可能导致过度就医以及资源浪费，而并不能促进健康。因此，再次度量有了促进机会平等的“太仓统筹”模式之后，一部分原本参加城乡居民医保的个体自由选择参加到职工医保中，这是否真正能促进那些依从者的健康水平。如果依从者因为医保政策转为参加职工医保，能够显著促进该群体的健康水平，那么有更为充分的理由支持太仓市“实质公平式”模式。反之，如果“太仓模式”下那部分转为参加职工医保的居民仅仅增加了医疗服务利用，却没能带来健康的改善，那么这就是一种过度需求而不是有效需求（黄枫和甘犁，2010）。这在别的地区推广“太仓模式”时就必须谨慎。

一、过度需求与有效需求识别策略

（一）问题简述与识别策略

上述看似简单的问题却不容易识别，因为不可能同时观测到同一个人选择不同医疗保险时相应的健康状况，即无法观测到反事实状况。如果直接通过在回归方程中设医保类型虚拟变量的方式，对比不同险种参保人群的健康状况（如方海，2012），回归系数显示的健康差异很可能来源于不同参保群体本身固有的异质性。即便加入再多控制变量，也会因为很多无法观测的因素导致遗漏变量偏误，而无法识别一个人在不同险种之间转换与健康之间的因果关系。因为需要识别的是“因‘太仓模式’而由城乡居民医保转为职工医保的那些人，转换医保类型对该群体健康的因果效应”，这才是“太仓模式”的健康绩效，即本章的研究焦点。如果直接去调研那些由城乡居民医保转为参加职工医保的个体，评估该群体的健康水平，并与其他人群相比较，同样无法获得该问题的因果效应，因为存在逆向选择，这部分个体的健康水平可能本身就比较差。因此，如何识别成了本章最重要的问题。

在早期一些类似的研究中，学者们为了获得严格的证据而采用了各种前沿的识别策略。如 Cutler and Vigdor（2005）、Finkelstein and McKnight（2008）、Polsky et al.（2009）、Dave and Kaestner（2009）、均利用了倍差法的思想对美国老年医疗保险 Medicare 进行研究。其中，Cutler 等发现参保人群相对于非参保人群而言，健康的恶化程度慢，但在面临急性病的时候并无显著差异；Finkelstein 等研究表明 Medicare 实施的前 10 年没有显著降低老年人的死亡率；Polsky 等研究表明 Medicare 有利于健康水平中等及以上的人群达到更高的健康水平，但对原本健康水平较差的人群来说，该保险的健康改善效果并不明显；Dave 等运用了三次差分

(DDD),发现参加 Medicare 后,男性吸烟和饮酒等不健康行为显著增加,而预防行为却显著减少。Card et al.(2009)、De La Mata(2012)均运用了断点回归设计(RDD)[①]进行识别,前者发现 Medicare 显著降低了 65 岁急诊老人 7 天内的死亡数;后者发现美国提供给低收入人群的医疗保险 Medicaid 在较低起付线时,显著促进了参保居民对预防性医疗服务的使用,但从中、短期来看,它对健康的影响并不显著。Kelly and Markowitz (2009) 使用工具变量法,发现医疗保险对体重指数(BMI)有促进作用。除了上述文献外,经济学中一些前沿的识别方法也被运用到了医疗保险领域,如 Borah et al.(2011)介绍的分位数倍差法的思想(QDID, quantile difference-in-differences;CIC,changes-in-changes),只不过该文没有研究医疗保险与健康之间的关系,而是研究医疗保险与医疗资源利用之间的关系。

在有关我国医疗保险与健康间因果关系的识别策略上,Lei and Lin(2009)、Chen and Jin(2012)结合了倍差法和倾向得分匹配(PSMDD),对我国新农合的健康绩效进行了考察,他们均认为新农合没有显著促进农民的健康水平。[②] 而程令国和张晔(2012)采用同样的方法得出新农合促进了农民健康水平的结论,但基金难以发挥其在抵御灾难性卫生支出方面的作用,因病致贫现象也没有得到有效控制。潘杰等(2013)用各地参保人群的政府补助比作为工具变量,利用两阶段最小二乘法(2SLS)得出城居保显著提高了参保人群健康水平的结论。而在关于转换医保险种对健康的影响上,目前我国相应的研究较为缺乏。

(二)准自然实验

太仓市和宜兴市在城乡医保进程中的一次准自然实验,提供了良好的工具,通过寻找"政策依从者(compliers)",并通过评估依从者的因果效应来考察"太仓模式"的健康绩效。

---

① 广义上看,RDD 中的断点值本质上就是一个工具变量(Cook and Wong, 2008)。这里所提到的各种识别策略间并无明确的界限。

② 潘杰等(2013)提到,尽管有些研究没有得到医保促进健康的结论,但一些正向结果确实找到了扩大医疗保险的覆盖面有助于提高健康水平的有力证据。认为得到医疗保险对健康无显著促进结论的研究,通常是用新农合的数据,考虑到新农合保障水平相对较低,这样的结论也不足为奇。这激发了本章对由居民医保转为参加职工医保是否能促进健康的讨论。

在我国的医疗保险体系下，职工医保和城居保由当地人力资源和社会保障局经办管理，新农合由当地卫生局经办管理。正如前文所述，通过对太仓市和宜兴市政府层面的访谈调研，发现了太仓市和宜兴市的一个重要区别：太仓市卫生局在新农合试点后一直没有建立完善的信息管理系统，在管理工作中出现了诸如信息不准和结算延时等一系列问题。相比之下，太仓市人社局经过多年积累，已经建立了相对完善的信息管理系统及经办管理队伍。太仓市政府着眼于此，为节约行政开支与提高经办效率，在新农合与城居保合并时，将整合后的城乡居民医保交由当地人社局统一经办管理。宜兴市的情况与此相反，新农合与城居保合并成的城乡居民医保，交由当地卫生局统一经办管理。太仓市的职工医保和城乡居民医保均隶属人社局，这给两大险种在转移接续上提供了很大便利，因此，太仓市进一步打破职业界限，允许参加城乡居民医保的那部分人群在补缴一定的费用后，参加职工医保。而宜兴市由于职工医保和城乡居民医保分属在人社局和卫生局两个部门下管理，在试图打破职业界限时遇到了转移接续上的难题，在统筹初期未能有参保自选政策。是否有"太仓模式"，并不内生于当地的健康状况，而是由部门整合造成。[①]此外，太仓市和宜兴市均属苏南发达地区，均列 2012 年我国百强县前 10 名，有着几乎相同的经济发展水平与产业结构，同时可以认为两地在不可观测的自然环境、气候、文化、信仰和疾病谱等方面，均无显著差异。在这种情况下，控制了样本人口学、社会经济地位等协变量后，"太仓模式"统筹政策就像随机分配的一样好（as good as randomly assigned），其提供了一个宝贵的"自然实验"。由于有无"太仓模式"外生于当地的健康与医疗水平，同时又通过显著影响居民参加职工医保的比率而对居民健康造成影响，以是否有"太仓模式"作为工具变量，以寻找出"太仓模式"的政策依从者，以期准确识别出转为参加职工医保对健康的因果效应。下一部分将详细介绍识别策略。

以是否有"太仓模式"作为是否参加职工医保的工具变量（IV），以识别依从者

---

① 卫生经济学中反映健康水平的宏观指标通常是期望寿命、死亡率、各种疾病指标等。据《太仓市国民经济和社会发展统计公报》和《宜兴市国民经济和社会发展统计公报》显示，2008 年太仓市和宜兴市的死亡率分别为 7.88‰和 7.91‰，几乎相同（由于数据可得性，我们只汇报了死亡率指标）。从另一个角度说明了工具变量的外生性。

从参加城乡居民医保转为职工医保与健康水平间的因果关系。① 此外，与目前大多用工具变量法进行的研究不同，“太仓模式”只允许由城乡居民医保转到职工医保，而不允许由职工医保转到城乡居民医保，不存在工具变量逆反者（defiers）。因此，遵循 Abadie et al.（2002）的思路，通过寻找工具变量依从者，从而识别依从者参加职工医保与健康之间的因果效应，即在工具变量异质效应模型（heterogeneity-effect model）下估计局部平均处理效应（LATE）。这对政策制定者来说可能更有价值，因为政府部门实际上感兴趣的就是这部分边缘群体（McClellan et al.，1994）。得到了“太仓模式”依从者可以提高健康水平的证据，更进一步，计算了不同分位点上的工具变量处理效应（IVQTE），并针对不同人群进行了研究，以获得更为全面的结论。这类实证方法在国内文献中较为少见。

二、“太仓模式”与健康的因果效应模型

（一）工具变量异质效应模型

首先采用普通最小二乘法 OLS，考察不同档次医保与健康之间的关系，如（5-5-1）式：

$$H_i = X_i'\beta_1 + D_i\beta_0 + \varepsilon_i \tag{5-5-1}$$

其中，H_i 代表个体健康水平，X_i 为一系列协变量，D_i 为医保险种虚拟变量，$D_i=1$ 代表参加职工医保，$D_i=0$ 代表参加城乡居民医保，ε 为误差项。通过系数 β_0 来判断参加职工医保是否促进了健康水平。但这个做法有个明显的问题：在参保自选的情况下，放弃低档次医疗保险转为高档次医疗保险的个体，通常都是有更高医疗需要（health need）的个体，他们本身健康状况较差，如果通过（5-5-1）式观测不同医保险种与个体健康之间的关系，很可能会得到负相关的结论。刘宏和王俊（2012）、臧文斌等（2013）均证实了我国居民在医疗保险的购买中存在逆向选择现象。

① 如果直接对太仓市由居民医保转向职工医保的那部分群体进行研究，必然会因“逆向选择”问题而无法得到因果效应；如果直接对比太仓宜兴两地居民的健康水平，会因为并不是所有的太仓居民都依从于统筹模式而造成较大的偏误。

如果对比是否有“太仓模式”的两类人群(即太仓市和宜兴市两地人群)的健康状况,如(5-5-2)式:

$$H_i = X_i'\beta_1 + Z_i\beta_0 + \varepsilon_i \tag{5-5-2}$$

其中,Z_i 代表“太仓模式”虚拟变量,$Z_i=1$ 表示个体处于“太仓模式”下,$Z_i=0$ 表示个体不处于“太仓模式”。即便将是否有“太仓模式”视为随机实验,但仍无法得到由城乡居民医保转为参加职工医保与健康之间的因果关系。因为存在自选择问题(self-selected):并不是所有“太仓模式”下的居民都会由原来城乡居民医保转为职工医保,且不在“太仓模式”下的那些居民也有本身就参加职工医保的。因此,用(5-5-2)式进行识别很可能低估了转为参加职工医保的健康效应。

如前文所述,“太仓模式”并非内生于当地的健康水平,在“太仓模式”与转为参加职工医保明显正相关(即第一阶段,后文将验证)的情况下,“太仓模式”仅通过影响个体从城乡居民医保转向职工医保这一个渠道,影响个体的健康水平。因此,以是否有“太仓模式”Z 作为是否参加职工医保 X 的工具变量(IV),以识别转为参加职工医保与健康水平间的因果关系。与以往大多用工具变量进行的研究(即常效应模型 constant-effect model)略有不同的是,太仓的统筹政策只允许由城乡居民医保转到职工医保,而不允许由职工医保转到城乡居民医保,不存在工具变量逆反者(defiers),即不存在 $Z_i=1$ 时 $D_i=0$ 且 $Z_i=0$ 时 $D_i=1$ 的那部分群体。因此,工具变量满足了异质效应模型(heterogeneity—effect model)的 4 个前提假设,并可以通过寻找依从者从而估计因果效应,即局部平均处理效应(LATE, local average treatment effect)。

具体说来,令 D_{1i} 和 D_{0i} 分别代表 $Z_i=1$ 和 $Z_i=0$ 时 D_i 的潜在取值。H_{1i} 和 H_{0i} 分别代表 $D_i=1$ 和 $D_i=0$ 时 H_i 的潜在取值。工具变量满足以下 4 个假设:

假设 1,独立性(independence):$\{H_i(D_{1i},1), H_i(D_{1i},0), D_{1i}, D_{0i}\} \amalg Z_i \mid X_i$;

假设 2,排他性(exclusion):$P[H_i(d,0)=H_i(d,1)\mid X_i]=1$,对于 $d=0,1$;

假设 3,第一阶段(first stage):$E[D_{1i}-D_{0i}\mid X_i]\neq 0$;

假设 4,单调性(monotonicity):$D_{1i}-D_{0i}\geqslant 0, \forall i$。

由于满足单调性假设，按照个体对工具变量作出的反应，可以将总体分为三类子集：

政策依从者(compliers)：满足 $D_{1i}=1$ 且 $D_{0i}=0$ 的子集；

始终接受者(always-takers)：满足 $D_{1i}=1$ 且 $D_{0i}=1$ 的子集；

从不接受者(never-takers)：满足 $D_{1i}=0$ 且 $D_{0i}=0$ 的子集。

在给定协变量 X_i 的情况下，通过考察依从者在参加职工医保($D_i=1$)和城乡居民医保($D_i=0$)之间的平均健康差别，就可以得到 D 与 H 之间的因果效应，这个效应也就是局部平均处理效应 LATE，记为 $\lambda(X_i)$，如(5-5-3)式：

$$\begin{aligned}\lambda(X_i)&=E[H_i\mid D_i=1,X_i,D_{1i}>D_{0i}]-E[H_i\mid D_i=0,X_i,D_{1i}>D_{0i}]\\&=E[H_{1i}-H_{0i}\mid X_i,D_{1i}>D_{0i}]\end{aligned} \tag{5-5-3}$$

其中，$D_{1i}>D_{0i}$代表依从者，因为该式成立必然意味着 $D_{1i}=1$ 且 $D_{0i}=0$。(5-5-3)式表明，在依从者个体中将 H_i 与 D_i、X_i 进行回归，就可以得到 D 与 H 的因果解释。这实际上就是 Abadie et al. (2002)引理 2.1 提供的思想。但依从者子集无法从样本中直接观测，按照 Kappa 加权定理①(Abadie, 2003)，通过寻找到依从者，从而估计因果效应。即先利用 $P(Z_i=1\mid X_i)$的估计结果构造 Kappa 值 κ_i。然后将该值带入(5-5-4)式估计：

$$(\alpha_c,\beta_c)=\arg\min_{a,b}E[\kappa_i\ (H_i-aD_i-X_i'b)^2] \tag{5-5-4}$$

即用 κ_i 对普通最小二乘中的最小化元($H_i-aD_i-X_i'b$)进行加权。由于 $\alpha_cD_i+X_i'\beta_c$ 是对 $E[H_i\mid D_i,X_i,D_{1i}>D_{0i}]$的最小均方误(MMSE)近似，通过求解(5-5-4)式来逼近 $E[H_i\mid D_i,X_i,D_{1i}>D_{0i}]$，就可以获得转为参加职工医保与健康之间的因果效应，即局部平均处理效应 LATE。

---

① 该定理为：给定 X_i 后上述 4 条假设均满足。记 $g(Y_i,D_i,X_i)$为定义在(Y_i,D_i,X_i)上的任意可测函数，其期望值有限。令 $\kappa_i=1-\frac{D_i(1-Z_i)}{1-P(Z_i=1\mid X_i)}-\frac{(1-D_i)Z_i}{P(Z_i=1\mid X_i)}$，则 $E[g(Y_i,D_i,X_i)\mid D_{1i}-D_{0i}]=\frac{E[\kappa_i g(Y_i,D_i,X_i)]}{E[\kappa_i]}$。

在实际操作中，通常通过(5-5-5)式估计 Kappa 加权函数(Angrist & Pischke，2008)：

$$E(\kappa_i|H_i,D_i,X_i)=1-\frac{D_i(1-E[Z_i|Y_i,D_i=1,X_i])}{1-P(Z_i=1|X_i)}-\frac{(1-D_i)E[Z_i|Y_i,D_i=0,X_i]}{P(Z_i=1|X_i)} \tag{5-5-5}$$

即通过 probit 模型计算 $P(Z_i=1|X_i)$、$E[Z_i|Y_i,D_i,X_i]$的拟合值，代入(5-5-5)式构造加权函数 $E[\kappa_i|H_i,D_i,X_i]$，并将所有小于 0 的数设为 0，将所有大于 1 的数设为 1。以此作为权重对(5-5-6)式进行估计。从而得到因果效应：

$$(\alpha_c,\beta_c)=\arg\min_{a,b}E\{E[\kappa_i|H_i,D_i,X_i](H_i-aD_i-X_i'b)^2\} \tag{5-5-6}$$

整个过程用自助法进行模拟，按 Abadie(2003)给出的过程计算标准误。

(二) 工具变量分位数处理效应

同普通最小二乘回归与分位数回归的关系类似，将工具变量估计从均值拓展到分位上(IVQTE)，能获得更多的信息(Froelich and Melly，2013)。与上文均值效应的分析类似，先构造 Kappa 加权函数，然后代入(5-5-7)式进行估计，就可以得到 D 与 H 各分位点上的因果效应。

$$(\alpha_c,\beta_c)=\arg\min_{a,b}E\{E[\kappa_i|H_i,D_i,X_i]\rho_\tau(H_i-aD_i-X_i'b)\} \tag{5-5-7}$$

其中，$\rho_t(u)=(\tau-1(u\leqslant 0))u$，即打勾函数或校验函数(check function)。

三、"太仓模式"对依从者的健康效应

(一) 变量与描述性分析

在介绍 2014 年江苏省调研数据时，有一些宜兴市本来参加城乡居民医保的农村居民通过灵活就业人员渠道，参加当地职工医保。在我们调研过程中也发现，宜兴市在慢慢放开自选医保的壁垒。在前文介绍的准自然实验识别策略下，用 2014 年数据进行实证分析可能会由于工具变量 IV 并不满足前提条件而无法得出有效的结论。因此，在这一部分的研究中，用了 2011 年太仓市和宜兴市前期预调研时的数据进行分析，那时的宜兴市在城乡居民医保和职工医保间有明确的界限，可以

更好地识别出参加职工医保与个体健康水平之间的因果效应,而不受宜兴市灵活就业形式参保的干扰。剔除缺失值后,共得到有效样本 1 372 个,其中太仓市 585 个,宜兴市 787 个;参加职工医保的 651 个,参加城乡居民医保的 721 个。

采用自评健康作为健康水平的代理变量,虽然自评健康存在着主观性的缺点(Strauss and Thomas, 1998),但正如 Idler and Benyamini (1997)所言,自评健康与死亡率之间有着很强的相关关系。即便在控制了患病状况和医生评价等客观因素后仍然如此(Heidrich et al. 2002)。在一定程度上自评健康甚至比其他客观指标更准确,首先自评健康是一个最全面的指标,其次它反映了个体对自身现有复杂的疾病程度的认知与判断,甚至还能反映那些没有被诊断出来却已经有症状的疾病。很多相关研究均对此进行过总结(如 Trannoy et al. 2010; Rosa Dias, 2010; 雷晓燕等,2010)。DeSalvo et al. (2005) 指出,在预测死亡率上,除自评健康外,医疗资源利用是一个同样优良的指标。与前文类似,在健康经济学研究中,健康与医疗资源利用(health and health care)通常作为一组并列的研究对象出现(如 Fleurbaey and Schokkaert, 2011; 解垩,2009;齐良书和李子奈,2011),因此,在识别健康与转为职工医保因果关系的同时,采用同样的方法对医疗资源利用与转为职工医保的因果关系也进行了识别。另外一层含义是:如果由城乡居民医保转为职工医保,仅促进了医疗资源利用而没有促进健康,那就是一种过度需求;在促进医疗资源利用的同时促进了健康水平,那就是一种有效需求。模型中以“个体一年的医疗支出”作为医疗资源利用的代理变量。

表 5-5-1 给出了样本的描述统计信息。参加职工医保个体的平均健康程度为 3.472,高于参加城乡居民医保的 3.216。同样,参加职工医保个体的平均年度医疗支出为 2 523.266 元,显著高于城乡居民医保参加者的 1 913.125 元。在其余协变量上,不同组别的人群也有一定的差异。仅从描述性信息还无法得到转为参加职工医保与居民健康之间的因果关系,需要后文严格的实证分析。

表 5-5-1　变量描述信息

	全部样本		$Z=1$ 参保自选		$Z=0$ 无参保自选		$D=1$ 职工医保		$D=0$ 城乡居民医保	
变量	Mean	SD	Mean	SD	Mean	SD	Mean	SD	Mean	SD
健康自评	3. 337	1. 172	3. 371	1. 194	3. 313	1. 156	3. 472	1. 125	3. 216	1. 202
医疗支出	2 203	8 620	2 410	8 400	2 049	8 782	2 523	9 156	1 913	8 100
人均收入	18 192	9 269	16 850	9 088	19 189	9 282	21 158	8 707	15 514	8 946
教育年限	8. 025	4. 358	7. 942	4. 553	8. 087	4. 209	9. 369	3. 691	6. 812	4. 556
步行时间	0. 331	0. 555	0. 263	0. 501	0. 381	0. 587	0. 317	0. 514	0. 342	0. 590
年龄	44. 68	19. 33	47. 11	19. 82	42. 87	18. 78	43. 59	14. 45	45. 66	22. 83
性别	0. 479	0. 500	0. 489	0. 500	0. 471	0. 499	0. 462	0. 499	0. 494	0. 500
婚姻	0. 751	0. 432	0. 766	0. 424	0. 741	0. 438	0. 857	0. 350	0. 656	0. 475
户籍	0. 511	0. 500	0. 545	0. 498	0. 485	0. 500	0. 502	0. 500	0. 519	0. 500
家庭规模	3. 523	1. 150	3. 607	1. 182	3. 460	1. 122	3. 598	1. 063	3. 455	1. 220
慢性病	0. 233	0. 423	0. 229	0. 421	0. 235	0. 424	0. 181	0. 386	0. 279	0. 449
是否住院	0. 093	0. 290	0. 118	0. 323	0. 074	0. 261	0. 112	0. 316	0. 075	0. 263
小病治疗	2. 399	0. 993	2. 015	1. 006	2. 684	0. 883	2. 303	1. 000	2. 485	0. 980
样本量	1 372		585		787		651		721	

注：步行时间指步行去附近医疗机构时间(小时)。

(二) 健康与职工医保的相关性

按照(5-5-1)式和(5-5-2)式，通过 OLS 法对健康与职工医保之间的关系进行初步分析。回归结果如表 5-5-2。

表 5-5-2　OLS 回归结果

	I 健康	II 对数医疗支出	III 健康	IV 对数医疗支出
职工医保 (城乡居民医保)	−0. 102* (0. 057 3)	0. 794*** (0. 133)		

（续表）

	I 健康	II 对数医疗支出	III 健康	IV 对数医疗支出
参保自选 （无参保自选）			0.152*** (0.048 4)	0.989*** (0.116)
对数家庭人均收入	0.707*** (0.053 4)	0.793*** (0.135)	0.712*** (0.053 3)	1.147*** (0.128)
受教育年限	0.032 7*** (0.006 68)	0.003 88 (0.015 5)	0.031 5*** (0.006 61)	0.020 8 (0.015 0)
步行去附近医疗机构时间 （小时）	−0.218*** (0.041 6)	0.376*** (0.106)	−0.212*** (0.039 9)	0.423*** (0.132)
年龄	−0.006 29*** (0.001 79)	0.003 85 (0.004 28)	−0.006 98*** (0.001 78)	0.001 27 (0.004 26)
女性 （男性）	−0.025 5 (0.045 4)	0.285*** (0.106)	−0.034 0 (0.045 3)	0.265** (0.104)
已婚 （其他）	−0.104 (0.067 2)	0.067 2 (0.0672)	−0.097 5 (0.067 0)	0.232 (0.162)
城镇户籍 （农村户籍）	−0.123** (0.049 0)	0.102 (0.111)	−0.129*** (0.049 1)	−0.072 1 (0.108)
家庭人口规模	−0.006 87 (0.020 3)	−0.165*** (0.048 0)	−0.012 2 (0.020 2)	−0.182*** (0.047 6)
有慢性病 （无慢性病）	−0.406*** (0.062 2)	0.476*** (0.135)	−0.401*** (0.061 9)	0.494*** (0.131)
有过住院治疗 （其他）	−1.445*** (0.090 6)	1.154*** (0.184)	−1.487*** (0.088 9)	0.881*** (0.187)
找卫生员 （自我治疗）	0.081 1 (0.101)	−0.819*** (0.266)	0.112 (0.101)	−0.832*** (0.251)
找医生 （自我治疗）	−0.445*** (0.054 7)	0.228 (0.145)	−0.390*** (0.056 9)	0.507*** (0.151)
在家暂不治疗 （自我治疗）	0.164** (0.067 9)	−2.799*** (0.179)	0.251*** (0.070 1)	−2.503*** (0.177)
健康较差 （健康很差）		−1.133*** (0.141)		−1.270*** (0.148)
健康一般 （健康很差）		−2.756*** (0.196)		−2.954*** (0.201)

（续表）

	I 健康	II 对数医疗支出	III 健康	IV 对数医疗支出
健康较好 （健康很差）		−5.014*** (0.233)		−5.193*** (0.234)
健康很好 （健康很差）		−6.304*** (0.265)		−6.644*** (0.266)
常数项	−2.741*** (0.529)	0.107 (1.222)	−2.840*** (0.533)	−3.452*** (1.165)
样本量	1 372	1 372	1 372	1 372

注：① *、**、*** 分别代表在 0.01、0.05、0.1 水平下显著。② 括号内为稳健标准差。③ 变量下括号内为对照组。

由表 5-5-2 第 I 列发现，在控制了一系列协变量后，参加职工医保与健康之间有显著的负向关系。但并不能赋予它因果解释，即并不能认为参加职工医保损害了健康。因为要使 OLS 的解释具有因果效应，必须保证参加职工医保外生，而这个条件通常很难满足。从城乡居民医保转为参加职工医保的那些个体，通常都有更高的医疗需要，其本身健康状况较差（回归无法做到控制住所有因素，必定会有遗漏变量），因此体现出参加职工医保与健康呈负相关。更正式的，本章进行了 Hausman 内生性检验，如表 5-5-3。① 结果显示，无论以健康还是对数医疗支出为因变量，均在 0.01 显著性水平上拒绝了外生性原假设。

表 5-5-3　内生性检验

		健康	对数医疗支出
Hausman 内生性检验	卡方值	12.09	57.54
	P 值	0.000 5	0.000
异方差稳健的 DWH 检验	Durbin 卡方值	12.22	58.35
	P 值	0.000 5	0.000

① 该检验是基于两阶段最小二乘 2SLS 基础之上。虽然并非主要采用 2SLS（后文将汇报 2SLS 的结果作为参考），但还是可以通过 Hausman 检验得到关于变量内生性方面的有效信息。

由表5-5-2第III列发现,“太仓模式”下的居民健康水平比无参保自选政策下的高0.152,但这也不能完全代表“太仓模式”下转为参加职工医保与健康之间的关系,因为并不是在“太仓模式”下的居民都会由城乡居民医保转为职工医保,很可能造成低估。第II、IV列表明,参加职工医保的个体、处于“太仓模式”下的个体,有显著更高的医疗支出,这符合预期,但同样也不能代表因果效应。第III、IV列实际上是工具变量估计的约简型(reduced form),“太仓模式”虚拟变量均在0.01水平上显著,虽然这个结果不能解释为转为职工医保与健康之间的因果关系,但它可以加强对二者因果关系的推测:Angrist and Krueger(2001)、Chernozhukov and Hansen(2008)指出,如果在约简型中工具变量的系数不显著,那么内生变量与因变量之间通常不存在因果关系。当然,这只是一个间接证据,转为参加职工医保与健康到底有没有因果关系,需要后文更严格的实证分析。

对于其他一些重要的协变量,发现收入与健康及医疗支出均有着显著的正相关,这符合经典健康经济学理论(Wagstaff, 1986)。受教育程度与个体健康有着显著的正向关系,而与医疗支出的关系则不明显。因为早在格罗斯曼奠基性的健康需求模型中,教育就被视为一种可以提高健康产出效率的因素(Grossman, 1972)。受教育程度高的人,通常有着更好的生活习惯,同时具有更多的医疗常识。在教育能促进健康这一点上,学术界基本达成共识(Grossman and Kaestner, 1997)。至于教育与医疗支出的关系上,受教育程度高的人可能更看重健康价值,更不讳疾忌医,这会造成二者正向关系;另一方面,受教育程度高的人健康状况更好,这使得他们医疗需要低,从而抵消了上面的正向关系。此外其他协变量的符号基本符合预期,考虑到这并不是研究的重点,不再过多解释。

(三)工具变量估计

先汇报了参加高档次医保与参保自选之间的相关性,即第一阶段(first stage)结果,如表5-5-4。参加高档次医保与参保自选之间有显著的正相关关系。同时按照Staiger and Stock(1997)的方法进行弱工具变量检验,工具变量F统计量远大于10%显著性下的临界值16.38。因此,认为以参保自选作为工具变量并不存在弱工具变量问题。

表 5-5-4 第一阶段回归结果

	健康	对数医疗支出
有参保自选政策	0.181*** (0.025)	0.182*** (0.025)
样本量	1 372	1 372
R-squared	0.304	0.310
工具变量 F 统计量	52.124	51.924

注:① 健康方程与对数医疗支出方程中的控制变量与表 5-5-2 中的控制变量相同,由于两个方程的控制变量略有区别(对数医疗支出方程中的控制变量还包括了自评健康),第一阶段回归相对应做了 2 次;② *、**、*** 分别代表在 0.01、0.05、0.1 水平下显著;③ 括号内为稳健标准差。

在工具变量各前提假设均满足的情况下,按前文所述识别策略进行估计,结果如表 5-5-5。可以发现,参加职工医保使得个体年度医疗支出对数值平均增加 3.048,同时,在 5 等分自评健康下,参加职工医保能使个体健康水平平均增加 0.446,这 2 个值均通过了显著性检验,且得到了“太仓模式”下转为参加职工医保对健康有正效应的证据。

表 5-5-5 工具变量估计

	Abadie		2SLS		OLS	
	健康	对数医疗支出	健康	对数医疗支出	健康	对数医疗支出
高档次医保	0.446** (0.191)	3.048*** (0.875)	0.825*** (0.295)	5.490*** (0.922)	−0.102* (0.057 3)	0.794*** (0.133)
样本量	1 372	1 372	1 372	1 372	1 372	1 372
R-squared	0.601	0.770	0.410	0.262	0.521	0.650

注:① 健康方程与对数医疗支出方程中的控制变量与表 2 中的控制变量相同;② *、**、*** 分别代表在 0.01、0.05、0.1 水平下显著。

考虑到两阶段最小二乘(2SLS)是工具变量研究中最常用的估计方法,并且,如果用线性方程进行 kappa 加权函数的构造时,可以将 2SLS 看作是对依从者因

果响应函数 $E[H_i|D_i, X_i, D_{1i}>D_{0i}]$进行的逼近。虽然 2SLS 与 Abadie 过程在估计值上会有区别,但通常区别不大(Angrist and Pischke, 2008)。因此,同时汇报了 2SLS 的估计结果作为参考。如表 5-5-5 所示,按照 2SLS 进行的估计,转为参加职工医保将使个体年度医疗支出对数值增加 5.490,使个体健康水平增加 0.825,这 2 个值均通过了 0.01 水平的显著性检验。Abadie 估计值比 2SLS 估计值小了 45%,存在一定差距。考虑到这两个估计方法本身都不是无偏估计,谨慎起见,并不打算给出一个确切的因果效应数值。但无论 Abadie 过程还是 2SLS 过程,均通过了 0.05 水平的显著性检验,有确凿的证据表明在"太仓模式"转为参加职工医疗保险能够显著促进居民的健康水平。

对比 OLS 估计的结果,可以发现 OLS 估计大大低估了参加职工医保的效应,甚至在对健康效应的判断上出现了相反的符号。虽然转为参加职工医保确实能促进个体健康,但由于存在逆向选择,一部分身体状况较差的个体由城乡居民医保转为参加职工医保,且这种逆向选择效应大于职工医保对健康的正向效应,OLS 估计在健康效应方面出现负值;另一方面,在参加职工医保的群体中,有很多人是因为职业原因强制性参加,本身并无太多的医疗需要,因此 OLS 估计仅通过比较参加两个险种医保人群的医疗支出,来度量由参加城乡居民医保转为参加职工医保对医疗支出的促进作用时,造成严重的低估。再对比表 5-5-2 第 III 列和第 IV 列的约简型,同样发现 OLS 低估的现象,这验证了前文的猜测,因为并不是在"太仓模式"下的居民都会由城乡居民医保转为职工医保。

综上所述,仅通过 OLS 估计简单比较参加不同险种人群的健康水平,或比较有无"太仓模式"下人群的健康水平,难以获得转为参加职工医保与健康之间的因果效应。通过工具变量方法消除内生性问题,获得了二者之间显著正相关的证据。

四、进一步的研究

(一) 依从者特征

工具变量估计由于能很好地解决内生性问题,因此具有内部效度(internal validity)。但与常效应模型不同的是,由异质性效应模型得出的结论是基于对特定群体（依从者）的研究，如果能获得依从者群体的个体特征情况，将有助于结论的推广，使其具有外部效度（external validity）。

表 5-5-6　依从者个体特征

变量	I	II	样本均值
家庭人均收入	16 322.354	16 293.159	18 192.080
受教育年限	7.295	7.513	8.025
步行去附近医疗机构时间（小时）	0.228	0.228	0.331
年龄	51.237	48.654	44.678
性别（1＝女，0＝男）	0.469	0.472	0.479
婚姻（1＝已婚，0＝其他）	0.869	0.810	0.751
户籍（1＝城镇，0＝农村）	0.505	0.515	0.511
家庭人口规模	3.717	3.688	3.523
慢性病（1＝有，0＝无）	0.275	0.260	0.233
是否住院（1＝是，0＝否）	0.153	0.126	0.093
生小病时怎么做	2.126	2.239	2.399
依从者比例	0.129	0.129	
处理组依从者比例	0.116	0.116	
样本量	1 372	1 372	1 372

注：① 第 I 列为以健康为因变量构建 kappa 函数时的结果，第 II 列为以对数医疗支出为因变量构建 kappa 函数时的结果；② 生小病时怎么做：4＝在家，3＝找医生，2＝找卫生员，1＝自我治疗。

按照识别策略部分中提到的 Abadie（2003）Kappa 加权定理（见对应脚注部分），易知 $E[X_i \mid D_{1i}-D_{0i}]=E[\kappa_i X_i]/E[\kappa_i]$。据此计算了依从者个体特征的均值，如表 5-5-6。第 I 列和第 II 列分别为，以健康和对数医疗支出为因变量构建 kappa 函数时的依从者个体特征均值，两列结果基本没有太大差异，从一个侧面反映了其稳健性特性。将依从者个体特征与样本均值进行对比，依从者这个群体的家庭人均收入更低、受教育年限更短、离医疗机构更近和已婚及住院的概率更大，其他特征上差异不大。

此外，依从者占样本人群的比例约为 12.9%，在“太仓模式”下的依从者比例约为 11.6%。依从者比例并不高，但正如前文所述，依从者的比例并不会对研究价值造成太大影响，因为政府部门实际上感兴趣的就是这部分边缘群体（McClellan et al.，1994）。①

（二）工具变量分位数处理效应

按照前文所述方法，进一步将转为参加职工医保与健康、医疗支出之间的因果效应推广到分布上，以期获得更全面的结论。考虑到自评健康是 5 等分变量，虽然自评健康具有良好的性质，并且在均值回归时可视为连续型变量处理（如潘杰等，2013），但是在分位数回归时，因变量过于离散可能会导致各分位上的估计结果并不精确，②因此关于职工医保与健康之间分位点上的因果效应研究，应视为对前文的补充性分析，作为一个参考，如表 5-5-7。可以发现，转为参加职工医保对健康和医疗支出的促进效应几乎在每个分位点上都显著，这进一步验证了前文的结论。为了使结果更直观，将每个 10 分位点上的处理效应连成折线图，如图 5-5-1 和图 5-5-2。

表 5-5-7 工具变量分位数处理效应

分位数	0.1	0.2	0.3	0.4	0.5
健康	0.340* (0.206)	0.288 (0.218)	0.360* (0.190)	0.399* (0.220)	0.550** (0.235)
对数医疗支出	4.158* (2.255)	3.892** (2.042)	3.164** (1.324)	2.863*** (0.579)	2.409*** (0.807)
健康	0.468* (0.265)	0.587*** (0.185)	0.608** (0.316)	0.787** (0.332)	0.128
对数医疗支出	1.522** (0.714)	1.280*** (0.447)	1.091** (0.468)	0.823* (0.504)	0.131

注：① 样本量均为 1372；② *、**、*** 分别代表在 0.01、0.05、0.1 水平下显著；③ 括号内为稳健标准差。

① 实际上，在 Angrist and Keueger (1991)、Acemoglu and Angrist(2000)的研究中，处理组依从者比例分别仅为 0.011 和 0.018。

② 在分位数回归时，将分位数 τ 处的条件分位数函数定义为：$Q_\tau(Y_i|X_i)=F_y^{-1}(\tau|X_i)$，当因变量为离散或密度函数性质不好时，将条件分位数函数定义为：$Q_\tau(Y_i|X_i)=\inf\{y:F_y(y|X_i)\geqslant\tau\}$。

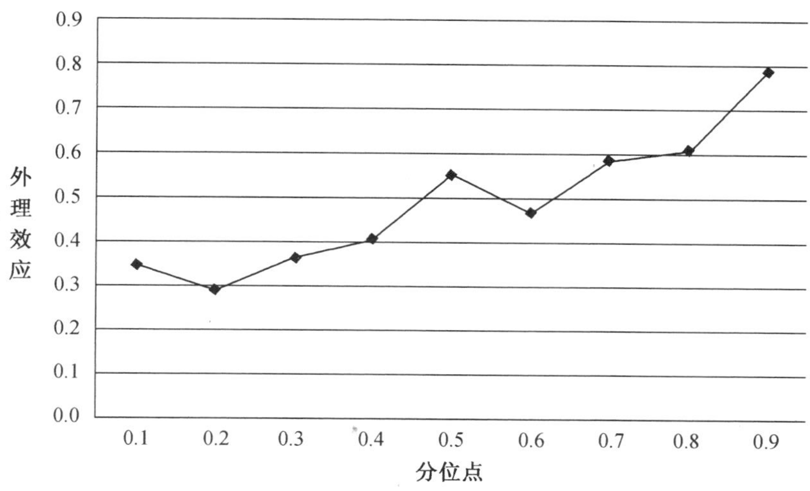

图 5-5-1　转为参加职工医保对健康的分位数处理效应

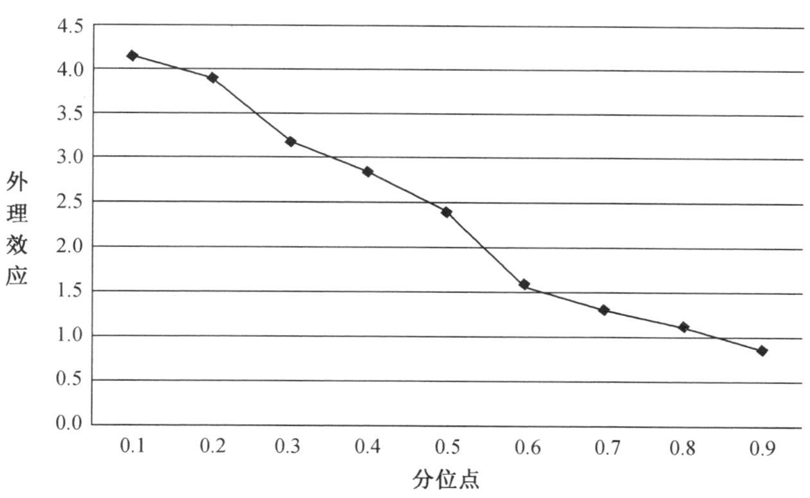

图 5-5-2　转为参加职工医保对对数医疗支出的分位数处理效应

由图 5-5-1 和图 5-5-2 所示，转为参合职工医保对居民医疗支出的效应随着分位点的提高而下降。可能的原因是，居民医保在保大病时有着较高补偿水平，居民医保与职工医保的主要差距在于报销范围和门诊的待遇上，因此个体由居民医保转为职工医保时，对那些医疗支出不算太高的个体有着更强的促进作用。转为参合职工医保对居民健康的效应正好相反，即对那些身体较好的居民而言，参合职工医保所带来的健康效应更大。虽然前文得出转为参合职工医保能促进健康的结论,但本章认为,在对职工医保的补偿待遇进行设计这一点上,将来还需进行一番更深入的学术研究,因为医疗保险更应该促进身体较差者的健康水平。这会成为一个奖励原则视角下的分析。

(三)对不同群体的效应

将样本按户籍、性别、收入和年龄变量进行拆分,以考察参加更高档次的医保对不同人群的效应,作为补充性研究。结果如表 5-5-8。

通过考察转为参加职工医保与医疗支出之间的效应,发现几乎所有的值都通过了显著性检验,唯一没有通过显著性检验的是 0.75 分位点上的低收入群体。这表明对于有着高医疗需要的低收入群体而言,即便让他们由城乡居民医保转为参加职工医保,仍会因为收入约束而无法利用更多的医疗资源。对于这部分群体而言,医保部门可能还需要设计专门的针对性保障政策,以保证他们能够更好地利用医疗资源。

对比城镇居民与农村居民,转为参加职工医保对农村居民健康的促进效应不显著,甚至在低分位点上出现了负值。由此表明,虽然太仓市和宜兴市作为城乡医保统筹的先行试点地区,已经在政策上打破了户籍界限,但实质上的城乡不公平仍然存在。对比男性与女性,虽然男性在 0.25 和 0.5 健康分位点上的个体处理效应显著,而女性并不显著,但总体来看,这两类群体之间的差异并不算特别明显。对比高收入者与低收入者,发现转为参加职工医保对于高收入者的健康作用并不显著,可能的原因是,高收入所面对的收入约束较小,在遇到健康冲击时,即便没有高的医保补偿,也可以通过自身的高收入应对健康风险;而低收入群体则对医疗保险的依赖性更强。再对比 50 岁及以上与 50 岁以下的人群,发现这两类人群依从者比例差距最大,由此可以看出,“太仓模式”一旦启动,年龄是由城乡居民医保转为职工医保的一个重要因素。虽然参加职工医保对 50 岁以上群体中低分位处的健康促进作用并不显著,但这不能否定“太仓模式”医保对于该群体的积极意义。因为受制于自然规律,不太可能寄希望于一种医保制度能够让老年人的身体变好,一项好的医保制度只要能促进老年人合理地利用医疗资源,并做到维持(甚至小幅促进）老年人的健康状况即可。结论显示，“太仓模式”下由城乡居民医保转为参加职工医保可以做到这点。

表 5-5-8　转为参加职工医保在不同群体的效应

		0.25	0.5	0.75	依从者比例	样本量
农村	健康	−0.220 (0.219)	0.111 (0.343)	0.038 (0.198)	0.076	671
	对数医疗支出	4.514*** (0.786)	4.078*** (0.631)	3.617*** (0.556)	0.077	671
城镇	健康	0.517 (0.347)	0.773 (0.589)	0.783** (0.345)	0.175	701
	对数医疗支出	3.427*** (1.328)	1.412 (1.079)	0.981* (0.581)	0.187	701
男	健康	0.343* (0.208)	0.464* (0.276)	0.528 (0.420)	0.139	715
	对数医疗支出	4.664*** (0.704)	3.066*** (0.976)	1.317** (0.579)	0.148	715
女	健康	0.161 (0.408)	0.246 (0.348)	0.506 (0.410)	0.158	657
	对数医疗支出	3.304* (1.862)	3.375*** (1.020)	1.851* (1.115)	0.164	657
高收入	健康	0.194 (0.425)	0.136 (0.328)	0.109 (0.296)	0.112	687
	对数医疗支出	2.252** (1.132)	2.010** (0.900)	1.255*** (0.484)	0.134	687
低收入	健康	0.352 (0.286)	0.742** (0.332)	0.872** (0.389)	0.129	685
	对数医疗支出	4.793*** (0.581)	3.795*** (0.625)	2.141 (2.242)	0.147	685
50岁及以上	健康	0.326 (0.271)	0.603 (0.485)	0.870** (0.371)	0.215	541
	对数医疗支出	2.431*** (0.624)	2.593*** (0.979)	1.813* (1.115)	0.225	541

（续表）

		0.25	0.5	0.75	依从者比例	样本量
50岁以下	健康	0.399 (0.331)	0.599* (0.318)	0.770*** (0.294)	0.068	831
	对数医疗支出	4.322*** (0.721)	3.099*** (0.482)	1.402*** (0.320)	0.095	831

注：① 高收入与低收入是按家庭人均收入中位数 17 198.667 进行分界。样本中有 5 位个体的家庭人均收入为 17 198.667(看小数点后 2 位的数值，可猜测这应该是一个 6 口之家，其中 1 人可能由于存在缺失值被剔除了)，把这 5 人都归为高收入，小于该值的归为低收入。这样造成了按中位数分界，高收入组与低收入组的样本量相差了 2 人。② *、**、*** 分别代表在 0.01、0.05、0.1 水平下显著；③ 括号内为稳健标准差。

当然，还有一些不足之处，例如前述工具变量的 4 个前提假设中，对独立性、第一阶段和单调性的成立都有很强的信心，但是排他性（即"太仓模式"仅仅通过影响居民参加不同的医疗保险而影响他们的健康及医疗支出）可能并不是完美的满足条件。相比于传统的回归分析而言，通过城乡医保统筹进程中的一次"自然实验"去识别健康绩效，可能不够完美，但无疑得出了更为可信的证据。

五、研究结论与政策含义

利用太仓市、宜兴市政策推行中的一次准自然实验，按照 Abadie et al.(2002) 的思路，通过寻找工具变量"依从者"从而识别因果效应，即在异质效应模型下估计出局部平均处理效应 LATE，本章得到了转为参加职工医保对健康有促进作用的证据，"太仓模式"具有积极的现实意义，是引致一种有效需求而不是过度需求。进一步估计了不同分位点上的工具变量处理效应，发现随着健康分位点的提高，转为参加职工医保对健康的促进作用逐渐增加。

统筹职工医保、城居保与新农合制度，将有助于解决因就业、户籍等原因造成城乡居民医疗利用与健康的机会不平等问题。进一步探索建立城乡医保制度治理新模式，同时有效规避基金风险，保障制度安全高效运行，提高城乡居民健康福祉，助力实现城乡一体化发展。

第六部分

统筹城乡医保综合评价、政策建议与未来展望

第一章　统筹城乡医保综合评价

（一）绪论部分

首先分别从城乡居民健康状况、经济水平、医疗服务利用与供给以及医疗制度的保障水平对我国城乡医疗服务差异做全面分析。其次，基于我国城乡二元背景下城乡居民医疗服务利用差异及其原因，结合我国城乡医保发展历程，以此提出我国统筹城乡医疗保障制度的必要性与紧迫性。此外提出我国统筹城乡医保主旨应兼顾参保的机会均等与享有统筹城乡医保制度福祉的可行能力。然后，为了借鉴国外医保制度建设的先进经验，本书对国外代表性国家关于医疗保障制度的典型模式进行介绍，包括国家医疗保险制度模式、社会医疗保险制度模式和混合型医保制度模式，以问题为导向分析各国不同历史时期采取不同医保制度模式的背景及原因，以期为我国医保制度改革提供经验借鉴。

接着，对统筹城乡医保制度的相关概念进行界定。主要围绕机会平等与医疗公平、医疗服务"不平等"与"不公平"、医疗服务"分割"与"差异"、经济绩效、健康绩效以及统筹城乡医保制度等概念展开。指出医疗公平中仅基于结果平等可能既效率不高又非实质公平，因此给出本书判断，即统筹城乡医保制度应从机会平等视角展开分析，解剖造成我国城乡医疗服务利用差异的具体原因，分解出合理因素与不合理因素。在此基础上，本书对统筹城乡医保制度概念进行界定。

（二）理论基础与研究回顾部分

理论基础部分首先围绕机会平等的相关理论进行介绍，以期把相关理论及政治哲学思想运用到我国城乡医保统筹实践分析中，并指出在统筹城乡医保问题中需要注意：其一，单纯的平等主义思想会犯结果平等但实质不公平的错误，导致政策性误导。其二，功利主义亦不适用，因为城乡统筹的核心在于统筹，绝不是求极大值的问题。单纯的功利主义可能使城乡差距进一步拉大，忽视对个体权利的尊重，统筹城乡医保强调对农民基本权利的尊重，即便损害农民的利益可以使整个社会更好，这也不是一种符合统筹城乡医保主旨的做法。其三，自由至上主义不适用于我国城乡统筹的实践，因为我国城乡分割的国情不满足自由至上主义的两个基本前提：① 城镇居民现在获得的各种“优势”并不是道义上站得住的；② 城乡居民当下所面对的政策是完全不同的，形式上不平等。因此诉诸罗尔斯主义那样更有说服力的正义原则，罗默抽离出了罗尔斯两大原则中的第二原则，并在“反对道德应得”上做了进一步拓展，用数理的方式展现出来，这种包含了平等思想的自由主义正义理念，无疑对统筹城乡医保政策有着更强的指导意义。

其次，围绕制度绩效引入健康经济学经典理论，介绍了健康与卫生医疗需求理论和健康行为理论。从个体需求视角论述健康人力资本与医疗服务利用之间的关系，因此介绍了格罗斯曼健康需求理论中的需求模型与投资模型，以及 Gertler 的卫生医疗需求模型。健康行为理论主要围绕安德森提出的卫生服务利用的行为概念模型及其演化模型。以此为我国统筹城乡医保制度绩效评估提供微观层面的理论基础。最后，围绕我国城乡二元制度背景，结合统筹城乡医保制度内涵，分别从制度理论和福利经济学理论阐述，分析制度变迁的原因与机理，并从社会福利角度论述社会经济福利内涵及其实现的理论基础，由此为我国城乡医保统筹制度提供相应宏观层面的理论支撑。

研究回顾部分分别对罗默机会平等理论在健康经济学中的运用、医保制度经济绩效与健康绩效以及医保政策效应评估方法展开论述。发现已有研究多基于医疗的结果平等视角进行分析，结合世界卫生组织和世界银行关于平等理念的理解，指出统筹城乡医保核心价值应是“保障城乡居民在享受健康与医疗服务上享有机会平等，而非结果平等”。结合以往制度绩效评估研究主要围绕城居保和新农合等医保制度进行，本书提出统筹城乡医保制度研究将弥补以往针对统筹城乡医保制度绩效评估的不足，尤其从机会平等视角分析统筹城乡医保制度。此外，介绍已有研究经常使用的几种政策评估方法，重点结合自然实验提到的几种经典政策评估计量经济学方法，为本书相关实证研究提供方法论支持。

（三）统筹城乡医保制度模式分类与效应评估分析框架构建部分

首先对我国统筹城乡医保制度模式进行分类，概括分为“实质公平式”模式、“二元分层基金统一”模式、“二元分层基金分立”模式，并选取“待统筹”模式作为对照。基于江苏省经济社会发展呈现出的区域差异，苏南、苏中与苏北与我国东中西部相对应，具有一定的代表性，因此对照上述模式标准在江苏省范围内选取城乡医保统筹典型地区，作为统筹城乡医保制度实践分析基础。其次构建统筹城乡医保制度效应评估的分析框架。强调统筹城乡医保制度绩效评估应该从两个视角展开分析，即机会平等视角和结果视角，基于此并最终将二者统一到制度绩效分析框架内，兼顾公平性评价的起点、过程与结果的全过程，体现出制度绩效评估的科学性。最后，围绕国家自然科学基金课题中自然实验的分析框架要求，在搜集整理典型地区统筹医保相关政策的基础上，先进行面上访谈，然后进行调查设计，采取微观个体入户调查方式。

（四）机会平等与统筹城乡医保部分

从机会平等视角分析统筹城乡医保制度绩效，强调机会平等在城乡医疗分割环境下的重要性并进行适应性分析。第一章通过一个简单的经验例子，强调我国城乡医疗的差异，指出我国医疗支出的城乡不公平现状，比较分析“不平等”与“不公平”等概念之间的区别，厘清目前卫生领域有关“平等”与“公平”、“城乡差异”与“城乡分割”这些概念间的区别与联系。继而提出在对城乡医保统筹问题的研究中，首先应将研究焦点从“城乡差异（不平等）”转移到“城乡分割（不公平）”，因为只有从数据表面的“城乡差异”中分解出隐藏在背后的“城乡分割”，并对其进行进一步的剖析，才能对政策有更深的把握。然而，本章提出一个简单的指导思想和卫生统计实证研究策略，缺少总领式的理论框架指导，因此缺乏一般性，很难直接对城乡医保统筹的制度设计进行指导。

第二章基于“鼓励原则”视角对我国医疗服务利用的机会不平等进行测度，探讨"环境"是通过怎样的路径影响居民医疗服务利用。重点考察共付率、户籍与地域这些对机会不平等贡献度较大的因素。通过对比加入"努力"变量前后"环境"变量的系数显著性变化情况，考量"环境"对"优势"是否具有直接效应。研究发现：共付率变量的系数显著性降低并且边际效应也大幅下降，约降低了 50%，表明报销比例对医疗支出具有间接影响作用；户籍变量的系数显著性与边际效应未变，表明户籍对医疗支出具有直接影响作用；地域变量的系数显著性与边际效应得以加强，表明地域对医疗支出具有直接与间接的双重影响作用。

第三章基于"补偿原则"视角，借鉴前人对造成医疗服务差异的影响因素分类：就医需要与偏好，政策法规、医保制度和社会经济地位，群体间歧视。通过实证分析区分造成城乡医疗差距的合理因素与不合理因素，通过时期 1 与时期 2 数据的"公正缺口"分析发现：统计数据上直接观测到的"城乡差距"低估了城乡间实质上的不公平，且时期 2 较时期 1 的机会不平等程度更大。城乡居民在面对同样的社会经济地位、政策与医疗环境时，城乡医疗支出差异不明显；然而，当在面对同样的医疗需要和就医偏好时，城乡医疗支出差异明显。究其原因可能是因为：其一，就医观念存在差异，城镇居民更偏好于对健康人力资本的投资；其二，医疗服务质量差异，城镇居民较农村居民享有更优质的医疗卫生服务。在考虑户籍差异的"偏环境"效应时，时期 1 较时期 2 的收入与城乡居民医疗支出相关程度变大，城乡收入差距亦在拉大。以城镇居民的"环境"作为理想"环境"，计算农村居民在城镇"环境"下医疗服务利用的反事实估计与农村居民的实际医疗服务利用差值，衡量城乡居民间机会不平等的"公正缺口"，与以农村居民的"环境"为理想"环境"，计算得出的机会不平等的"公正缺口"结果相似；后者作为稳健性检验，进一步论证了上述结论。

鉴于以上几章实证只是运用 CHNS 等数据来分析统筹城乡医保制度前我国城乡医疗服务利用的机会不平等现状，以及"环境"与"努力"的影响，并对各因素贡献额度进行分解，第四章基于江苏省的调研数据，分析统筹城乡医保制度后是否有效缓解了城乡居民医疗利用与健康的机会不平等？以及不同统筹模式缓解效果比较如何？首先，以个体过去一年医疗支出与自评健康作为被解释变量，对城乡居民医疗服务利用与健康状况影响因素进行分析，研究发现：个体健康状况、报销额、家庭规模以及就医偏好显著影响其年度医疗消费支出，且报销额越高、患有慢性病较无慢性病、住院较门诊显著倾向于产生更高的医疗支出，家庭规模与个体医疗费用支出呈显著负相关。其次，通过对太仓市、宜兴市和南京市栖霞区三地医疗服务利用“公正缺口”分解发现，缺口大小排序为南京市栖霞区最高、宜兴市次之、太仓市最少。因此，可以推断，城乡医保统筹会有效缩小“公正缺口”差距，改善城乡居民医疗服务利用的机会不平等，并且太仓市的向弱势群体倾斜的政策更好地促进了医疗机会平等。对三地医疗服务利用公正缺口进行分解发现，“环境”与“偏环境”效应均不同程度地直接或间接影响城乡居民医疗服务利用的公平性。以农村为理想“环境”，分别对城乡居民的医疗服务利用与健康水平进行“公正缺口”分解的稳健性检验。最后，借助反事实分析框架，通过考察总体中被干预成员的平均结果(average outcome)和未被干预成员的平均结果来估计反事实。通过平均干预效应分析发现：实施城乡医保统筹的地区相比于未实施地区而言，显著地促进了居民医疗服务利用和健康水平上的机会平等；同为开展了城乡医保统筹的地区，“实质公平式”模式相比于“二元分层基金分立”模式更好地促进了城乡居民医疗服务利用与健康改善的机会平等；统筹相比于未统筹带来的公平效应，要远大于太仓市的“实质公平式”模式与宜兴市的“二元分层基金分立”模式差异带来的公平效应。

(五) 制度绩效与统筹城乡医保部分

本部分前四章构建自然实验分析框架，以期更加有效地分析统筹城乡医保制度后，其对城乡居民医疗利用与健康的因果效应。相比较第四部分前三章内容主要从机会平等视角展开分析，本部分重点从结果视角分析统筹城乡医保制度相关绩效，以此回应基于前者分析提出的政策推论，对统筹城乡医保制度进行全面评价。第一章利用具有全国代表性的大型社会调查数据 CHARLS 的 2008 年和 2012 年两期数据，采用双重差分方法对统筹城乡医保制度对农村居民就医行为影响进行实证分析，结果表明：统筹制度显著提高了农村居民过去一个月门诊次数和过去一个月的医疗费用；但在住院方面，尚无证据显示统筹制度对过去一年是否住院和最近一次住院费用有显著影响。此外，在考虑了样本损耗、户籍转换和政策非随机等问题后，结论依然稳健。

第二、三、四章均利用江苏省常州市新北区和南京市栖霞区两地2015年和2016年的微观调研数据，使用包括双重差分方法在内的多种计量方法对统筹城乡医保制度绩效进行评价。第二章分析统筹制度对城乡居民就医行为的影响。结果表明：统筹政策提高了城乡居民生病时去看门诊的概率，增加了城乡居民年门诊次数，减少有病不医状况，以此推断统筹城乡医保制度增加了城乡居民对医疗服务的利用。第三章分析统筹制度对城乡居民医疗服务利用以及经济负担等的影响。结果发现：统筹制度对个体医疗总支出有显著促进作用，显著地提升个体医疗服务利用实际报销比，该结论在全样本和新农合样本中均高度显著。表明统筹制度改善个体尤其是农村居民的福利水平，促进医疗服务利用，并减轻居民的医疗经济负担。第四章分析统筹制度对居民健康水平改善净效应影响及其相互作用机制。结果发现：统筹制度有利于促进城乡居民的健康水平。作用机制分析发现，提高医疗利用、降低经济负担和鼓励患者寻求更优质医疗服务是患者获得短期健康改善的主要渠道。此外，平行趋势假设检验及稳健性分析较好地支撑以上结论。据此基本推断统筹城乡医保制度较好地实现其对改善居民健康的初衷。

鉴于目前国内统筹城乡医保一般路径为先整合城乡居民医保，然后再努力实现职工医保与城乡居民医保整合，最终实现社会基本医疗保险有机统一。基于此，第五章针对太仓市统筹城乡医保制度的“实质公平式”模式进行研究。“太仓模式”会激励农村个体由城乡居民医保转为参加职工医保，如果这种变化最终仅促进了机会平等，增加了医疗服务利用，而没有促进个体健康水平改善，那么这种模式就存在过度需求问题，而不是有效需求。采用Abadie et al.(2002)的分析思路，以是否有“太仓模式”作为是否参加职工医保的工具变量，通过寻找工具变量“依从者”(compliers)从而识别“因‘太仓模式’而由城乡居民医保转为职工医保的那些人，转换医保类型对该群体健康的因果效应”，结论显示：因“太仓模式”而由城乡居民医保转为职工医保对健康确实会有显著的促进作用。因此，可以认为“太仓模式”具有积极的现实意义，是一种引致有效需求而不是过度需求。

（六）机会平等、制度绩效与统筹城乡医保综合分析

综上，无论是从机会平等视角分析我国城乡医疗差异的程度与内在逻辑，还是

从结果视角评估统筹城乡医保的制度绩效，均可辩证统一到发现问题与解决问题的过程中，亦即发现城乡医保制度统筹之前存在医疗服务利用机会不平等问题，以及提出统筹城乡医保制度以解决该问题的过程，所得基本结论亦可谓殊途同归、相辅相成。即使在解决该问题的过程中发现新问题，以至需要解决问题的新办法，那也是一种对问题认识的升华。

具体来看，机会平等视角下，重点结合具有全国代表性的调查数据，构建机会平等分析框架，分别考察统筹前我国城乡医疗服务利用的机会不平等现状与原因，以及统筹城乡医保制度对机会不平等的作用效果。主要结论有：① 城乡医疗资源分布不均和城乡收入差距过大，是造成机会不平等的重要原因，城乡医保统筹将会极大地缓解城乡居民医疗服务利用的机会不平等。② 同为开展了城乡医保统筹的地区，"实质公平式"模式相比于"二元分层基金分立"模式能更好地促进城乡居民机会平等。③ 实施城乡医保统筹的地区相比于未实施统筹地区而言，显著地促进了城乡居民医疗服务利用和健康水平上的机会平等。④ 统筹相比于未统筹带来的公平效应，要远大于"实质公平式"模式与"二元分层基金分立"模式差异带来的公平效应。因此，本书提出城乡医保统筹路径：首先由形式不平等、实质也不平等的医保制度转向形式平等的制度，即消除户籍壁垒的"二元分层基金分立"模式（又称"平整竞技场式"模式）或"二元分层基金统一"模式；然后再由形式平等的医保制度转为形式上不平等（倾向弱势群体）实质上促进公平的医保制度，即"实质公平式"模式。结合文中典型地区统筹模式的分析，即由南京市栖霞区的"待统筹"模式转为宜兴市的"二元分层基金分立"模式或常州市新北区的"二元分层基金统一"模式，接着转为太仓市的"实质公平式"模式。

结果导向视角下，重点结合常州市新北区与南京市栖霞区调研数据，构建准自然实验分析框架，考察统筹城乡医疗保障制度中"二元分层基金统一"模式对城乡居民就医行为、医疗服务利用以及健康水平等的影响及其作用机制。主要结论有：① 统筹城乡医保制度有效促进城乡居民医疗服务利用，显著提升医疗支出与实际报销比，并显著提高城乡居民自评健康打分和 EQ－5D 得分。② 对样本按照原参保类型分组的分析表明，统筹城乡医保后原新农合人群较原城居保人群更好地享受到制度统筹带来的福利效应。③ 作用机制分析表明，统筹政策的实施首先作用于个体的就医行为，提高患者患病时就诊的概率，鼓励患者前往更高级别医疗机构住院治疗，进而影响其经济绩效，并最终提升其健康水平。

结合统筹城乡医保制度政策分析，由于全国各地统筹政策实践普遍采取“筹资就低不就高”、“保障待遇就高不就低”、“医保目录就宽不就窄”和“定点医疗机构统一”等措施，旨在实现城乡就医选择的机会平等以及改善农村居民筹资与保障待遇状况。结合统筹政策“六统一”内涵来看，首先，统一覆盖范围与基金管理后，医保基金池大幅增加，提高医保基金抗风险能力，依据大数法则提高城乡参保人群的保障待遇。城乡医保制度的管理与经办整合后，有助于医保信息系统基于大数据提高基金监管能力。其次，统一筹资政策采取“就低不就高”，无论城镇居民还是农村居民均不会因统筹制度承受更高的缴费负担。然后，统一医保目录采取“就宽不就窄”，这对原新农合人群影响较大，一方面虽较大幅度扩大原新农合参保人群享有医保报销目录范围，[①]另一方面却减少如乡镇卫生院等基层医疗机构药品甲类目录(统筹前甲类目录范围均纳入报销范围)可报销药物种类数，因此统筹后原农村居民在基层医疗机构福利变化有待实践解答，实证结果表明统筹政策有效增加人群医疗实际报销比，基层就诊具有正向福利效应。最后，统一定点管理后，基本实现市级范围内定点医疗机构的统一。由于医疗服务价格随医疗机构级别增加而提高，一方面为农村居民选择更高级别医疗机构提供机会，但另一方面面临因相对更高医疗服务价格带来更高医疗支出的潜在风险。

① 城居保目录范围不变，仍参照职工医保《基本医疗保险药品目录》，其可报销范围较新农合参照《国家基本药物目录》更广。

第二章　统筹城乡医保政策建议

国民健康不仅可以对经济发展起到积极的促进作用(即工具性作用),更重要的是,健康具有建构性作用——健康是人们的价值标准之一,是发展目标中固有的组成部分,它本身就具有价值,不需要通过对经济的促进作用才能表现其价值与重要性。阿玛蒂亚·森指出,健康不仅是发展的手段,更是发展的目标(Sen,2002)。政府通过投资医疗技术研发,修建医院、转移支付、建立社会基本医疗保险等形式,增加居民对医疗服务的利用,提高居民的健康水平,进而增加整个社会的人力资本存量。基本的医疗服务和社会医疗保险保证公民获得健康的权利,同时健康状况与医疗服务利用的公平也是一国正义感的重要组成部分。

(一) 努力实现医保政策目标由结果平等转向机会平等

城乡医保统筹不是城乡医保统一,而是实现城乡医疗利用的机会平等。通常关于医疗公平性的政策建议都持一种平等主义(egalitarianism)的思想,即主张把资源大致平等地分配给每个个体,最终降低居民医疗利用和健康的不平等程度。可以发现,平等主义思想基于一种结果导向,目的是使每个个体的结果能够平等。关注结果的平等可能会给政策制定造成误导。在医疗卫生领域中,每个人的身体状况不同,医疗需要也不同,因此单纯地以促进居民医疗服务利用的均等化作为医疗政策目标,这样去追求结果的平等,可能既无效率,也无公平(孙祁祥,1993)。

正如Fleurbaey and Peragine (2013)所述,经济社会中有两种完全不同性质的不平等,一种是由“努力”造成的,还有一种是由“环境”造成的。前者对经济产生积极的促进作用,而后者是社会不公正的主要来源,它可能会导致政策的脆弱性以及政治冲突。从工具性角度来看,后一种不平等还会因劳动力没有分配到合理的资源而加剧经济效率的低下。因此,政府部门将目标聚焦到机会平等上有重要意义,解决机会不平等问题,甚至在一定程度上避免平等与效率的权衡取舍问题。长期来看,一个经济体的机会平等与效率是互补的。同时,"优势"较差的那部分人群可以获得"双重红利"(胡鞍钢,2006)。一方面,该群体获得平等的医疗机会,进而通过提高人力资本而更多地参与到社会发展当中;另一方面,医疗公平的改善本身就促进了社会公正。因此在对不平等问题进行分析时,不能一概而论,必须对不同性质的不平等做出严格区分。用机会平等作为理论基础进行分析有着重要的意义。

阿玛蒂亚·森在讨论正义时区分了成就与取得成就的自由,并明确指出,在制定公共政策时,福利自由(well-being freedom)比福利成就(well-being achievement)更值得关注(Sen, 2009, pp. 269-289)。按照阿玛蒂亚·森的理念,政府部门并不需要强制规定所有人参加哪个险种,并使得居民健康水平达到某个特定的指标,而更重要的应该是给公民提供获得高档次医疗保险的充分机会。这也与世界银行年度报告中倡导的机会平等理念一致(World Bank, 2005)。

(二)加快实现城乡医保统筹,逐步提高统筹层次

虽然我国全民医保体系已经基本形成,基本医疗保险覆盖率超过了95%,但不同地区以及城乡间的医保待遇水平依然有很大的差异,呈现出一种"碎片化"的制度体系。通过研究发现,统筹相比于未统筹带来的公平效应,要远大于"实质公平式"模式和"二元分层基金分立"模式差异带来的公平效应。由此可以认为,相比于如何统筹而言,首先需要确保的是将未统筹转变为"二元分层基金分立"模式或"二元分层基金统一"模式。

城乡统筹不仅包括制度之间的整合衔接,而且包括统筹层次的提升。从大数法则来看,医保基金统筹层次越高,基金抗风险能力越强,越能够在更高层次实现医保的公平和管理的高效。而统筹城乡医保制度的意义在于:体现城乡公平,降低医疗保险基金风险,减少城乡间重复参保问题,减少国家财政损失,降低管理成本,提高医保经办效率,有利于劳动者自由流动,促进经济社会发展,加快城镇化进程,助力乡村振兴。

《中华人民共和国社会保险法》明确了包括医疗保险在内的多项社会保险基金要逐步实行“省级统筹”,《“十二五”期间深化医药卫生体制改革规划暨实施方案》和党的十八大报告,也分别提出了探索建立城乡统筹的居民基本医保制度的要求。此前,江苏省的苏北、苏中和苏南地区在经济水平和城乡人口结构上存在着比较大的差异,各地的医保制度都是在县、市区一级统筹,统筹层次还很低,多部门的管理体系职能划分不够明确,对缩小城乡医疗保障水平的差距、构建城乡统筹的基本医疗保障体系造成了一定困难。

一个真正意义上的正义社会,城乡医保统筹还必须继续迈向更高的层次,即由形式平等的医保制度转为形式上不平等(倾向弱势群体),实质上促进公平的医保制度。即实现由“待统筹”模式转为宜兴市“二元分层基金分立”模式或常州市新北区“二元分层基金统一”模式,接着转为太仓市“实质公平式”模式。在城乡医保统筹具体实践进程中,可尝试通过在打破户籍界限的基础上进一步打破职业界限,实现公民自由选择医疗保险的权利。

(三)为城乡居民提供平等的就医“环境”

按照机会平等理念,政府需要承担起个体因“环境”因素而造成劣势的责任。在所有的“环境”变量中,共付率对医疗机会不平等的贡献程度最大,因为报销程度将直接影响个体的医疗行为。共付率的差异内生于地域分割和户籍分割,欠发达地区和农村地区的医疗保障还有待完善。例如,同为无业居民,仅因为户籍不同,城镇居民享受的城居保在待遇上明显好于农村居民享受的新农合。已有研究表明,新农合保障水平较低,对于因病致贫现象没能有效控制,难以抵御灾难性卫生支出的发生。

因此政府部门必须出台相应政策,以消除医疗保险待遇上的政策性歧视。如目前正在试点并逐渐推行的医疗保障统筹制度。该制度致力于将原有的新农合、城居保和职工医保这三大险种在管理上并轨,从整体上进行统一布局和制度筹划,从而尽可能消除医疗保险“环境”上的壁垒,给予我国每一个公民平等自由地获得基本医疗保障的权利。政府部门应加大力度贯彻执行诸如医保统筹这样的公共政策。

除医疗保险政策外，政府部门还必须在城乡间公平地提供医疗基础设施，以缓解由医疗可及性带来的机会不平等。在这点上必须坚持城乡“共同发展、共同分享”原则，发达地区与欠发达地区、城镇与农村的关系应当是共同发展、相互带动的关系，所有公民都应共同分享经济社会发展的成果，保障公民都有享受健康和医疗服务的不可被剥削的权利。

（四）进一步扩大医保覆盖面，有序提升医保待遇

利用江苏省调研数据计算出转为参加职工医保对健康的促进效应为0.446（Abidie）和0.825（2SLS），潘杰等（2013）计算出的从无医保到有城居保对健康的促进效应为1.479。虽然并不能直接对比这两个结论，但这样较大的数值差异，还是反映了从无医保到有城乡居民医保的健康效应，要大于从城乡居民医保到职工医保的健康效应。因此，对于医保部门而言，首要任务仍然是扩大医保覆盖范围。在已知转为参加职工医疗保险（高档次保险）能促进健康的前提下，我国医疗卫生部门应逐步提高参保者的补偿待遇。

在我国医疗服务利用的差距中，不合理的“环境”因素造成的机会不平等是其重要原因。因此，应针对性地缩小“环境”内部各因素的差距。此外，贡献率排序表明，医疗保险报销比例是第二重要因素，而与之紧密相关的决定因素是医保报销目录。因此，应合理地调整医保报销目录及目录内不同项目之间的报销比例，引导医生和患者做出科学和合理的就医行为。

（五）加强城乡医保统筹基金管理

医疗保障制度本质上是通过基金的筹集和再分配来实现参保群体风险共担与互助共济的一项公共政策，医保基金整合是城乡医保统筹的关键。统筹前城镇居民医保隶属当地人社部门管理，基金由当地社会医疗保险基金管理中心负责经办运营；而新农合则由当地卫生部门管理，基金由当地新型农村合作管理办公室负责经办，两种医疗保险基金池无法实现并网运行和统筹调剂管理。如能实现基金合并，无疑将进一步发挥大数法则功效，整体上提高城乡居民医保待遇。此外，统一城乡医保基金管理有助于解决长期以来存在的居民重复参保和财政重复补贴难

题，有利于降低重复参保人群的缴费负担以及国家财政负担。此外，整合基金管理不仅有利于降低管理成本，还有助于加强基金统一监管，预防骗保等不当行为的发生。

（六）实现城乡医保业务流程与信息系统的整合

首先，必须明确市区及各县经办机构的责任，规范监管流程和模式，包括对定点医疗机构的管理，统一管理的协议文本和标准。其次，因为市的城居保与新农合的筹资标准和补偿标准大致相同，所以在制度整合初期的重点是统一药品报销目录，即统筹后城乡居民医保的药品报销目录应当是统筹前城居保和新农合药品报销目录的并集，而筹资和补偿标准可不作较大变化。再次，在保证统筹后基金平稳运行的基础上，根据居民对医保消费需求的不同层次可考虑建立多档次的缴费与补偿标准，以最大限度地利用医保基金提高人民的医疗消费水平。此外，医保信息系统的整合有助于医保基金监管，提高医保基金管理效率，提升医保管理服务水平，有利于未来统筹范围扩大后医保信息系统的互联互通，以及实现异地就医结算的实时报销等便民服务。

（七）加强城乡医疗救助制度建设，做好医疗保障体系制度间衔接

城乡医疗救助发挥着对困难群众生活帮扶兜底的功能，针对那些因患重大疾病而致贫的家庭，整合来自政府和社会各界救助资源给予帮助。合理确定救助范围，在全面纳入低保和五保户的基础上，逐步扩大覆盖人群，将那些经济困难家庭有序纳入救助体系中去，进一步完善救助服务内容，改进方式方法，制定更加便捷高效的便民救助举措。紧密结合职工医保和城乡居民医保就医大数据，实现动态监测与及时救助，实现人员就医信息共享，借助信息技术提高管理效能，为困难人群提供更加便民化的服务。

第三章　统筹城乡医保未来研究展望

第一,机会平等是个博大精深的理论框架,本书虽然论证城乡医保统筹应以补偿原则为指导,但不可否认的是,鼓励原则也有很强的实践与理论意义。例如,统筹后到底是采取偏向于普惠式的保障,还是偏向于保障灾难性大病,这就是一个鼓励原则问题。同样,本书发现由城乡居民医保转为高档次医保对依从者健康具有正向效应,但同时还发现转为职工医保后,对健康较差的依从者的促进作用较小,对原本健康较好的依从者的促进作用更大。这可能与制度设计略有背离,因为制度设计者可能更希望促进原本身体较差的弱势群体。因此,如何通过制度设计,使身体较差的依从者在"太仓模式"下能获得更多的健康效应,需要借助鼓励原则视角分析,这将是未来的一个研究方向。

第二,本书将健康水平与医疗服务利用作为一组并列的研究对象,而没有考虑健康与医疗服务利用之间的机会不平等作用机制。既没有讨论健康的机会不平等如何导致医疗服务利用的机会不平等,也没有讨论医疗服务利用机会不平等如何影响健康的机会不平等。虽然单独讨论健康的机会不平等和医疗服务利用的机会不平等,对于城乡医保统筹而言已经意义重大,但将二者纳入同一个框架体系下无疑更能反映事物的内在逻辑。Heckman 在北京首届计量经济学中国会议上演讲时曾提到过,对个人发展不平等和社会机会问题上,可以通过建立动态状态空间模型,以分析背后的机制。但这个问题的复杂程度超过了本书范围,对该问题的讨论将是未来的一个研究方向。

第三,鉴于之前我国统筹城乡医保制度多为地方先行实践,国家层面直到 2016 年才推出整合城乡居民医保政策,结合我国城乡与地区间差异,已有研究多基于小范围地区的调查数据，国家层面针对城乡统筹医保制度的大型专项调查目前尚未实施，已有的大型社会调查数据涉及统筹城乡医保政策范围内的入户调研数据较为欠缺，因此，期望未来随着统筹医保制度在全国范围内逐渐推开，届时将有丰富的高质量的调查数据，这将会给未来的相关研究提供更多方法上的选择，进而提供更多严谨的经验证据。此外，目前的研究仅从居民角度考察医疗服务利用和健康的机会不平等问题，而未考虑当地医保部门的基金承受力，因此，如何做到促进机会平等与医保基金稳健运营的平衡，这也是未来的一个研究方向。

参考文献

[1] Abadie, A., (2003). Semiparametric instrumental variable estimation of treatment response models[J]. Journal of Econometrics, 113 (2): 231 - 263.

[2] Abadie, A., Angrist, J. and Imbens, G., (2002). Instrumental variables estimates of the effect of subsidized training on the quantiles of trainee earnings[J]. Econometrica, 70 (1): 91 - 117.

[3] Acemoglu, D. and Angrist, J., (2000). How large are human-capital externalities? Evidence from compulsory schooling laws [J]. NBER macroeconomics annual, 15: 9 - 59.

[4] Aday, L. A. and Andersen, R., (1974). A framework for the study of access to medical care[J]. Health Services Research, 9 (3): 208.

[5] Alegría, M., Canino, G., Ríos, R., Vera, M., Calderón, J., Rusch, D. and Ortega, A. N., (2002). Inequalities in use of specialty mental health services among Latinos, African Americans, and non-Latino whites [J]. Psychiatric Services, 53 (12): 1547 - 1555.

[6] Alleyne, G. A., Casas, J. A. and Castillosalgado, C., (2000). Equality, equity: why bother? [J]. Bulletin of the World Health Organization, 78 (1): 76.

[7] Andersen, R., (1968). A behavioral model of families' use of health services[R]. Chicago: Center for Health Administration Studies, University of Chicago.

[8] Andersen, R., (1975). Health Service Distribution and Equity [M]: Ballinger, Cambridge, MA: Equity in Health Services.

[9] Angrist, J. D. and Keueger, A. B., (1991). Does compulsory school attendance affect schooling and earnings? [J]. Quarterly Journal of Economics, 106 (4): 979 - 1014.

[10] Angrist, J. D. and Krueger, A. B., (2001). Instrumental variables and the search for identification: From supply and demand to natural experiments [J]. Journal of Economic Perspectives, 15 (4): 69 - 85.

[11] Angrist, J. D. and Pischke, J., (2008). Mostly harmless econometrics: An empiricist's companion[M]. Princeton: Princeton university press.

[12] Armstrong, K., Hugheshalbert, C. and Asch, D. A., (2006). Patient preferences can be misleading as explanations for racial disparities in health care[J]. Archives of Internal Medicine, 166 (9): 950 - 954.

[13] Arneson, R. J., (1989). Equality and equal opportunity for welfare[J]. Philosophical Studies, 56 (1): 77 - 93.

[14] Arrow, K. J., (1963). Uncertainty and the welfare economics of medical care[J]. American Economic Review, 53 (5): 941 - 973.

[15] Ashton, C. M., Souchek, J., Petersen, N. J., Menke, T. J., Collins, T. C., Kizer, K. W., Wright, S. M. and Wray, N. P., (2003). Hospital use and survival among Veterans Affairs beneficiaries[J]. New England Journal of Medicine, 350 (5): 518 - 519.

[16] Ayanian, J. Z., Cleary, P. D., Weissman, J. S. and Epstein, A. M., (1999). The effect of patients' preferences on racial differences in access to renal transplantation[J]. New England Journal of Medicine, 341 (22): 1661 - 1669.

[17] Baicker, K. and Finkelstein, A., (2011). The effects of Medicaid coverage—learning from the Oregon experiment[J]. New England Journal of Medicine, 365 (8): 683 - 685.

[18] Balia, S. and Jones, A. M., (2008). Mortality, lifestyle and socio-economic status[J]. Journal of Health Economics, 27 (1): 1 - 26.

[19] Balia, S. and Jones, A. M., (2011). Catching the habit: a study of inequality of opportunity in smoking-related mortality[J]. Journal of the Royal Statistical Society, 174 (1): 175 - 194.

[20] Barry, B., (1991). Liberty and Justice: Essays in Political Theory[M]. Oxford: Oxford University Press.

[21] Bentham, J., (1996). The collected works of Jeremy Bentham: An introduction to the principles of morals and legislation [M]. Oxford: Clarendon Press.

[22] Bhattacharya, J. and Lakdawalla, D., (2006). Does Medicare benefit the poor? [J]. Journal of Public Economics, 90 (1): 277 - 292.

[23] Blinder, A. S., (1973). Wage discrimination: Reduced form and structural estimates[J]. Journal of Human Resources, 8 (4): 436 - 455.

[24] Borah, B. J., Burns, M. E. and Shah, N. D., (2011). Assessing the impact of high deductible health plans on health-care utilization and cost: a changes-in-changes approach[J]. Health Economics, 20 (9): 1025 - 1042.

[25] Brazier, J., Usherwood, T., Harper, R. and Thomas, K., (1998). Deriving a preference-based single index from the UK SF - 36 Health Survey[J]. Journal of Clinical Epidemiology, 51 (11): 1115 - 1128.

[26] Brook, R. H., Jr, W. J., Rogers, W. H., Keeler, E. B., Davies, A. R., Donald, C. A., Goldberg, G. A., Lohr, K. N., Masthay, P. C. and Newhouse, J. P., (1983). Does free care improve adults' health? Results from a randomized controlled trial[J]. New England Journal of Medicine, 309 (23): 1426 - 1434.

[27] Brown, P. H. and Theoharides, C., (2009). Health-seeking behavior and hospital choice in China's New Cooperative Medical System[J]. Health Economics, 18 Suppl 2 (Supplement): S47.

[28] Busschbach, J. J. V., Mcdonnell, J., Essink-Bot, M. L. and Hout, B. A. V., (1999). Estimating parametric relationships between health description and health valuation with an application to the EuroQol EQ-5D [J]. Journal of Health Economics, 18 (5): 551-571.

[29] Card, D., Dobkin, C. and Maestas, N., (2008). The impact of nearly universal insurance coverage on health care utilization: evidence from Medicare[J]. American Economic Review, 98 (5): 2242-2258.

[30] Card, D., Dobkin, C. and Maestas, N., (2009). Does Medicare save lives? [J]. Quarterly Journal of Economics, 124 (2): 597.

[31] Carrin, G. and James, C., (2005). Social health insurance: key factors affecting the transition towards universal coverage[J]. International Social Security Review, 58 (1): 45-64.

[32] Case, A., Lubotsky, D. and Paxson, C., (2002). Economic status and health in childhood: The origins of the gradient[J]. American Economic Review, 92 (5): 1308-1334.

[33] Case, A., Paxson, C. and Vogl, T., (2007). Socioeconomic status and health in childhood: a comment on Chen, Martin and Matthews, "Socioeconomic status and health: do gradients differ within childhood and adolescence?" (62: 9, 2006, 2161-2170) [J]. Social Science & Medicine, 64 (4): 757-761.

[34] Castroleal, F., Dayton, J., Demery, L. and Mehra, K., (2000). Public spending on health care in Africa: do the poor benefit? [J]. Bulletin of the World Health Organization, 78 (1): 66-74.

[35] Chen, Y. and Jin, G. Z., (2012). Does health insurance coverage lead to better health and educational outcomes? Evidence from rural China[J]. Journal of Health Economics, 31 (1): 1-14.

[36] Cheng, L., Liu, H., Zhang, Y., Shen, K. and Zeng, Y., (2015). The impact of health insurance on health outcomes and spending of the elderly:

evidence from China's New Cooperative Medical Scheme [J]. Health Economics, 24 (6): 672 - 691.

[37] Chernozhukov, V. and Hansen, C., (2008). The reduced form: A simple approach to inference with weak instruments[J]. Social Science Electronic Publishing, 99 (1): 68 - 71.

[38] Cohen, G. A., (1989). On the currency of egalitarian justice[J]. Ethics, 99 (4): 906 - 944.

[39] Cook, B. L., McGuire, T. and Miranda, J., (2007). Measuring trends in mental health care disparities, 2000 - 2004[J]. Psychiatric Services, 58 (12): 1533 - 1540.

[40] Cook, B. L., Mcguire, T. G., Meara, E. and Zaslavsky, A. M., (2009). Adjusting for health status in non-linear models of health care disparities [J]. Health Services & Outcomes Research Methodology, 9 (1): 1 - 21.

[41] Cook, T. D. and Wong, V. C., (2008). Empirical tests of the validity of the regression discontinuity design [J]. Annales d'Economie et de Statistique: 127 - 150.

[42] Crossley, T. F. and Kennedy, S., (2002). The reliability of self-assessed health status[J]. Journal of Health Economics, 21 (PII S0167 - 6296(02) 00007 - 34): 643 - 658.

[43] Crump, R. K., Hotz, V. J., Imbens, G. W. and Mitnik, O. A., (2009). Dealing with limited overlap in estimation of average treatment effects[J]. Biometrika, 96 (1): 187 - 199.

[44] Currie, J. and Gruber, J., (1996). Health insurance eligibility, utilization of Medical care, and child health[J]. Quarterly Journal of Economics, 111 (2): 431 - 466.

[45] Currie, J. and Madrian, B. C., (1999). Chapter 50 Health, health insurance and the labor market[J]. Handbook of Labor Economics, 3 (3): 3309 - 3416.

[46] Cutler, D. M. and Reber, S. J. , (1998). Paying for health insurance: the trade-off between competition and adverse selection[J]. Quarterly Journal of Economics, 113 (2): 433 - 466.

[47] Cutler, D. M. and Vigdor, E. R. , (2005). The impact of health insurance on health: evidence from people experiencing health shocks[J]. National Bureau of Economic Research (NBER) Working Paper No. 16417, Cambridge, MA.

[48] Daniels, N. , (1985). Just health care [M]. Cambridge: Cambridge University Press.

[49] Daniels, N. , (1996). Justice, fair procedures, and the goals of medicine [J]. Hastings Center Report, 26 (6): 10 - 12.

[50] Dave, D. and Kaestner, R. , (2009). Health insurance and ex ante moral hazard: evidence from Medicare[J]. International Journal of Health Care Finance and Economics, 9 (4): 367.

[51] De La Mata, D. , (2012). The effect of Medicaid eligibility on coverage, utilization, and children's health[J]. Health Economics, 21 (9): 1061 - 1079.

[52] Deb, P. and Trivedi, P. K. , (2006). Specification and simulated likelihood estimation of a non-normal treatment-outcome model with selection: Application to health care utilization[J]. Econometrics Journal, 9 (2): 307 -331.

[53] Demurger, S. , Fournier, M. and Chen, Y. , (2007). The evolution of gender earnings gaps and discrimination in urban China, 1988—1995[J]. Development Economic, 45 (1): 97 - 121.

[54] DeSalvo, K. B. , Fan, V. S. , McDonell, M. B. and Fihn, S. D. , (2005). Predicting mortality and healthcare utilization with a single question[J]. Health Services Research, 40 (4): 1234 - 1246.

[55] Dias, P. R. and Jones, A. M. , (2007). Giving equality of opportunity a fair innings[J]. Health Economics, 16 (2): 109 - 112.

[56] Doiron, D. , Jones, G. and Savage, E. , (2010). Healthy, wealthy and insured? The role of self-assessed health in the demand for private health insurance[J]. Health Economics, 17 (3): 317 - 334.

[57] Doyle Jr, J. J. , (2005). Health insurance, treatment and outcomes: using auto accidents as health shocks[J]. Review of Economics and Statistics, 87 (2): 256 - 270.

[58] Dworkin, R. , (1981a). What is equality? Part 2: equality of resources[J]. Philosophy & Public Affairs, 10 (4): 283 - 345.

[59] Dworkin, R. , (1981b). What is equality? Part 1: equality of welfare[J]. Philosophy & Public Affairs, 10 (3): 185 - 246.

[60] Elster, J. , (1992). Local justice: how institutions allocate scarce goods and necessary burdens[M]. New York, NY: Russell Sage Foundation.

[61] Elliott S. F. , (2003). Medical care—is more always better? [J]. New England Journal of Medicine, 349 (17): 1665 - 1667.

[62] Feeny, D. , Furlong, W. , Torrance, G. W. , Goldsmith, C. H. , Zhu, Z. , DePauw, S. , Denton, M. and Boyle, M. , (2002). Multiattribute and single-attribute utility functions for the health utilities index mark 3 system [J]. Medical Care, 40 (2): 113 - 128.

[63] Ferreira, F. H. G. and Gignoux, J. , (2011). The measurement of inequality of opportunity: Theory and an application to Latin America[J]. Review of Income & Wealth, 57 (4): 622 - 657.

[64] Finkelstein, A. and McKnight, R. , (2008). What did Medicare do? The initial impact of Medicare on mortality and out of pocket medical spending [J]. Journal of Public Economics, 92 (7): 1644 - 1668.

[65] Finkelstein, A. , Taubman, S. , Wright, B. , Bernstein, M. , Gruber, J. , Newhouse, J. P. , Allen, H. and Baicker, K. , (2012). The Oregon health insurance experiment evidence from the first year[J]. Quarterly Journal of Economics, 127 (3): 1057.

[66] Fiscella, K., Franks, P., Doescher, M. P. and Saver, B. G., (2002). Disparities in health care by race, ethnicity, and language among the insured: findings from a national sample[J]. Medical Care: 52 - 59.

[67] Fisher, E. S., (2003). Medical care is more always better? [J]. New England Journal of Medicine, 349 (17): 1665 - 1667.

[68] Fleurbaey, M., (2008). Fairness, responsibility and welfare[M]. Oxford: Oxford University Press.

[69] Fleurbaey, M. and Peragine, V., (2013). Ex Ante versus Ex Post equality of opportunity[J]. Economica, 80 (317): 118 - 130.

[70] Fleurbaey, M. and Schokkaert, E., (2009). Unfair inequalities in health and health care[J]. Journal of Health Economics, 28 (1): 73 - 90.

[71] Fleurbaey, M. and Schokkaert, E., (2011). Equity in health and health care[J]. Handbook of Health Economics, 2: 1003 - 1092.

[72] Folland, S., Goodman, A. C. and Stano, M., (2017). The economics of health and health care[M]. New York: Routledge.

[73] Friedman, M., (1962). Capitalism and freedom[M]. Chicago, Illinois: University of Chicago press.

[74] Gerdtham, U., Johannesson, M., Lundberg, L. and Isacson, D., (1999). A note on validating Wagstaff and van Doorslaer's health measure in the analysis of inequalities in health[J]. Journal of Health Economics, 18 (1): 117 - 124.

[75] Gertler, P., Locay, L. and Sanderson, W., (1987). Are user fees regressive?: The welfare implications of health care financing proposals in Peru[J]. Journal of Econometrics, 36 (1): 67 - 88.

[76] Gillon, R., (1986). Philosophical medical ethics. Conclusion: the Arthur case revisited[J]. British Medical Journal (Clinical research ed.), 292 (6519): 543.

[77] Gotze, R., (2016). Market concentration in the statutory health insurance

of Germany since the introduction of free choice of sickness funds[J]. Gesundheitswesen, 78 (11): 715 - 720.

[78] Grand, J. L. , (1987). Equity, health, and health care[J]. Social Justice Research, 1 (3): 257 - 274.

[79] Gravelle, H. , (2003). Measuring income related inequality in health: standardisation and the partial concentration index[J]. Health Economics, 12 (10): 803 - 819.

[80] Grossman, M. , (1972). On the concept of health capital and the demand for health[J]. Journal of Political Economy, 80 (2): 223 - 255.

[81] Grossman, M. and Kaestner, R. , (1997). Effects of education on health. In J. R. Behrman, D. L. Crawford, & N. Stacey (Eds.), The social benefits of education (pp. 69 - 123) [M]. Ann Arbour, MI: University of Michigan Press.

[82] Habicht, J. , Xu, K. , Couffinhal, A. and Kutzin, J. , (2006). Detecting changes in financial protection: creating evidence for policy in Estonia[J]. Health Policy and Planning, 21 (6): 421 - 431.

[83] Hanratty, M. J. , (1996). Canadian National Health Insurance and Infant Health[J]. American Economic Review, 86 (1): 276 - 284.

[84] Harman, J. S. , Edlund, M. J. and Fortney, J. C. , (2004). Disparities in the adequacy of depression treatment in the United States[J]. Psychiatric Services, 55 (12): 1379 - 1385.

[85] Heckman, J. J. and Smith, J. A. , (1995). Assessing the case for social experiments[J]. Journal of Economic Perspectives, 9 (2): 85 - 110.

[86] Heckman, J. J. , Ichimura, H. and Todd, P. , (1998). Matching as an econometric evaluation estimator[J]. Review of Economic Studies, 65 (2): 261 - 294.

[87] Heidrich, J. , Liese, A. D. , Löwel, H. and Keil, U. , (2002). Self-rated health and its relation to all-cause and cardiovascular mortality in southern

Germany: Results from the MONICA Augsburg cohort study 1984—1995 [J]. Annals of Epidemiology, 12 (5): 338 - 345.

[88] Huang, F., (2017). The impacts of China's urban employee basic medical insurance on healthcare expenditures and health outcomes [J]. Health Economics, 26 (2): 149 - 163.

[89] Hullegie, P. and Klein, T. J., (2010). The effect of private health insurance on medical care utilization and self-assessed health in Germany [J]. Health Economics 19 (9): 1048 - 1062.

[90] Idler, E. L. and Benyamini, Y., (1997). Self-rated health and mortality: a review of twenty-seven community studies[J]. Journal of Health and Social Behavior: 21 - 37.

[91] IOM, (2002). Confronting racial and ethnic disparities in health care[M]. Washington D C: National Academies Press.

[92] Jowett, M., Deolalikar, A. and Martinsson, P., (2004). Health insurance and treatment seeking behaviour: evidence from a low-income country[J]. Health Economics, 13 (9): 845 - 857.

[93] Jusot, F., Tubeuf, S. and Trannoy, A., (2013). Circumstances and efforts: how important is their correlation for the measurement of inequality of opportunity in health? [J]. Health Economics, 22 (12): 1470 - 1495.

[94] Kakwani, N., Wagstaff, A. and Doorslaer, E. V., (1997). Socioeconomic inequalities in health: Measurement, computation, and statistical inference [J]. Journal of Econometrics, 77 (1): 87 - 103.

[95] Kaplan, R. M. and Anderson, J. P., (1988). A general health policy model: update and applications[J]. Health Services Research, 23 (2): 203.

[96] Kawachi, I. and Kennedy, B. P., (1997). Health and social cohesion: Why care about income inequality? [J]. BMJ: British Medical Journal, 314 (7086): 1037 - 1040.

[97] Kelly, I. R. and Markowitz, S., (2009). Incentives in obesity and health

insurance[J]. Inquiry: 418-432.

[98] Keng, S. H. and Shu, S. J., (2013). The effect of national health insurance on mortality and the SES health gradient: evidence from the elderly in Taiwan[J]. Health Economics, 22 (1): 52-72.

[99] Kennedy, B. P., Kawachi, I., Glass, R. and Prothrow-Stith, D., (1998). Income distribution, socioeconomic status, and self rated health in the United States: multilevel analysis[J]. BMJ (British Medical Journal), 317 (7163): 917-921.

[100] Khwaja, A., (2010). Estimating willingness to pay for medicare using a dynamic life-cycle model of demand for health insurance[J]. Journal of Econometrics, 156 (1): 130-147.

[101] Koenker, R. and Bassett, G., (1978). Regression Quantiles [J]. Econometrica, 46 (1): 33-50.

[102] Kwon, S., (2008). Thirty years of national health insurance in South Korea: lessons for achieving universal health care coverage [J]. Health Policy and Planning, 24 (1): 63-71.

[103] Lê, C. B., Mcguire, T. G., Lock, K. and Zaslavsky, A. M., (2010). Comparing methods of racial and ethnic disparities measurement across different settings of Mental Health Care[J]. Health Services Research, 45 (3): 825.

[104] LeGrand, J., (1978). The distribution of public expenditure: the case of health care[J]. Economica, 45 (178): 125-142.

[105] Lei, X. and Lin, W., (2009). The new cooperative medical scheme in rural China: Does more coverage mean more service and better health? [J]. Health Economics, 18 (S2).

[106] Levine, D., Polimeni, R. and Ramage, I., (2016). Insuring health or insuring wealth? An experimental evaluation of health insurance in rural Cambodia[J]. Journal of Development Economics, 119: 1-15.

[107] Levy, H. and Meltzer, D., (2008). The impact of health insurance on health[J]. Annual Review of Public Health, 399 - 409.

[108] Lewis, W. A., (1954). Economic development with unlimited supplies of labour[J]. Manchester School, 22 (2): 139 - 191.

[109] Lipton, B. J. and Decker, S. L., (2015). The effect of health insurance coverage on medical care utilization and health outcomes: Evidence from Medicaid adult vision benefits[J]. Journal of Health Economics, 44: 320.

[110] Liu, K., (2016). Insuring against health shocks: Health insurance and household choices[J]. Journal of Health Economics, 46: 16 - 32.

[111] Long, S. K., Stockley, K. and Dahlen, H., (2012). Massachusetts health reforms: uninsurance remains low, self-reported health status improves as state prepares to tackle costs[J]. Health Affairs, 31 (2): 444 - 451.

[112] Luo, J. H., Zhang, X. L., Jin, C. G. and Wang, D. M., (2009). Inequality of access to health care among the urban elderly in northwestern China[J]. Health Policy, 93 (2 - 3): 111.

[113] Machado, J. A. F. and Mata, J., (2005). Counterfactual decomposition of changes in wage distributions using quantile regression[J]. Journal of Applied Econometrics, 20 (4): 445 - 465.

[114] Manning, W. G., Newhouse, J. P., Duan, N., Keeler, E. B. and Leibowitz, A., (1987). Health insurance and the demand for Medical Care: Evidence from a randomized experiment[J]. American Economic Review, 77 (3): 251 - 277.

[115] McClellan, M., McNeil, B. J. and Newhouse, J. P., (1994). Does more intensive treatment of acute myocardial infarction in the elderly reduce mortality?: analysis using instrumental variables [J]. Jama, 272 (11): 859.

[116] McCullagh, P. and Nelder, J. A., (1990). Generalized linear models[M].

London: Chapman and Hall.

[117] McGuire, T. G., Alegria, M., Cook, B. L., Wells, K. B. and Zaslavsky, A. M., (2006). Implementing the Institute of Medicine definition of disparities: an application to mental health care[J]. Health Services Research, 41 (5): 1979 - 2005.

[118] Melly, B., (2006). Estimation of counterfactual distributions using quantile regression[J]. Review of Labor Economics, 68: 543 - 572.

[119] Meng, Q., Fang, H., Liu, X., Yuan, B. and Xu, J., (2015). Consolidating the social health insurance schemes in China: towards an equitable and efficient health system[J]. The Lancet, 386 (10002): 1484 - 1492.

[120] Mooney, G. H., (2003). Economics, medicine and health care [M]. New York: Pearson Education.

[121] Morris, S., Sutton, M. and Gravelle, H., (2005). Inequity and inequality in the use of health care in England: an empirical investigation [J]. Social Science & Medicine, 60 (6): 1251 - 1266.

[122] Mwabu, G., Ainsworth, M. and Nyamete, A., (1993). Quality of Medical Care and choice of medical treatment in Kenya: An empirical analysis[J]. Journal of Human Resources, 28 (4): 838 - 862.

[123] Newhouse, J. P., (1993). Free for all? lessons from the RAND Health Insurance Experiment[M]. Cambridge: Harvard University Press.

[124] Newhouse, J. P., Manning, W. G., Morris, C. N., Orr, L. L., Duan, N., Keeler, E. B., Leibowitz, A., Marquis, K. H., Marquis, M. S. and Phelps, C. E., (1981). Some interim results from a controlled trial of cost sharing in health insurance[J]. New England Journal of Medicine, 305 (25): 1501 - 1507.

[125] Nozick, R., (1974). Anarchy, state, and utopia[M]. New York: Basic Books.

[126] Oaxaca, R., (1973). Male-female wage differentials in urban labor markets[J]. International Economic Review, 14(3): 693 - 709.

[127] World Health Organization, 2011. The Determinants of Health[R/OL]. https://www.who.int/hia/evidence/doh/en/.

[128] Pan, J., Lei, X. and Liu, G. G., (2016). Health insurance and health status: Exploring the causal effect from a policy intervention[J]. Health Economics, 25 (11): 1389 - 1402.

[129] Pauly, M. V., (2005). Effects of insurance coverage on use of care and health outcomes for nonpoor young women[J]. American Economic Review, 95 (2): 219 - 223.

[130] Pelgrin, F. and Stamour, P., (2015). Life cycle responses to health insurance status[J]. Journal of Health Economics, 49: 76 - 96.

[131] Phelps, C. E., (2013). Health Economics (5th Edition) [M]. New York: Pearson Education.

[132] Phelps, C. E. and Newhouse, J. P., (1974). Coinsurance, the price of time, and the demand for medical services[J]. Review of Economics & Statistics, 56 (3): 334 - 342.

[133] Pollack, C. E., Bekelman, J., Epstein, A. J., Liao, K. J., Wong, Y. and Armstrong, K., (2011). Racial disparities in changing to a high-volume urologist among men with localized prostate cancer[J]. Medical Care, 49 (11): 999.

[134] Polsky, D., Doshi, J. A., Escarce, J., Manning, W., Paddock, S. M., Cen, L. and Rogowski, J., (2009). The health effects of Medicare for the near-elderly uninsured[J]. Health Services Research, 44 (3): 926 - 945.

[135] Pradhan, M. and Prescott, N., (2002). Social risk management options for medical care in Indonesia[J]. Health Economics, 11 (5): 431 - 446.

[136] Quimbo, S. A., Peabody, J. W., Shimkhada, R., Florentino, J. and Solon, O., (2011). Evidence of a causal link between health outcomes,

insurance coverage, and a policy to expand access: experimental data from children in the Philippines[J]. Health Economics, 20 (5): 620 - 630.

[137] Ranis, G. and Fei, J. C. H., (1961). A theory of economic development [J]. American Economic Review, 51 (4): 533 - 565.

[138] Rawls, J., (1971). A theory of justice[M]. Cambridge: Cambridge University Press.

[139] Robinson, J. C., (2004). Consolidation and the transformation of competition in health insurance[J]. Health Affairs, 23 (6): 11 - 24.

[140] Roemer, J. E., (1993). A pragmatic theory of responsibility for the egalitarian planner[J]. Philosophy & Public Affairs: 146 - 166.

[141] Roemer, J. E., (1998). Equality of opportunity[M]. Cambridge: Cambridge University Press.

[142] Roemer, J. E., (2002). Equality of opportunity: A progress report[J]. Social Choice and Welfare, 19 (2): 455 - 471.

[143] Roemer, J. E., (2009). Equality of opportunity[M]. Cambridge: Harvard University Press.

[144] Rosa Dias, P., (2010). Modelling opportunity in health under partial observability of circumstances[J]. Health Economics, 19 (3): 252 - 264.

[145] Rosa, D. P., (2009). Inequality of opportunity in health: evidence from a UK cohort study[J]. Health Economics, 18 (9): 1057 - 1074.

[146] Rosenbaum, P. R. and Rubin, D. B., (1985). Constructing a control group using multivariate matched sampling methods that incorporate the propensity score[J]. American Statistician, 39 (1): 33 - 38.

[147] Saksena, P., Antunes, A. F., Xu, K., Musango, L. and Carrin, G., (2011). Mutual health insurance in Rwanda: evidence on access to care and financial risk protection[J]. Health Policy, 99 (3): 203 - 209.

[148] Saltman, R., Rico, A. and Boerma, W., (2004). Social health insurance systems in western Europe[M]. Berkshire: McGraw-Hill Education

(UK).

[149] Sen, A., (1980). Equality of what? [J]. Tanner Lectures on Human Values: 195 - 220.

[150] Sen, A., (1999). Development as freedom[M]. New York: Alfred A. Knopf, Inc.

[151] Sen, A., (2002). Why health equity? [J]. Health Economics, 11 (8): 659 - 666.

[152] Sen, A. K., (2009). The idea of justice[M]. Cambridge: Harvard University Press.

[153] Shigeoka, H., (2014). The effect of patient cost sharing on utilization, health, and risk protection[J]. American Economic Review, 104 (7): 2152 - 2184.

[154] Snow, J., (1855). On the mode of communication of cholera[M]. London: John Churchill.

[155] Staiger, D. and Stock, J. H., (1997). Instrumentalvariables regression with weak instruments[J]. Econometrica, 65 (3): 557 - 586.

[156] Strauss, J. and Thomas, D., (1998). Health, nutrition, and economic development[J]. Journal of Economic Literature, 36 (2): 766 - 817.

[157] Sun, X., Sleigh, A. C., Carmichael, G. A. and Jackson, S., (2010). Health payment-induced poverty under China's New Cooperative Medical Scheme in rural Shandong[J]. Health Policy and Planning: q10.

[158] Tobin, J., (1970). On limiting the domain of inequality[J]. Journal of Law and Economics, 13 (2): 263 - 277.

[159] Trannoy, A., Tubeuf, S. and Jusot, F., (2010). Inequality of opportunities in health in Europe: Why so much difference across countries? [J]. Health, Econometrics and Data Group (HEDG) Working Papers.

[160] Trannoy, A., Tubeuf, S., Jusot, F. and Devaux, M., (2010).

Inequality of opportunities in health in France: a first pass[J]. Health Economics, 19 (8): 921 - 938.

[161] Van Doorslaer, E., Wagstaff, A., Bleichrodt, H., Calonge, S., Gerdtham, U., Gerfin, M., Geurts, J., Gross, L., Häkkinen, U. and Leu, R. E., (1997). Income-related inequalities in health: some international comparisons[J]. Journal of Health Economics, 16 (1): 93 - 112.

[162] Wagstaff, A., (1986). The demand for health: some new empirical evidence[J]. Journal of Health Economics, 5 (3): 195 - 233.

[163] Wagstaff, A., (2010). Estimating health insurance impacts under unobserved heterogeneity: the case of Vietnam's health care fund for the poor[J]. Health Economics, 19 (2): 189 - 208.

[164] Wagstaff, A. and Lindelow, M., (2008). Can insurance increase financial risk? The curious case of health insurance in China[J]. Journal of Health Economics, 27 (4): 990.

[165] Wagstaff, A., Lindelow, M., Gao, J., Xu, L. and Qian, J., (2009). Extending health insurance to the rural population: An impact evaluation of China's new cooperative medical scheme [J]. Journal of Health Economics, 28 (1): 1 - 19.

[166] Wagstaff, A., van Doorslaer, E. and Watanabe, N., (2001). On decomposing the causes of health sector inequalities with an application to malnutrition inequalities in Vietnam[J]. Journal of Econometrics, 112 (1): 207 - 223.

[167] Wells, K., Klap, R., Koike, A. and Sherbourne, C., (2001). Ethnic disparities in unmet need for alcoholism, drug abuse, and mental health care[J]. American Journal of Psychiatry, 158 (12): 2027 - 2032.

[168] Williams, A., (1993). Equity in health care: the role of ideology. Equity in the finance and delivery of health care: an international perspective[M].

Oxford: Oxford University Press, Oxford: 287 - 298.

[169] World, B., (2005). World development report 2006: Equity and development[M]. Oxford: Oxford University Press, Incorporated.

[170] Wu, Z., Lei, P., Hemminki, E., Xu, L., Tang, S., Li, X., Raven, J., Gao, J. and Tolhurst, R., (2012). Changes and equity in use of maternal health care in China: from 1991 to 2003[J]. Maternal & Child Health Journal, 16 (2): 501 - 509.

[171] Yip, W. and Berman, P., (2001). Targeted health insurance in a low income country and its impact on access and equity in access: Egypt's school health insurance[J]. Health Economics, 10 (3): 207 - 220.

[172] Yip, W. and Hsiao, W., (2009). China's health care reform: A tentative assessment[J]. China Economic Review, 20 (4): 613 - 619.

[173] Yip, W. and Hsiao, W. C., (2009). Non-evidence-based policy: How effective is China's new cooperative medical scheme in reducing medical impoverishment? [J]. Social Science & Medicine, 68 (2): 201 - 209.

[174] Yu, B., Meng, Q., Collins, C., Tolhurst, R., Tang, S., Yan, F., Bogg, L. and Liu, X., (2010). How does the New Cooperative Medical Scheme influence health service utilization? A study in two provinces in rural China[J]. BMC Health Services Research, 10 (1): 116.

[175] Zhang, Y. and Eriksson, T., (2010). Inequality of opportunity and income inequality in nine Chinese provinces, 1989—2006 [J]. China Economic Review, 21 (4): 607 - 616.

[176] Zheng, B., (2006). Measuring health inequality and health opportunity. paper presented at the UNU-WIDER conference [J]. United Nations University, Helsinki.

[177] 白澎,叶正欣,王硕,(2014).法国医疗保障预算赤字待逆转[J].中国医院院长,(Z1):97 - 99.

[178] 白重恩,李宏彬,吴斌珍,(2012).医疗保险与消费:来自新型农村合作医疗

的证据[J]. 经济研究,(02):41-53.

[179] 庇古,(2006). 福利经济学[M]. 朱泱,张胜纪,吴良建,译. 北京:商务印书馆.

[180] 蔡江南,(2016). 医疗卫生体制改革的国际经验:世界二十国(地区)医疗卫生体制改革概览[M]. 上海:上海科学技术出版社.

[181] 陈浩,周绿林,(2011). 中国公共卫生不均等的结构分析[J]. 中国人口科学,(06):72-83.

[182] 陈太新,(1998). 法国的医疗体系及医疗保险制度[J]. 中国卫生质量管理,(06):62-63.

[183] 陈维佳,(2011). 瑞典福利国家改革研究[D]. 武汉:华中科技大学.

[184] 陈颖,杨京,(2016). 法国医疗纠纷调解制度对完善我国相关制度的启示[J]. 医学与社会,29(02):95-97.

[185] 程令国,张晔,(2012). "新农合":经济绩效还是健康绩效? [J]. 经济研究,(01):120-133.

[186] 仇雨临,黄国武,(2013). 我国医疗保障制度转型研究[J]. 保险研究,(08):107-117.

[187] 仇雨临,翟绍果,郝佳,(2011). 城乡医疗保障的统筹发展研究:理论、实证与对策[J]. 中国软科学,(04):75-87.

[188] 褚福灵,(2017). 德国法定健康保险制度框架与借鉴[J]. 中国医疗保险,(08):69-72.

[189] 戴廉,张文燕,(2010). 法国:迎战昂贵的全民医疗[J]. 中国医院院长,(01):18-21.

[190] 道格拉斯·诺思著,陈昕编,(2014). 制度、制度变迁与经济绩效[M]. 上海:上海人民出版社.

[191] 丁纯,李君扬,(2012). 未雨绸缪的德国社会保障制度改革——金融危机中德国经济一枝独秀的主因[J]. 当代世界与社会主义(05):33-39.

[192] 范雅婷,(2008). 北欧国家医疗保障制度及其改革研究[D]. 上海:复旦大学.

[193] 方乐华,(1999). 日本社会保险立法的演变及最新动向[J]. 华东政法学院学

报,(05):45-50.

[194] 封进,李珍珍,(2009).中国农村医疗保障制度的补偿模式研究[J].经济研究,(04):103-115.

[195] 封进,宋铮,(2007).中国农村医疗保障制度:一项基于异质性个体决策行为的理论研究[J].经济学(季刊),(03):841-858.

[196] 符定莹,兰礼吉,(2011).印度、巴西和墨西哥的医疗保障制度及其对我国的启示[J].医学与哲学(人文社会医学版),32(10):44-46.

[197] 傅虹桥,袁东,雷晓燕,(2017).健康水平、医疗保险与事前道德风险——来自新农合的经验证据[J].经济学(季刊),(02):599-620.

[198] 高建民,周忠良,(2007).互助医疗与新型农村合作医疗缓解"因病致贫"的效果比较[J].中国卫生经济,(10):30-33.

[199] 顾海,(2014).中国统筹城乡医疗保障制度模式与路径选择[J].学海,(01):45-51.

[200] 顾海,李佳佳,(2012a).机会不平等对城乡居民医疗需求的影响研究[J].江苏社会科学,(02):52-56.

[201] 顾海,李佳佳,(2012b).城乡医疗保障制度的统筹模式分析——基于福利效应视角[J].南京农业大学学报(社会科学版),(01):112-117.

[202] 顾海,李佳佳,(2013).中国城镇化进程中统筹城乡医疗保障制度研究:模式选择与效应评估[M].北京:中国劳动社会保障出版社.

[203] 顾海,李佳佳,马超,(2012).我国城乡居民的医疗需求差异研究——基于Oaxaca-Blinder方法的回归分解[J].学海,(03):75-78.

[204] 顾海,鲁翔,左楠,(2007).英国医保模式对我国医保制度的启示与借鉴[J].世界经济与政治论坛,(05):106-111.

[205] 顾海,张希兰,马超,(2013).城乡医疗保障制度的受益归属及政策含义[J].南京农业大学学报(社会科学版),(01):88-94.

[206] 顾昕,(2011).全民免费医疗的市场化之路:英国经验对中国医改的启示[J].东岳论丛,32(10):25-31.

[207] 顾昕,(2017).社会医疗保险和全民公费医疗:医疗保障制度的国际比较

[J]. 行政管理改革，(12)：63－70.

[208] 何子英，邱越，郁建兴，(2017). “有管理的竞争”在破除医疗保险区域碎片化中的作用——德国经验及其对中国的借鉴[J]. 浙江社会科学，(12)：82－87.

[209] 贺小林，(2013). 我国城镇居民基本医疗保险政策分析与制度完善[D]. 上海：复旦大学.

[210] 侯立平，(2006). 英国医疗保险体制改革评析[J]. 江西财经大学学报，(04)：26－29.

[211] 胡鞍钢，(2006). 追求公平的长期繁荣——《世界银行 2006 年发展报告》(中文版)序言[J]. 国际经济评论，(03)：60－63.

[212] 胡鞍钢，魏星，(2009). 区域发展政策的公平性分析——机会平等视角下的实证研究[J]. 公共管理学报，6(02)：14－20.

[213] 胡宏伟，(2012). 城镇居民医疗保险对卫生服务利用的影响——政策效应与稳健性检验[J]. 中南财经政法大学学报，(05)：21－28.

[214] 胡宏伟，邓大松，(2008). 德国医疗保障对我国医疗保障改革的启示[J]. 长春市委党校学报，(01)：70－74.

[215] 胡宏伟，刘国恩，(2012). 城镇居民医疗保险对国民健康的影响效应与机制[J]. 南方经济，(10)：186－199.

[216] 胡琳琳，(2005). 我国与收入相关的健康不平等实证研究[J]. 卫生经济研究，(12)：13－16.

[217] 胡琳琳，胡鞍钢，(2003). 从不公平到更加公平的卫生发展：中国城乡疾病模式差距分析与建议[J]. 管理世界，(01)：78－87.

[218] 胡英，(2010). 中国分城镇乡村人口平均预期寿命探析[J]. 人口与发展，16(02)：41－47.

[219] 黄枫，甘犁，(2010). 过度需求还是有效需求？——城镇老人健康与医疗保险的实证分析[J]. 经济研究，(06)：105－119.

[220] 解垩，(2009a). 与收入相关的健康及医疗服务利用不平等研究[J]. 经济研究，(02)：92－105.

[221] 解垩，(2009b). 城乡卫生医疗服务均等化研究[D]. 济南：山东大学.

[222] 雷海潮,(2011).城乡统筹医疗保障制度的内涵与实现策略[J].中国卫生政策研究,4(03):1-3.

[223] 雷晓燕,谭力,赵耀辉,(2010).退休会影响健康吗?[J].经济学(季刊),9(04):1539-1558.

[224] 李春玲,(2003).社会政治变迁与教育机会不平等——家庭背景及制度因素对教育获得的影响(1940—2001)[J].中国社会科学,(03):86-98.

[225] 李春玲,(2010).高等教育扩张与教育机会不平等——高校扩招的平等化效应考查[J].社会学研究,25(03):82-113.

[226] 李佳佳,(2012).统筹城乡医疗保障制度的福利分配效应研究[D].南京:南京农业大学.

[227] 李佳佳,徐凌忠,(2015).统筹城乡医疗保险制度的筹资机制与社会福利——基于山东省高青县的调查分析[J].农业技术经济,(08):89-97.

[228] 李佳佳,顾海,徐凌忠,(2013a).统筹城乡医疗保障制度的资源分配效应研究[J].中国卫生经济,(04):23-25.

[229] 李佳佳,顾海,徐凌忠,(2013b).统筹城乡医疗保障制度的福利分配效应——来自江苏省的实地调查数据[J].经济与管理研究,(03):46-53.

[230] 李静,(2010).瑞典医疗保障制度研究[D].上海:复旦大学.

[231] 李俊,李重,(2018).从奥巴马医疗到特朗普医疗:美国医疗改革对我国的启示[J].中国卫生经济,37(04):94-96.

[232] 李巧莎,(2007).日本农村医疗保险的经验与启示[J].日本问题研究,(04):28-32.

[233] 李滔,张帆,(2015).德国医疗卫生体制改革现状与启示[J].中国卫生经济,34(04):92-96.

[234] 李文慧,(2018).英国医疗卫生体系中的国家干预(1890—1948)[D].兰州:兰州大学.

[235] 李运明,(2011).国人健康风险模型及风险评估方法研究[D].西安:第四军医大学.

[236] 李珍,(2013).重构医疗保险体系,提高医保覆盖率及保障水平[J].卫生经

济研究,(06):5－11.

[237] 林毅夫,(2012).解读中国经济[M].北京:北京大学出版社.

[238] 刘柏惠,俞卫,寇恩惠,(2012).老年人社会照料和医疗服务使用的不均等性分析[J].中国人口科学,(03):86－95.

[239] 刘国恩,蔡春光,李林,(2011).中国老人医疗保障与医疗服务需求的实证分析[J].经济研究,(03):95－107.

[240] 刘宏,王俊,(2012).中国居民医疗保险购买行为研究——基于商业健康保险的角度[J].经济学(季刊),11(4):1525－1548.

[241] 马超,(2014).机会平等框架下对医保筹资中"个体责任"的探讨——以中国烟民为例[J].财贸研究,25(01):107－115.

[242] 马超,顾海,韩建宇,(2014).我国健康服务利用的机会不平等研究——基于CHNS2009数据的实证分析[J].公共管理学报,(02):91－100.

[243] 马超,顾海,李佳佳,(2012).我国医疗保健的城乡分割问题研究——来自反事实分析的证据[J].经济学家,(12):57－66.

[244] 马超,顾海,孙徐辉,(2015).参合更高档次的医疗保险能促进健康吗?——来自城乡医保统筹自然实验的证据[J].公共管理学报,(02):106－118.

[245] 马超,顾海,孙徐辉,(2017).医保统筹模式对城乡居民医疗服务利用和健康实质公平的影响——基于机会平等理论的分析[J].公共管理学报,(02):97－109.

[246] 马超,赵广川,顾海,(2016).城乡医保一体化制度对农村居民就医行为的影响[J].统计研究,(04):78－85.

[247] 米红,袁晓航,(2012).印美医疗保障体系私有化比较[J].社会保障研究,(04):3－9.

[248] 苗艳青,王禄生,(2010).城乡居民基本医疗保障制度案例研究:试点实践和主要发现[J].中国卫生政策研究,3(04):9－16.

[249] 潘杰,秦雪征,(2014).医疗保险促进健康吗?——相关因果研究评述[J].世界经济文汇,(06):60－70.

[250] 潘杰,雷晓燕,刘国恩,(2013).医疗保险促进健康吗?——基于中国城镇居

民基本医疗保险的实证分析[J]. 经济研究,(04):130 - 142.

[251] 彭晓博,秦雪征,(2015). 医疗保险会引发事前道德风险吗? 理论分析与经验证据[J]. 经济学(季刊),(01):159 - 184.

[252] 齐良书,(2006). 收入、收入不均与健康:城乡差异和职业地位的影响[J]. 经济研究,(11):16 - 26.

[253] 齐良书,李子奈,(2011). 与收入相关的健康和医疗服务利用流动性[J]. 经济研究,(09):83 - 95.

[254] 饶克勤,(2000). 中国城市居民医疗服务利用影响因素的研究——四步模型法的基本理论及其应用[J]. 中国卫生统计,(02):7 - 10.

[255] 人力资源和社会保障部国际合作司,(2009). 法国医疗保险制度概况[J]. 中国劳动保障,(05):61 - 62.

[256] 任静,程念,汪早立,(2012). 日本医疗保险制度概况及对我国新农合制度的启示[J]. 中国农村卫生事业管理,32(03):302 - 305.

[257] 任志强,(2015). 提升医保统筹层次路在何方[J]. 中国社会保障,(03):73 - 74.

[258] 沈钰如,(2001). 印度医疗保健系统的近期改革经验[J]. 国外医学(医院管理分册),(04):156 - 157.

[259] 史军,赵海燕,(2010). 公平与健康:罗尔斯正义原则的健康伦理意蕴[J]. 自然辩证法研究,26(09):84 - 89.

[260] 宋金文,(2005). 日本医疗保险体制的现状与改革[J]. 日本学刊,(03):59 - 75.

[261] 孙祁祥,(1993). 市场经济与竞争机会的平等[J]. 经济研究,(08):53 - 57.

[262] 谭晓婷,钟甫宁,(2010). 新型农村合作医疗不同补偿模式的收入分配效应——基于江苏、安徽两省 30 县 1500 个农户的实证分析[J]. 中国农村经济,(03):87 - 96.

[263] 田庆丰,李小芳,李中琳,(2006). 新型农村合作医疗的受益公平性研究[J]. 医学与哲学(人文社会医学版),(08):8 - 9.

[264] 汪宏,Winnie,Y. ,张里程,等,(2005). 中国农村合作医疗的受益公平性[J]. 中国卫生经济,(02):16 - 19.

[265] 王保真,徐宁,孙菊,(2009). 统筹城乡医疗保障的实质及发展趋势[J]. 中国

卫生政策研究,2(08):32-35.

[266] 王川,(2013).统筹城乡医疗保障管理体制研究[D].南京:南京大学.

[267] 王海鹏,孟庆跃,(2013).应用匹配倍差法评估城镇居民医疗保险对医疗服务利用的影响[J].中国卫生经济,(06):8-10.

[268] 王俊,昌忠泽,刘宏,(2008).中国居民卫生医疗需求行为研究[J].经济研究,(07):105-117.

[269] 王曲,刘民权,(2005).健康的价值及若干决定因素:文献综述[J].经济学(季刊),(04):1-52.

[270] 王雁菊,孙明媚,宋禾,(2007).英国医疗保障制度的改革经验及对中国的启示[J].医学与哲学(人文社会医学版),(08):18-20.

[271] 王翌秋,张兵,(2009).农村居民就诊单位选择影响因素的实证分析[J].中国农村经济,(02):77-85.

[272] 王志刚,袁久红,(2010).资本主义不公正原因:机会平等与个人责任-约翰·罗默的平等理论述评[J].科学社会主义,(01):152-155.

[273] 魏众,B·古斯塔夫森,(2005).中国居民医疗支出不公平性分析[J].经济研究,(12):26-34.

[274] 吴妮娜,李倩,马丽娜,等,(2007).瑞典卫生体制改革[J].中国社会医学杂志,(04):235-237.

[275] 熊菲,(2009).日本医疗保险制度对我国的启示[D].武汉:武汉科技大学.

[276] 熊先军,孟伟,严霄,等,(2011).探析城乡医保的二元成因——统筹城乡基本医疗保险制度与管理系列之二[J].中国社会保障,(07):78-80.

[277] 徐清,(2018).德国福利制度降成本的逻辑、政策与启示[J].现代经济探讨,(06):107-111.

[278] 徐伟,(2010).国际经验对我国医疗保险费用控制机制的启示[J].世界经济与政治论坛,(02):162-172.

[279] 徐晓红,荣兆梓,(2012).机会不平等与收入差距——对城市住户收入调查数据的实证研究[J].经济学家,(01):15-20.

[280] 于秀伟,(2018).德国社会保险制度中家庭友好政策的经验与启示[J].社会

保障研究,(04):89 - 97.

[281] 余向华,陈雪娟,(2012). 中国劳动力市场的户籍分割效应及其变迁——工资差异与机会差异双重视角下的实证研究[J]. 经济研究,47(12):97 - 110.

[282] 余永定,张宇燕,郑秉文,(2002). 西方经济学[M]. 北京:经济科学出版社.

[283] 俞德鹏,(2001). 社会主义平等原则的内涵是机会平等[J]. 社会主义研究,(06):26 - 28.

[284] 岳颂东,(2000). 法国医疗保险制度及其启示[J]. 管理世界,(04):44 - 48.

[285] 臧文斌,刘国恩,徐菲,等,(2012). 中国城镇居民基本医疗保险对家庭消费的影响[J]. 经济研究,47(07):75 - 85.

[286] 张广科,黄瑞芹,(2010). 新型农村合作医疗制度目标及其实现路径——基于西部五省一线调研数据的实证分析[J]. 中国人口科学,(04):77 - 86.

[287] 张锦华,刘进,许庆,(2016). 新型农村合作医疗制度、土地流转与农地滞留[J]. 管理世界,(01):99 - 109.

[288] 张来虎,陈红,凌贤才,(2000). 法国医疗保险制度及其改革[J]. 国外医学(医院管理分册),(03):106 - 110.

[289] 张维,(2016). 美国医改的政治经济分析——历史视角兼论对中国医改的启示[J]. 政治经济学评论,7(01):190 - 213.

[290] 赵斌,(2016). 国际社会医疗保障制度发展趋势:走向"战略性购买"[J]. 中国医疗保险,(12):17 - 21.

[291] 赵立新,(2008). 德国日本社会保障法研究[M]. 北京:知识产权出版社.

[292] 赵绍阳,臧文斌,傅十和,等,(2013). 强制医保制度下无保险人群的健康状况研究[J]. 经济研究,(07):118 - 131.

[293] 赵永生,(2009). 日本国民健康保险制度的构建——统筹城乡医保体系的启示[J]. 中国卫生政策研究,2(12):23 - 26.

[294] 赵忠,(2006). 我国农村人口的健康状况及影响因素[J]. 管理世界,(03):78 - 85.

[295] 郑秉文,(2009). 中国社保"碎片化制度"危害与"碎片化冲动"探源[J]. 甘肃社会科学,(03):50 - 58.

[296] 郑功成,(2008). 中国社会保障改革与发展战略:理念、目标与行动方案[M]. 北京:人民出版社.

[297] 郑适,周海文,周永刚,等,(2017). “新农合”改善农村居民的身心健康了吗? ——来自苏鲁皖豫四省的经验证据[J]. 中国软科学,(01):139-149.

[298] 郑新业,王晗,赵益卓,(2011). “省直管县”能促进经济增长吗? ——双重差分方法[J]. 管理世界,(08):34-44.

[299] 周黎安,陈烨,(2005). 中国农村税费改革的政策效果:基于双重差分模型的估计[J]. 经济研究,(08):44-53.

[300] 周钦,田森,潘杰,(2016). 均等下的不公——城镇居民基本医疗保险受益公平性的理论与实证研究[J]. 经济研究,(06):172-185.

[301] 周寿祺,(1999). 法国医疗保险近况——访法考察报告[J]. 卫生软科学,(03):46-48.

[302] 周寿祺,陈红霞,陈永生,等,(2012). 城乡医保一体化步骤及政策建议[J]. 中国医疗保险,(01):23-24.

[303] 朱冬亮,(2007). 集体林权制度改革中的社会排斥机制分析[J]. 厦门大学学报(哲学社会科学版),(03):122-128.

[304] 朱铭来,乔丽丽,(2014). 法国社会医疗保险筹资模式的经验与启示[J]. 中国医疗保险,(10):69-71.

后　记

基本医疗保险制度作为医药卫生体制的组成部分，在推进国家深化医药卫生体制改革中发挥着重要作用，而医疗保险制度碎片化阻碍了其改革的步伐，这是造成城乡居民参保机会不公平的主要原因。医保制度城乡二元、制度分割、管理分设、资源分散等弊端不断凸显，重复参保、重复补贴、重复建设等问题仍未有效解决，这些问题不仅增加了医疗保险的管理成本，降低基金经办效率，且不利于统筹城乡发展，因此实现基本医保城乡统筹日益紧迫。值得一提的是，在本书编著期间，国务院于 2016 年发布《国务院关于整合城乡居民基本医疗保险制度的意见》(国发[2016]3 号)，这将对全国各地区探索实现统筹城乡医保制度提供有力指导。

本书关于统筹城乡医保背景下的医疗服务利用的机会平等与制度绩效等问题的研究，是对本人主持的国家自然科学基金《统筹城乡医疗保障制度对城乡居民健康及医疗利用的影响研究——基于自然实验框架下的分析》(2014—2017)和《城市化进程中城乡医疗保障的统筹模式研究:效应评估与最优模式选择》(2011—2013)的成果总结，以机会平等视角研究统筹城乡医保中城乡居民的经济绩效和健康绩效是本书的一大创新。

衷心感谢国家自然科学基金委课题资助，调研地区人社与卫生等管理部门及其医保基金管理中心与新农合管理办公室等经办部门的大力支持，以及许新鹏、白兰、寇云等研究生的辛勤付出，向所有支持和帮助本书写作和出版的人员表示衷心感谢!

顾海　主任

南京大学卫生政策与管理研究中心

图书在版编目(CIP)数据

机会平等、制度绩效与统筹城乡医保 / 顾海，马超，孙军著. -- 南京 ：南京大学出版社，2019.10
(公共事务与国家治理研究丛书)
ISBN 978-7-305-22387-7

Ⅰ. ①机… Ⅱ. ①顾… ②马… ③孙… Ⅲ. ①医疗保健制度—研究—中国 Ⅳ. ①R199.2

中国版本图书馆 CIP 数据核字(2019)第 119655 号

出版发行 南京大学出版社
社　　址 南京市汉口路 22 号　　邮　编 210093
出 版 人 金鑫荣

丛 书 名 公共事务与国家治理研究
书　　名 机会平等、制度绩效与统筹城乡医保
著　　者 顾 海 马 超 孙 军
责任编辑 许新鹏 施 敏
责任校对 李晨远

照　　排 南京南琳图文制作有限公司
印　　刷 南京玉河印刷厂
开　　本 718×1000 1/16 印张 21.25 字数 333 千
版　　次 2019 年 10 月第 1 版 2019 年 10 月第 1 次印刷
ISBN 978-7-305-22387-7
定　　价 88.00 元

网址：http://www.njupco.com
官方微博：http://weibo.com/njupco
官方微信号：njupress
销售咨询热线：(025) 83594756